集合园心理学

左九龙　著

哈尔滨工程大学出版社
Harbin Engineering University Press

内容简介

自心理学从哲学中分化出来伊始，各国在其研究目的、内容、方法上摇摆不定，学派众多，更缺少中国文化元素，之间还存在着严重的分歧甚至对抗。本书从中国文化元素视角出发，阐明了人们心理精神处境与世界之间的链接基础、生物基础和逻辑基础；开创性地对人们的意识层次、心智层次、心理类别、心理需求、心理问题等多范围组成结构、多层次独立体系、多层次独立特征进行了科学界定；首次提出了"十五型"人格论、"1440"性格分析法、"五旋风"心理疏导法、"灵知述情"心理疏导法、"意象会意"心理治疗法、"博士帽"心理测评法等崭新理论及方法。

本书适合心理健康教育、职业生涯规划、家庭教育等各个领域的人士及对心理学研究感兴趣的人群阅读。

图书在版编目(CIP)数据

集合园心理学/左九龙著. —哈尔滨:哈尔滨工
程大学出版社,2022.10
ISBN 978-7-5661-3659-6

Ⅰ.①集…　Ⅱ.①左…　Ⅲ.①心理健康-健康教育
Ⅳ.①R395.6

中国版本图书馆 CIP 数据核字(2022)第 142020 号

集合园心理学
JIHEYUAN XINLIXUE

责任编辑　马佳佳
封面设计　左九龙　李海波

出版发行	哈尔滨工程大学出版社
社　　址	哈尔滨市南岗区南通大街 145 号
邮政编码	150001
发行电话	0451-82519328
传　　真	0451-82519699
经　　销	新华书店
印　　刷	黑龙江天宇印务有限公司
开　　本	787 mm×1 092 mm　1/16
印　　张	13.5
字　　数	344 千字
版　　次	2022 年 10 月第 1 版
印　　次	2022 年 10 月第 1 次印刷
定　　价	68.00 元

http://www.hrbeupress.com
E-mail:heupress@ hrbeu.edu.cn

序

社会活力是社会进步、协调、和谐的基础和条件,也是社会兴盛、进步、发展的源泉。充满活力的社会首先应是大众心理健康的社会。只有人们心理健康才能有效调动一切积极因素,自我激励,自我鞭策,更好地创造人生价值和社会价值。现代社会,人们对于心理健康问题越来越重视。我国古代心理学思想绵延至今形成了我国人民特有的人格特质和心理特点。随着中国特色社会主义进入新时代,紧密结合当代中国实际,结合中国人的人格特质和心理特点,结合高质量发展的时代要求,在心理健康教育领域,迫切需要一大批适用中国本土化思维的心理理论支撑。

中国文化像基因一样,影响一代又一代中国人的思维心理模式、行为方式和生活方式。本书从历史和现实出发,揭示中国人的传统思维心理模式和心理机理构成规律,为探索思维心理模式在当今社会中的作用提供全新的视角,也为正确理解和解读心理现象提出一个崭新的思路。《集合园心理学》应用中国文化智慧,比较中国古代心理学思想,大胆、敏锐、创新性地站在中国文化认知的角度,对思想、文化、心理、精神、神经等意识关系和意识作用进行分析与论述,提出了中国文化元素心理学术语和心理疏导的实用方法,阐明了中国本土化思维的意识层次、心智层次、心理形态和心理维度等新观点。

科学哲学思想应具有明确的价值观念及核心理念等鲜明立场。《集合园心理学》一书将"遵循自然法则、崇尚逻辑思维、践行善举良言、促进健康和谐"的核心理念贯穿整部著作是难能可贵的。本书既没有对其他心理理论观点自圆其说的辩论,也没有凭个人的经历揣测他人思想的痕迹,整篇著作以对中国文化的精透理解说明问题,澄清以往人们常遇到的一些模糊概念和错误认知。本书没有长篇累牍地解释现成的结论,也没有重复其理论思维怪圈,概念定义符合逻辑关系和语法习惯,内涵深刻,思想鲜明,通俗易懂。

《集合园心理学》抓住了人们常见心理问题的症结所在,为家庭教育、职业生涯规划等提供了心理理论支撑。人们心理问题的产生并不仅仅是由单一事件孤立产生的,综合社会环境因素、个人阅历、知识和文化水平,把心理问题和精神疾病、神经疾病区别开来,站在思想层面和价值观高度理解心理问题的成因,才能有效避免心理问题的乱用药和谈心理问题而色变的现象发生。心理问题是由思维模式、环境变化和文化认知等主客观因素造成的。凡事不破不立,《集合园心理学》理论的创新,是打破传统思维模式的创新作品,更是化解心理问题的有效工具,为广大心理学研究人员和心理咨询从业人员提供了参考依据。

左九龙先生的这本书,形式简单而实用,内涵丰富可挖掘,引起我极大兴趣。我认为,《集合园心理学》是现实中人们精神处境和环境链接的文化发现;它彰显了中国文化的博大精深和时代特征,是中国传统文化的传承与发展,闪烁着强烈的思想与智慧的异彩。也希望左九龙先生以更饱满的热情不断完善集合园心理理论体系。

是为序。

2022 年 6 月 20 日

前　言

　　"人为万物之灵"是中国古代心理学思想的一个重要观点,也是中国古代思想绵延至今的可贵传统。中国的传统文化中蕴涵着丰富的哲学心理学思想,凸显人们对社会现象人性变化和对自然现象物性变化的理解。中华民族历代的思想家有过不少涉及心理问题的论述,这些论述散见于"经""史""子""集"等典籍之中。在心理学界,很多西方心理学家曾受到中国传统文化的影响。然而在现代,受西方精神分析心理学和神经心理学的桎梏,中国传统文化的心理学思想研究迄今尚未得到充分和系统的发掘利用。我国的《尚书·大禹谟》记载的十六个字中华心法,体现出中国最早的心理学思想,其内容是:"人心惟危,道心惟微;惟精惟一,允执厥中。"即中国传统文化中著名的"十六字心传",也是中华民族的文化核心与灵魂。夏商周时期盛传的《易经》就已形成中国心理学的雏形。春秋时期的《道德经》,战国时期的《鬼谷子》,西汉时期的《淮南子》等都奠定了中国元素心理学基础。中国汉语言善用格言、警句、比喻、暗示、寓言故事等明述、暗示某一道理,"言有尽而意无穷"表达心理的无限性,从而构成中国文化心理背景,引发人去领悟。中国哲学家的种种言论和著作中的心理暗示意义,很难准确的译为其他语种,当被翻译后,心理暗示与提示作用变成了一种明确的陈述,失去了文化心理作用。由此引发中西方文化巨大差异,西方心理学必然缺少中国文化因素。集合园心理学理论认为,心理学是研究思想、文化、心理、精神、神经关系平衡的综合学科。缺少思想、文化及价值观元素的心理学不是完整的心理学。

　　在中国的职业生涯规划和心理学研究与实践领域,以往出现的许多概念和模块术语,常常脱离中国本土化思维,不好理解和记忆,实践效果不佳。集合园心理学创造性地总结归纳了上百条中国文化元素心理学术语,用通俗易懂的中国本土化语言对常见的各种心理现象和心理效应进行诠释和定义,内涵丰富而广阔,看似极其复杂的心理问题,用集合园心理学术语解释后,便通俗易懂,清晰明了。集合园心理学的特点之一是注重整体和部分的关系,即认为人的心理特征是一个整体表现,这个整体的各个部分都是联系在一起且密不可分的;特点之二是概念界定清晰,力求准确无歧义;特点之三是注重语句逻辑关系和文字规范性,运用对概念的理解解决实际问题。

　　集合是现代数学的基本概念。集合园是集合概念的引申和扩展,是指现代物质、精神、文化等一组具有某种相似特征或共同性质的社会元素。在家庭教育、职业生涯规划和心理学领域,集合园特指把一定理论体系的相似模块或概念归纳成组的方法元素,具有集中性、完整性、清晰性、通俗性、归类性、整合性等特征。本书提出了"十五型"人格测试法、"1440"性格分析法、"博士帽"心理测评法、"灵知述情"心理疏导法、"五旋风"心理疏导法、"意象会意"心理治疗法、"180"职业规划法等心理学应用技术。这些应用技术能对人们的性格、修养、思想、文化、品德等形成发展过程中的形象面貌、气质内涵、体质等做出客观的评价与分析,反映出人们一定的世界观、价值观等"人性"的全方位情况。

鉴于篇幅有限,本书对有关测评题及答案解析未能列出。感兴趣的读者,可以通过邮箱 2681033055@ qq.com 发函咨询了解。

特别鸣谢最高人民检察院原常务副检察长张耕部长题写书法书名。

特别鸣谢全国市长研修学院创始院长、财政部政府采购评审专家、管理学博士王忠平教授作序。

由于著者水平有限,书中难免有不足之处,恳请广大读者批评指正。

左九龙

2022 年 6 月

目　　录

第一章　心理学常识

第一节　心理学思想起源

自人类意识活动形成以来,心理学思想就已开始。中国心理学思想最早体现在我国古代哲学和医学典籍中。中国古代心理学思想的内涵包含两大方面:一是哲学心理学内涵,二是医学心理学内涵。哲学心理学思想对人们精神世界具有教化义影响;医学心理学思想对人们精神世界具有本真义启迪。

子曰:"天地之性,人为贵。人之行,莫大于孝。""人为万物之灵"是中国古代心理学思想的一个重要观点,也是中国古代思想绵延至今的可贵传统。春秋战国时期,精神和形体的关系问题已受到诸子百家的注意。荀子提出"形具而神生"的命题,肯定了有一定的形体,才会有一定的精神产生。西汉时期的《淮南子》论及作为大自然的天和人的关系,指出人能利用、驾驭并改造大自然以取得生活资料并进行生产,主张人和整个自然界的交相胜、交相用是人产生复杂心理活动的一个主要原因。孔子提出的"性相近,习相远"的命题,对于中国古代的教育思想和心理学思想产生了持久影响。唐代的柳宗元认为来源于大自然的人的心理实质有两方面:人从自然得到一种刚健的气和一种纯粹的气,前者就是意志,即行;后者就是认识,即知。中国古代对知行论的研究发展最有贡献的是明清之际三大思想家之一的王夫之(另两位分别是顾炎武、黄宗羲),他的知行理论更接近辩证法。关于情绪的分类学说,中国古代有六情论、七情论和情二端论。六情论认为情主要有喜、怒、哀、乐、爱、恶等六种,汉代的《白虎通》便主张此说。《礼记》又有哀、乐、喜、怒、爱、敬等六情的说法。七情论也有各种大同小异的变式,如喜、怒、哀、乐、爱、恶、欲(《荀子·正名》),喜、怒、哀、惧、爱、恶、欲(《礼记》),喜、怒、忧、思、悲、恐、惊(《黄帝内经》)。在六情论的基础上,中国古代心理学思想中又有一种见解,指出情的根本形式不外两种,即好(爱)和恶(憎),称为情感的两大端。认为情感对有关对象的态度不外乎是由好与坏、积极和消极、增强(兴奋)和减弱(抑制)等两两成对所构成的,而其中的一对又是最基本的。墨家认为,人要有所认识,不仅要有认识器官,而且还必须与外物相接、相遇,并能把它反映出来。有了形体之后,还必须与外物相接、相合、相遇、相交、相感,才能产生认识、产生心理。荀子"精合感应"的提法,认为心理、精神是由外物的刺激所引起的人对外物的反应,体现了物质第一性、意识第二性的唯物主义观点。这些都表现出了中国古代心理学思想中关于情感的独特见解。就现在的研究来看,人贵论、形神论、天人论、性习论、知行论、情二端论和主客论是中国古代心理学思想的几个主要范畴和重要特色。

从战国末期到西汉的医经学派,奠定了中医理论基础。医经学派的集大成者是《黄帝内经》,该著作表达了我国古代医学家精辟的医学哲学思想。《黄帝内经》中的医学心理学思想把人的心理活动称为心或神,认为神的活动是经"五神"和"五志"来表现的。所谓五神,即神、魂、魄、意、志,发属于五脏。五脏又产生五志,即喜、怒、悲、忧、恐。并认为,心在志为喜,肝在志为怒,脾在志为思,肺在志为忧,肾在志为恐。又从五志发展成喜、怒、悲、思、忧、恐、惊七情之说。说明人的心理活动和躯体的生理活动密切相关。《黄帝内经》中所指的五脏并不是现代医学中的五脏,只是表述了躯体内各脏器的功能。"神形相即"即心身统一的思想,贯穿在医学哲学思想中。

《黄帝内经》根据阴阳归类的法则,把人分为"太阳之人""少阴之人""太阴之人""少阳之人""阴阳和平之人"五种类型。又根据五行归类的法则,将人分为"木形之人""火形之人""土形之人""金形之人""水形之人"五种类型。在这五种类型之中又根据五音、阴阳属性、态度划分成二十五种类型,称为"阴阳二十五人"。每一种类型都具有一定的性格特征,如木形之人劳心多忧,火形之人少信多虑等。关于阴阳学说,其辩证思想的核心在春秋末期已经基本完备,但此时尚未用阴阳学说解释,因为此时的阴阳更多是指代天气的阴晴,比如《孙子兵法》《左氏春秋》里提到的阴阳基本就是指天气的阴晴,老子的辩证思想融入阴阳学说的代表作品是战国早中期的《黄帝四经》(1973年在湖南长沙马王堆三号汉墓中出土了《黄帝四经》),这个作品中关于阴阳的内容并不多,但阴阳学说已经吸收了一部分老子的辩证思想,开始用来解释万事万物的辩证关系。中医理论的哲学基础是战国末期到汉初影响力最大的学派之一——黄老学派的哲学思想。《黄帝内经》受战国末期黄老学派的尊黄思想影响,而黄老学派的哲学思想中,老子思想又是非常重要的。

老子的《道德经》和中医理论很契合,所以说《道德经》是中医最重要的哲学基础之一。"道法自然"是《道德经》中老子思想的精华。"道"作为《道德经》中最抽象的概念范畴,是天地万物生成的动力源。"德"是"道"在伦常领域的发展与表现。哲学上,"道"是天地万物之始之母,阴阳对立与统一是万物的本质体现,物极必反是万物演化的规律。伦理上,老子之道主张纯朴、无私、清静、谦让、贵柔、守弱、淡泊等因循自然的德性。政治上,老子主张对内无为而治,不生事扰民,对外和平共处,反对战争与暴力。这三个层面构成了《道德经》的主题,同时也使得《道德经》一书在结构上经由"物理至哲学至伦理至政治"的逻辑层层递进,由自然之道进入伦理之德,最终归于对理想政治的设想与治理之道,也就是从自然秩序中找出通向理想社会秩序的光明正道。

在秦汉之际,"习与性成"的理论相当流行,后日渐衰微,到了明清之际,这个理论又受到了重视。"习与性成"据说是商代早期伊尹告诫初继王位的太甲的一句话。明代王廷相的心理学思想主要是从"习与性成"的理论出发的。清初的王夫之对此做过解释:一种习形成的时候,一种性也就和它一起形成了。孔子提出的"性相近也,习相远也"的命题,对于中国古代的教育思想和心理学思想产生了持久的影响。"少成若天性,习惯成自然"与这个命题的意思相同。性习论有两种解释:一种是由生长而来的性,可以称为生性,亦即人的自然本性;另一种是人出生以后由学习而来的性,可以称为习性。人的生性只有很少的几种,习性则是大量的,并且其发展的可能性是无限的。而生性与习性的关系问题,颇近似于人的心理发展中先天因素和后天因素的关系问题。性习论比较正确地解决了这一问题。

中国古代心理学思想对人的心理具有重要的影响和制约作用。这是一种社会现象,同时又是一种历史现象,是人们长期创造形成的产物,是社会历史的积淀物。中国是一个具有五千年悠久文化的文明古国,几千年的文明史铸就了中国人的传统文化。传统文化所蕴含的、世代相传的思维方式、价值观念、行为准则，一方面具有浓厚的历史性、遗传性，另一方面又具有强烈的现实性、变异性，它无时无刻不在影响、制约着今天的中国人，为我们开创新文化提供历史的根据和现实的基础。毫无疑问，中国传统文化对当代中国人的人格形成和心理健康有着极其重要的作用和影响。

第二节　心理学基础概念

一、心灵

　　战国时期的荀子说："水火有气而无生，草木有生而无知，禽兽有知而无义，人有气，有生，有知，亦且有义，故最为天下贵也。"荀子既看到了人与动物、植物以及与其他事物的联系，也指出了人与动物等的根本区别。现实生活中，人的认知和行为结果出现种种心理冲突是非常常见的。摸索出一种实际经验，找到一种概念和理论，厘清情绪合理迁移路径和目标，把心理冲突的问题放在合理的背景下分析，让各种资源和情绪得到合理化配置和释放，是解决心理冲突的有效手段。尊严、荣誉、感情、利益等人们的主观资源和环境、文化、生态、经济、政治、法律等客观实际，构成全人格心理要素。如果我们将人视为单纯的精神存在或单纯的理性存在，按照某种单纯的心理理念解释人的性格、人格等生活中实际存在或发生过程，就会显出某种程度的狭隘性和局限性，稍有不慎，便会使人误入歧途。研究人的心理首先要用科学方法得到人与自然、主观与客观、经历与社会关系本性的确定认知。人是有自由意志和各种情感欲望的存在，人与自然、社会、历史、他人等各种关系，以及人的思维、意识、体质等认知和意见的纠缠具有无穷变量。从思维方式上看，追求事物表象之外，一切事物都和人的心理存在必然逻辑关系，对人的抽象的、一般的特征进行分析概括需要多方面的、多层次的、立体的把握。

　　人类行为活动离不开心理驱动，心理驱动的是人的需求。人的需求可分为若干类型：如生理需求、成长需求、健康需求、安全需求、情感需求、尊重需求、知识需求、审美需求、价值需求、劳动需求、交际需求、荣誉需求，等等。人的需求有基础生存部分，既有最低层面的需求，又有一步步递增层面的需求。这些需求就是人的欲望，人的欲望无止境，在满足生存需求之后，就向发展欲望递进。欲望常常处于缺失状态，欲望得不到满足，就产生匮乏性动机。欲望一旦得到满足，紧张消除，兴奋降低，便会失去动机。于是，超越了一个欲望之后，产生新的动机，又递增到新的渴求。新的渴求是发展和实现自身潜能的需要。满足了这种需要，个体才能进入心理的自由状态，体现人的本质和价值，产生深刻的幸福感。人的真、善、美、假、恶、丑等内在本性的划分，靠人类共同的价值观和道德标准评判，实现自我价值的关键在于改善人的"自知"或自我意识，使人认识到自我的内在潜能或价值的有限性，促进人的自我与社会的和谐。人是存在于客观世界的产物，在生活、劳动、学习、工作、交际等发展过程中形成文化、修养、思想、品德、体质、人生观、世界观、价值观等全面人格要素。每一种人格要素的形成都伴随着心理状态的变化过程。心理状态的分类应考虑三方面的因素：一是心理过程和个性心理特征在心理状态上的表现，即心理状态的主要构成成分，如"认知的心理状态、情感的心理状态、意志的心理状态和动机的心理状态"；二是人的心理在各种活动中的调节作用,据此可把心理状态和其发生的基础即活动相联系而加以考察,可分为活动的动机和完成活动的能力两大类心理状态;三是心理状态在不同的心理活动阶段和活动领域都有不同的表现形式,有情绪心理状态、意志心理状态、职业心理状态、思维心理状态等,体现出复杂性和综合性的特点。

内心里意识、外心理意识、思维方式及思想元素存在于头脑中所产生的思维相互作用的现象称为心灵。心灵是一个人在成长发育的过程中逐步形成的。心灵是一个生命场,心灵也是一个能量场,心灵更是一个情感场,它通过各方面的情感表现出来,心灵不是捉摸不透的。唐代文学家权德舆在《侍从游后湖宴坐》诗中言:"心灵一开旷,机巧眇已疏。"心灵蕴含内心里的欲望与本能,有属于外心理的判断与思考的功能,更涵盖一个人的思维方式与思想意识。内心里功能建立在先天因素基础之上,外心理功能有赖于后天经验的积累。行动之前的选择往往由人们的内心里和外心理组合元素所做出,心灵的选择功能称之为自由意志。但具体行动是心理和思想调配作用下的产物。心理产生动机,思想影响行动。心灵是意识和思想结合的产物。心灵是人们的情感以及情感取向的感受器。也就是说,人们的喜、怒、哀、乐、焦虑、恐惧以及喜欢、厌恶等感受是属于心灵的部分。自卑、自信及信心等感受同样是属于心灵的感受。对世界观、人生观、价值观等的认知都是综合思想意识形成的心灵。心灵是个体人的存在物,因为每个人所处的环境是不同的。所谓的心理问题或是心理疾病因人而异、有轻有重,表现亦会多种多样。而实际上,所谓的精神分裂症、情感性精神障碍以及各种各样的神经症也好,心理障碍也罢,它们都是处于心灵要素间的分裂状态之中。心灵要素间处于分裂的状态的时候,内心里、外心理、思维方式和思想发生了混乱,对于情感、是非、荣誉感等爱的状态缺少了理智,缺失了体验。一个心灵健康的个体,处于完整的爱的状态,爱是心灵的一种状态,而爱者就是在爱的状态下思想着、感受着、选择着、行动着以及表现着。健康人格的人心灵是明澈的,在爱的状态下体验着。

二、意识层次

从19世纪末科学心理学诞生以来,在心理学思想上曾有过多次重大改变,改变的核心问题之一就是意识。1879年,冯特在德国莱比锡大学建立了世界上第一个心理学实验室,研究意识内容结构,形成结构主义心理学派,取代了之前哲学心理学派的灵魂和心灵。随后,在美国兴起的功能主义心理学派强调动态意识历程的心理学功能,反对静态意识的结构心理学派主张。到20世纪20年代,华生发表题为《一个行为主义者所认为的心理学》论文,批判冯特以来意识心理学,导致了一场心理学界的大变革。行为主义心理学思想兴起,认为意识是主观的,认为以主观的意识作为心理学研究的主要内容严重违反了科学的客观原则。行为主义者把心理学看成行为的科学,并垂青于物理学的研究方法,客观的方法论和术语大部分成为美国心理学的重要组成部分。行为主义心理学诞生半个世纪就走向衰落,根本原因是其不足以解释人类的主观能动性和高尚行为。行为主义心理学对意识的否定使人陷入被动境地。到了20世纪60年代认知心理学兴起,强调记忆、理解、想象、思维等内在心理活动,和意识本质内容基本吻合。

1. 意识的定义

意识是人类大脑特有的功能,人们日常生活中的一切活动都与意识有密切的关系。《现代汉语词典(第7版)》中意识的概念为:"人的头脑对于客观物质世界的反映,是感觉、思维等各种心理过程的总和,其中的思维是人类特有的反映现实的高级形式。存在决定意识,意识又反作用于存在。"

意识的三个特征:

(1)意识是大脑对客观物质世界的反应;

(2)意识主要成分是感觉与思维;

(3)意识反映现实的高级形式是思维。

综合《现代汉语词典(第7版)》意识的概念及不同心理学派对意识所下的不同定义,本书对意识概念界定为:信息刺激引起的感觉和知觉的记忆、理解、想象等思维状态。

这个定义明确了意识的本质内涵:

(1)意识的产生需要有信息刺激;

(2)信息刺激引起感觉和知觉反应;

(3)感觉和知觉引起记忆、理解、想象;

(4)记忆、理解、想象是一种思维状态。

平时大家所说的生存意识是指一种为生存而抗争的社会意识。根据本书对意识的概念界定,可以将生存意识解释成"为生存而进入记忆、理解、想象的抗争思维状态",如成长意识、环境意识、思想意识等。

2. 意识的心理状态和层次

在一般情况下,个体的记忆、理解、想象和思维都是在一定的心理作用下的活动。心理活动的前提离不开信息刺激,在信息刺激下,个体的感觉和知觉发生反应,反应的结果是产生记忆、理解和想象的思维活动。感觉是身体器官,主要指耳、目、口、鼻、喉、舌、皮肤等与环境接触时所被刺激到的信息,进而辨别出接受刺激的心理历程。感觉现象的产生是以生理现象为基础的。知觉是指个体根据感觉器官受到信息刺激后经过大脑选择、组织、判断的历程。知觉的产生不仅靠感官的生理基础,还要有心理作用。感官是形成知觉的基础,以单一感官生理作用为基础产生心理反应,而知觉则是通过大脑综合加工产生心理功能。

根据感觉和知觉产生机理,可以把意识分为四个基础层次。根据记忆、理解、想象产生机理,可以把意识分为两个衍生层次,故本书将意识分为以下六个层次。

(1)深意识

深意识是信息刺激引起的感觉和知觉的强度记忆、深度理解、极度想象等思维状态。

在意识状态下,个体受到不同信息刺激的程度引起的记忆、理解、想象程度也不同,信息刺激强度大,则记忆深刻,理解有深度,带来更多想象。这种思维状态下的心理是深意识,如得到的最大收获,体会到的舒适感等,都会在头脑中留下深刻的烙印。

(2)浅意识

浅意识是信息刺激引起的感觉和知觉的浅薄记忆、肤浅理解、浅显想象等思维状态。

在浅意识状态下,个体对信息刺激无所知、无所感、无所记。

(3)实意识

实意识是信息刺激引起的感觉和知觉的真实记忆、现实理解、实际想象等思维状态;

个体在实意识状态下,对信息刺激带来的记忆和理解及想象准确而扎实。有记忆的第一印象,第一次感觉,第一次经历;看得清、摸得着的事物,都会在大脑中形成实实在在的存在感。

(4)虚意识

虚意识是信息刺激引起的感觉和知觉的模糊记忆、简单理解、虚幻想象等思维状态。

对不被重视的人和物,即使擦肩而过,印象也不深刻,在这样的思维状态下产生的意识亦不深刻。在虚意识状态下,个体对内外环境的信息刺激未加注意,不专注,对其所感、所知、所记均未达到清晰了解的程度。

(5)潜意识

对浅意识、虚意识衍生的记忆、理解、想象等思维状态是潜意识。

潜意识是对种种情境记忆、理解、想象的心理烙印。潜意识既包含深层次的理解也包含短暂的记忆。意识本身具有深层次、浅层次和虚实之分。深意识刻骨铭心,实意识清清楚楚。意识浅薄,则记忆不牢。

(6)刺意识

对深意识、实意识衍生的记忆、理解、想象等思维状态是刺意识。

经历的突发事件,经历的剧烈疼痛,一件影响巨大的事件,一般而言都会对一个人产生刺痛感或刻骨铭心的记忆。每一个有过刺痛感的人,都会留下刺意识。所谓一朝被蛇咬十年怕井绳,就是刺意识。刺意识常常指那些带给人们心理创伤的意识或经过多次重复刺激产生的意识。

三、兴趣与爱好

1. 兴趣

兴趣是指个体为认识、掌握某种事物,喜欢参与该种活动的心理倾向,亦是一个人积极探究某种事物的心理倾向。人的兴趣建立在需要的基础之上,是在活动之中发展起来的,兴趣是推动人们去寻求知识和从事活动的巨大内在动力。一个人在从事自己感兴趣的活动时,注意力会更加集中,思维会更加活跃,行为会更持久稳定,并能产生愉快的心理状态。按照兴趣的不同内容,我们可以将其分为表现在对衣食住行、生活环境与条件的追求之上的物质兴趣和对学习、研究等认识活动追求之上的精神兴趣。按照兴趣所指向的目标,又可以分为对活动过程表现出来的直接兴趣和对活动结果表现出来的间接兴趣。由于个体之间存在差异,个人的兴趣也表现出很大的不同,在兴趣内容、兴趣范围和兴趣持久性等方面存在明显差异。在追求兴趣的过程中,人们也会因为某种原因而改变兴趣。

2. 爱好

爱好是对一定的事物兴趣取向稳定状态下的一种追求倾向。爱好与性格、人格、能力、价值观、环境等有着紧密联系,对其生涯发展影响很大。爱好具有主动性、选择性、倾向性、社会性、广泛性和相对稳定性等特点。

职业爱好:没有多少人对自己的职业天生就感兴趣。职业兴趣表现为职业热爱。俗话说"干一行爱一行",职业兴趣的产生有熟悉和熟练的过程,熟能生巧。如果既能满足收入需要,又达到了一定熟练程度;既掌握了一定的职业技能,又能实现自身价值;既能适应岗位需求,又能适应工作环境,对这种职业有谁还缺少兴趣呢?职业兴趣不是对一事一人一物的兴趣,职业兴趣是对行业的热爱,也是对职业的热爱,包含对团队和组织的热爱。强调个人兴趣往往引发个性畸形发展,个性的不良发展就变成"特性",个性是种能力,"特性"则是扭曲。职业个性是事业发展的助推器,培养个性应该充分考虑到职业爱好倾向。

3. 兴趣品质

(1)兴趣的广阔性

兴趣的广阔性是指兴趣的范围大小。有些人兴趣广泛,对什么都感兴趣,琴棋书画样样都乐于探求。有的人兴趣则比较单一,范围非常狭窄。

（2）兴趣的中心性

兴趣的中心性是指兴趣的深度。人不可能对所有的事物都抱有浓厚的兴趣,而只是对某些方面特别感兴趣。因此,只有广阔的兴趣与中心兴趣相结合,才能促使人更好地发展。否则,凡事仅略知一二,浅尝辄止,博而不专,这样的人很难有大的发展。

（3）兴趣的时间性

兴趣的时间性是指兴趣的持续时间与保持时间。人与人之间的差异很大,有的人能长期地对他们从事的工作或研究的问题保持浓厚的兴趣,无论在工作中遇到什么困难都能加以克服,因此在事业上更容易取得成功。有的人对感兴趣的事物持续时间短,不能坚持持久。

（4）兴趣的效能性

兴趣的效能性是指兴趣对活动产生的效果。凡是能促使人积极主动地学习和工作,并产生明显效果的都是积极的、有效能的兴趣。

4. 兴趣与爱好的联系与区别

良好的爱好是同社会责任感和价值观有必然联系的。爱好具有社会影响性,兴趣没有社会影响性。爱好是一种追求,兴趣是一种感觉。由着兴趣找工作多数都是缺少进取心的表现。而爱好则不同,能从事爱好的事业,将会充满激情和热情,对工作产生极大的促进作用。一个对唱歌感兴趣的人,未必爱好演唱职业;而一个爱好演唱的人则有可能成为歌唱家。

兴趣的即时性特征和易变性特征及感性色彩决定人们不应仅以兴趣取向做择业依据。一份带有感性色彩的抉择往往缺少理性判断,容易引人误入歧途。毋庸置疑,一份符合自己兴趣的工作常常能给人带来愉悦感、满足感,但兴趣很难保持持续稳定。感兴趣的事物不一定成为爱好,爱好建立在兴趣基础上。真正能带给人们愉悦感和满足感的工作是以价值、荣誉、能力、成就为取向的爱好。在追求实现某种价值和欲望的过程中才能有持久的兴趣。在多数情况下,从事了一份不能体现和实现自身价值的工作,即使最初对其有强烈的兴趣,但这种兴趣也会随着时间的延伸而丧失。对某事物了解得深入能带来好奇心的满足,但最终的热爱不只是因为有兴趣才形成的。价值观改变了人们的认知,价值观的抉择才是职业选择的最佳依据。一个对登山、游泳、旅游、街舞充满兴趣的人,未必愿意选择其作为职业。倡导培养兴趣是引进西方理论的产物,提倡职业爱好才是我们中国文化的内涵。良好的职业爱好是事业进步的动力。从事爱好的职业更能带来愉悦情绪,有效激发内在潜能,使自己更具竞争力。随着时代的发展、科技的进步、观念的改变、工作环境的变化等,把自己的爱好融入职业当中,更容易克服因各种变化带来的不适应感。在未来的职业生涯中,要取得事业成功就要不断调整自己以适应变化。

第三节　心理问题与心理疾病

精神活动是大脑的机能,是外在客观世界在人脑中的反映。人的认识、思维、情绪和意志等精神活动不能脱离大脑而存在,也不能脱离社会实践。心理问题和心理疾病是很容易被大家混淆的两个概念。有些人明明是心理问题却一味去吃药打针,受到神经不当刺激,导致药后处于跃心理状态,其后果是精神恍惚,萎靡不振。那么,怎么区分心理问题和心理疾病呢?

一、心理问题的概念

心理问题也称心理失衡,是正常心理活动中的某些心理方面出现异常状态,不存在心理状态的病理性变化,具有明显的偶发性和暂时性,常与一定的情境相联系,常在一定的情景下发生,特定的情景是诱发因素,脱离该情景诱发因素,个体的心理活动则处于正常状态。比如,一个人仅在面对(甚至想起)某个人或某件事情或处于某种特定的场景时,内心对这些场景存在非正常的排斥感、恐惧感、焦虑感、厌恶感等,这便是心理问题。心理问题一般是由外部事件引起的,如家庭暴力、失恋、落榜、人际关系冲突、重大变故等引起的情绪波动、情绪失控、兴趣减退等不良心境,甚至生活规律紊乱和行为异常、性格偏离等。

心理问题很常见,几乎是人人都可能遇到,有时不易察觉和意识到,常常被忽视。一些轻微的心理问题大多数人往往通过自我调节或求助亲朋、老师等来调节,假如通过这些调节方法仍无效果时,还可以寻求心理咨询师的帮助。根据目前国内心理咨询师的从业现状,心理咨询的内容包括抑郁、强迫、焦虑、恐惧、多疑、神经衰弱以及人格问题等。

二、心理疾病的成因

心理疾病是由于个体神经系统器质性疾病引起的心理障碍,在思维、情感、动作行为、意志、心智等方面出现异常反应,常常伴有明显的躯体不适感,是大脑功能失调的外在表现。心理疾病也是精神疾病,主要分为精神分裂症、精神恐惧症、重症抑郁症、躁狂症、严重的神经症、双重人格倾向严重等。心理疾病导致情绪障碍、学习障碍、各种智力发育异常等。心理疾病是由于身体因素、遗传因素、神经因素、脑部结构和脑功能损伤等引起的。心理疾病有时会出现幻觉、幻听、幻视、幻嗅、妄想和自言自语等情况;其行为情绪严重脱离理智控制,情感与认知倒错混乱,知、情、意等社会功能异常。心理疾病可能在没有特定的场景出现时发生,可能随时随地都让人觉得不舒服,对生活不感兴趣,情绪持续性低落,有时会伴有身体上特定部位的难受或者疼痛感。

心理疾病大部分被称为"神经症",也叫植物性神经紊乱。心理疾病通常分为器质性精神障碍和功能性精神障碍两大类。常见的心理疾病也是精神疾病,包括精神分裂症、躁狂抑郁性精神障碍、偏执性精神障碍及各种器质性病变伴发的精神障碍等。心理疾病虽然有时需要药物的治疗,但是心理咨询作用也非常大。心理疾病本身也会增加人的心理负担,增加疾病带来的痛苦,导致心理问题更严重。对于有心理疾病的求助者,通过药物能缓解症状,有些心理疾病通过药物治疗也可治愈。心理疾病病因包括遗传因素、心理社会因素、体质因素及个性心理因素、年龄和性别因素、器质性因素等。如由脑炎和脑膜炎、中毒、颅脑损伤、内分泌代谢和营养障碍、脑瘤、变性疾病等与神经科有关的疾病引起的心理疾病主要为器质性因素引起的精神病。

三、心理障碍分类

（1）认知过程的障碍：后悔过去理解，担忧未来判断，不满今天领悟。
（2）情绪过程的障碍：悲伤过去经历，恐惧未来期待，愤怒现在境遇。
（3）意志活动的障碍：期待不符现实，低迷不思进取，思绪杂乱无章。
（4）行为举止的障碍：社会行为含混，亲子行为疏离，亲密举止纠缠。
（5）意识行为的障碍：想象脱离实际，幻想不由自主，精神倒错无绪。
（6）自我意识的障碍：逃避客观现实，对抗逻辑关系，陷入虚幻梦想。

四、心理问题与心理疾病的区别

心理问题不同于心理疾病，心理问题是由人内在精神因素所引发的一系列问题，它会间接地改变人的性格、世界观及情绪等。比如考试失利沮丧、家庭争吵后心里苦闷、失恋、工作不顺等生活中的一些情况造成的情绪波动，可出现短时间的情绪障碍。心理问题一般是暂时性的，通过心理疏导、自我调节等方式多数可以得到很好的缓解。心理疾病则不仅仅是情绪上的问题，而是精神上出现了问题，患病的人不论是认知、行为还是情感等都会表现出异于常人的状态。比如一个人突然表现得跟原来的脾气秉性、行为举止很不相同，如脾气突然改变、行为怪异、性格大变、不愿与人交流、情绪焦虑、抑郁、多疑，等等，这些反常的持续性现象预示着精神疾病的发生。患心理问题的人一般自己都清楚，往往会主动寻求家人、朋友或心理咨询师的帮助。但患有心理疾病的人往往缺乏自知力，不承认自己有病，更不会主动寻求帮助和治疗。

心理问题表现为由现实因素激发、持续时间较短、情绪反应能在理智控制之下、不严重破坏社会功能、情绪反应尚未泛化的心理不健康状况。心理问题常常是由于现实生活、学习压力、人际交往、家庭关系、社会关系等因素而产生的内心冲突，并因此而体验到不良情绪，如厌烦、冷漠、暴躁、自卑、后悔、沮丧、无助、自责等。心理问题产生的不良情绪反应仍在相当程度的理智控制下，能基本维持正常生活、学习、社会交往，但效率有所下降。心理问题不良情绪的激发因素仅仅局限于最初事件。一般心理问题不存在心理状态的病理性变化。严重的心理问题是由相对强烈的现实因素激发，初始情绪反应强烈、持续时间较长，有时伴有某一方面的人格缺陷等不健康状态。

如果一个人出现了心理异常，我们不能认为就是精神病，因为异常可以分为精神障碍、神经障碍、心理障碍和心理问题。心理问题不是一种疾病，而是一系列问题的统称，是属于心理学方面的名词，如果我们简述某人出现心理问题，那只是一种笼统抽象的概念和说法。心理问题和心理疾病也会出现转换，心理问题如果长期得不到解决，一般而言也可能发展成心理疾病，这种心理疾病通常就是心理学上所称的外源性心理疾病。心理问题的主要解决办法就是要改变我们的内心里。但要改变内心里，不能靠简单地讲道理。大脑懂得某个道理和内心真正做到其实是两码事。一般的心理咨询师往往会陷入某些"误区"，他们想通过"话疗"的方式来说服求助者们，却总是收效甚微。只有愈合内心的"创伤"，改变刺意识，心理问题才能真正得到解决。因为,内心里的障碍不解除,只是片面地追求外部的表现是徒劳的。心理问题一般经历为:健康状态到心理不良状态到心理障碍到心理疾病。按严重程度来分,可分为一般心理问题、严重心理问题、心理疾病。

心理问题和心理疾病都可能产生强烈的心理反应,出现思维判断上的失误、思维敏捷性的下降、记忆力下降、头脑黏滞感及空白感、强烈自卑感及痛苦感,缺乏精力、情绪低落、忧郁、焦虑和行为失常,缺乏轻松、愉快的体验。由于中枢控制系统功能失调可引起所控制人体各个系统功能失调,如影响消化系统则可出现食欲不振、腹部胀满、便秘或腹泻等症状;影响心脑血管系统则可出现心慌、胸闷、头晕等症状。心理问题一般可通过自身调整和非心理科专业医生的治疗而康复。而对心理疾病的治疗,心理医生一般采用心理治疗和药物治疗相结合的综合治疗手段。在治疗早期通过情绪调节药物快速调整情绪,中后期结合心理治疗解除心理障碍,通过心理训练达到社会功能的恢复并提高其心理健康水平。通常情况下,如果在初期出现了心理问题,但没有得到妥善的解决,时间一久有可能发展成为"潜伏的"精神疾病。心理障碍、心理问题的治疗主要靠相关的心理咨询与心态调节修复,还有辅助生物学模式治疗,至于是否适合用药则需根据患者的自身情况和治疗方案选择情况。医院的精神科、心理学咨询师都可帮助患者走出困境。身体素质差了就必须要靠药物调理身体,身体恢复了,那么心理障碍离恢复就不远了。因此,面对心理问题或心理疾病的认知要正确,心态要调节好。只要认真对待,积极治疗,心理问题或心理疾病都能解决。

多数心理问题是因为人们违背了对客观规律的认识,导致主观思维出现问题。只要把握好客观规律,端正对客观规律的正确认识,主观上做出合理调整,就是最好的心理疏导。对初学心理咨询技术的人而言,不是研究如何揣摩别人的心思,而是要学习事物变化的客观规律,学会应用心理学专业术语解答心理问题。

第四节　思想与心理的关系

从人格角度讲的心理,是指人对客观物质世界的主观反映,心理的表现形式叫作心理现象,包括心理过程和心理特性。人的心理活动都有一个发生、发展、消失的过程。思想是人们思维活动的产物,是客观存在反映在人的意识中经过思维活动而产生的结果,而心理是人的头脑意识的反映。思想活动与心理活动的器官都是人的大脑,都是以感知为基础的,皆属于意识范畴。思想和心理之间相互影响、相互作用,有时还会相互转化。心理活动是思想形成的基础之一,思想又是心理活动的一种结果,心理活动的质量决定思想水平的高低,思想一旦形成又会对心理活动起调控作用。思想问题可以加重心理问题,心理问题可以发展为思想问题。

心理和思想有各自的特点,按着一定的规律发展、变化。心理和思想的联系与区别如下:

(1)思想是对客观物质世界的主观反映,是主体对所经历事件和情感体验后形成的认识、经验和倾向,是对真实物质世界存在状态的认识。

(2)思想是在感性认识基础上的理性认识,而心理既包含感性认识又包含理性认识,两者内涵不同。

(3)思想与心理的表现形式不同,思想是建立在对客观世界的感性认识上的各种想法和观念,它包括世界观、人生观、价值观,如工作态度、奋斗目标、处事原则、道德观念等,而心理包括人的感觉、知觉、情绪、情感等。

(4)思想是对在工作生活中经历的稳定思维、判断、取向观念等的较深层次的总结和反映,而心理则因神经、生理变化或外界刺激的变化而变化,层次较浅。

(5)思想与心理的存在范围不同。思想是人类独有的,是人类将客观存在反映在意识中,通过思维活动产生的结果;而心理则是人类和动物都有的。人类有高级思维,能制造工、具使用工具,能识别文字;而动物的心理活动是简单化的生存本能的条件反射。

(6)心理相对于思想更加容易改变。通过有效的训练和培养,一个人的心理很容易改变,而思想一旦形成则很难有大的改变。

(7)心理是短期的,更加主观,容易波动;思想是长期的,更客观,相对稳定。心理活动很容易随着时间的推移和所经历的不同而改变;而思想是长期生活积累形成的世界观、人生观、价值观,相对而言,更加稳定和不容易改变,是长期生活积累形成的观念,除非经过长期的环境熏陶,否则很难改变一个人的思想。

(8)思想相对于心理具有指导性。思想具有传承价值,如马克思主义思想等。而侧重于研究群体的心理学规律有利于促进心理问题的解决,但不决定思想,某一个人的心理对于他人和社会没有多少借鉴和参考价值。

(9)思想问题具有社会性、政治与道德倾向性、稳定性的特点。从社会性看,一个人对社会的看法、观点,不能脱离客观事物。从政治与道德倾向性看,思想一般不是生活类的问题,而带有政治与道德色彩;从稳定性看,它反映的是一个人心灵深处对现实的看法、观念,是世界观、人生观、价值观的外在表现,一旦形成便有较大的解决难度。心理问题则具有自然性、自发性、情境性、易变性的特点。自然性即自觉的神经活动,自发性即正常的情绪波动,情境性即容易受外部环境与条件的影响,易变性即忽而产生、忽而消失。

思想与心理既有区别又有联系,它们都随着时间、环境和个人的情况而发展变化,思想与心理在相同本质的前提下又各自呈现不同的特点,分别按自身规律发展着、变化着。思想与心理都是人类精神世界的重要组成部分,缺一不可。

第五节　心　理　健　康

一、心理健康概念

人的心理健康是指一种持续的、积极的心理状态。个体在心理健康状态下,能够较好地适应环境,生命具有活力,就能充分发挥其身心潜能。人的心理健康一般分为以下三种状态。

(1)一般常态心理。有正常感觉和正常需要,表现为心情经常愉快,适应能力强,善于与别人相处,能较好地完成与同龄人发展水平相适应的活动,具有调节情绪的能力。

(2)轻度失调心理。多源于个人与社会关系的改变以及个人心理素质的改变。表现为不具有同龄人所应有的愉快,与他人相处略感困难,生活自理能力较差,对外在环境不适应,内心空虚,主观意识与现实世界疏离。内心里需求和外心理压力不平衡。对自己压迫、轻视,以致内疚、自责。经主动调节或通过专业人员帮助后可恢复常态。

（3）严重病态心理。主要由体质功能上的缺陷和重大打击形成。表现为严重的适应失调，不能维持正常的生活和工作，失去了对自己及环境的操控和协调能力。面对恶劣外在环境出现幻想和幻觉。如不及时治疗可能恶化成为精神病患者。

二、心理健康标准

1. 具有一定的智商

记忆的准确性、广泛性，理解的准确性、合理性以及认识与行动达到正常水平。观察力、记忆力、思维能力、想象力与实践活动能力与周围环境达到心理动态平衡。对社会有一定的贡献和主动奉献等精神。

2. 具有一定的情商

具有解决问题的能力、理解一定经验的能力。能与现实生活和社会建立正常的联系。能说清并能完成自己一定的目标。对自己的行为具有一定的控制和改变能力。具有一定的生活目标和追求成功的愿望。能适度地满足个人需要，对日常生活有乐趣，行为自然，有闲暇时的放松感、满足感。对他人持积极态度，信任他人、喜欢他人、关心他人、热情待人、保持亲情和友情关系。

3. 具有一定的逆商

具有良好的挫折耐受力。不会遇到挫折就一蹶不振、不能自拔。适应环境变化、灵活应对各种事物的改变。能接受社会的合理认可与赞扬、适度批评与建议。有克服一定困难、战胜一些疾病的勇气和信心。具备把控冲动、冲突控制情绪和自身心理能量的能力。能摆脱自卑、自弃心理。能把气馁心转向具有创造性与建设性的方面，不逃避问题，有解决问题的信心等。

4. 人际沟通良好

有良好的社会交往能力。可以经常同亲朋好友、同事邻里正常交往。有良好的心理素质是人们进行广泛社交活动的必要条件，也是语言技巧、交际得以充分发挥的前提。相反，心理状态不佳，会形成某些隔膜和屏障，在一定程度上阻碍人们交朋结友和适应社会。具有健康心态的人，扮演一定的人际角色，完成个人的社会角色，适应社会关系和社会行为，参与社会活动、社会交流，有勇气和自制力，接受他人帮助、寻求他人帮助，人生哲学、处世哲学与动机和谐统一。

5. 人格独立

人格具有良好的稳定性。不会短时间内轻易改变。有善待自己的态度。有一定社会责任感、荣誉感和尊严感。情感独立、自力更生。自我接受和认可。自尊、自主和自爱。积极的自我形象塑造、自我完善。思想与行动统一，做事有条不紊、按部就班。维持一个健全的人格状态，具有个人成长和自我实现的能力等。

6. 情感情绪自控

克服焦虑，耐受挫折，抵抗紧张，主动增强自我情感力量。明白道德、道义、良心，能自制，诚实，公正。能保持自身语言、思想和行为一致且完整。具有正常的安全感，有控制感、幸福感。对符合需要的事物会接纳，对不符合需要的则趋向逃避。情绪稳定，没有不必要的紧张感与莫须有的不安感。对别人的情绪容易认同。具有喜欢别人与接受别人喜欢的能力。能表现出与发育阶段相适应的情绪和情感体验。

7. 具备行为协调能力

心理和行为具有良好的统一性。如认识活动、情感活动、意志行为都是统一、完整和协调的。具有良好的社会适应能力。其行为符合社会的准则，能够根据社会需要适应和改造环境。心理健康的人行为是一致的、统一的，反之，心理不健康的人则是矛盾分裂的，做事有头无尾，思维混乱，语言支离破碎。人的反应有的敏捷，有的迟钝，但都有限度，如果超过限度，就属于不正常。心理健康的人行为协调，反应适度，行为符合社会道德规范。

8. 有一定自信心

有些人容易产生自卑感，甚至瞧不起自己，甘居人下，缺乏应有的自信心，无法发挥自己的优势和特长。有自卑感的人，在社会交往中办事无胆量，习惯于随声附和，没有自己的主见。缺少自信的人会阻碍计划与设想的实现，思想束缚严重。束缚心态若不改变，久而久之，就可能逐渐磨损人的胆识、魄力和个性。

9. 追求幸福感

心理健康的人在做完一些事以后有愉快和满足之感。在实现追求的目标以后或从事有意义的活动过程中有快乐感和幸福感。心理健康的人具有热爱劳动、追求成功的心理动机。人们去做各样的工作，经历辛苦完成所做的工作时，最大的收获就是内心满足的感受，随之而来的，乃是对自己的信心。做成了一件事，可以让自己确切知道本身具有某项工作的能力。有了较强的自信心时，本身的能力更能获得充分的发挥，从而取得更大的成就。

10. 意象窨的自限性强

因个体间的差异性，意象窨对不同的人产生意识表征不同。机体抵抗力强，自限性强，意象窨可逐渐被自身的机体抵抗力淡化或清除。

第二章　心理学思想与作用

第一节　中国古代人格心理学思想

中国的传统启蒙教材《三字经》的核心思想包括的"仁,义,诚,敬,孝",其所言"人之初,性本善。性相近,习相远。苟不教,性乃迁。教之道,贵以专",及荀子所言"生而同声,长而异俗"等,都道出了人格发展的差异性,这种差异性就是不同的人格差异。

《礼记·中庸》讲,"天命之谓性,率性之谓道,修道之谓教""喜怒哀乐之未发,谓之中;发而皆中节,谓之和。中也者,天下之大本也;和也者,天下之大道也。致中和,天地位焉,万物育焉。"意思是指人们的自然禀赋叫作本性,按照本性做事就是"道",遵循"道"的修养叫作教化。人的喜怒哀乐没有表现出来的时候,称其为"中";表现出来的行为符合节度,叫作"和"。"中",是人人都有的本性;"和",是大家遵循的原则。只有达到"中和"的境界,世间万物才能各司其职,按照规律生长繁育。

孔子曰:"吾十有五而志于学,三十而立,四十而不惑,五十而知天命,六十而耳顺,七十而从心所欲,不逾矩"。《淮南子》也写道:"圣人胜心,众人胜欲。君子行正气,小人行邪气。内便于性,外合于义,循理而动,不系于物者正气也。重于滋味,淫于声色,发于喜怒,不顾后患者,邪气也。邪与正相伤,欲与性相害,不可两立。"《大学》道:"古之欲明明德于天下者,先治其国;欲治其国者,先齐其家;欲齐其家者,先修其身;欲修其身者,先正其心;欲正其心者,先诚其意;欲诚其意者,先致其知。致知在格物。"《礼记·大学》提出"自天子以至于庶人,壹是皆以修身为本。"

古代思想家为了增进对人的认识,各自从不同的角度对人格进行分类。孔子从德行、智能和气禀三个方面对人格进行分类,提出自己的人格类型说。首先,孔子从德行方面将人分为君子和小人。这一划分影响了中国两千多年的历史,直至今日,仍深入人心。子曰:"君子坦荡荡,小人长戚戚。""君子和而不同,小人同而不和。君子怀德,小人怀土;君子怀刑,小人怀惠"。子曰:"君子喻于义,小人喻于利"。意思是:君子看重的是道义,小人看重的是利益。孔子从人的气禀方面将人分为狂、狷和中行三种。孔子说:"不得中行而与之,必也狂狷乎! 狂者进取,狷者有所不为也。""狂"即流于冒进,敢说敢为,积极进取;"狷"即遇事拘谨,流于退缩,不敢作为;中行就是不偏于狂,也不偏于狷。人的气质、作风、德行都不偏于任何一个方面,对立的双方应互相牵制,互相补充,这样,才符合于中庸的思想。

孔子根据人的智力发展水平对于智力类型进行了划分。《论语·雍也》:"中人以上,可以语上也;中人以下,不可以语上也。"孔子认为人的性情大都是可以改变的,只有上等的聪明人与下等的愚笨的人才是不可改变的。孔子历来认为,上智与下愚不可改变,并且主张人有上、中、下的区别。

(《论语正义》)明王守仁在回答弟子关于三种智力类型的教育方法时说:"不是圣人终不与语。圣人的心,忧不得人人都做圣人,只是人的资质不同,施教不可躐等;中人以下的人,便与他说性命,他也不省得,也须漫漫琢磨他起来。"(《答黄勉之问》)肯定"上智""中人""下愚"的差异由人的资质所决定。《阳货》中"唯上智与下愚不移"的意思为人的智力水平可以分为"上智""中人"与"下愚"三种。后代学者对孔子的智力类型作了不同方向的发挥,董仲舒的"性三品"论,从人性的角度认为上智、下愚的本性不可改变,中人之性才可上可下;程颐从才智的角度作了引申。王符从三种智力类型的分布进行阐述:"上智与下愚之民少,而中庸之民众。"(《潜夫论·德化》)北宋邢爵不仅肯定了这三种智力类型,而且还主张把三种类型各区分为上、中、下三等,总共九等。

《荀子·性恶》篇:"天下有中,敢直其身;先王有道,敢行其意;上不循于乱世之君,下不俗于乱世之民;仁之所在无贫穷,仁之所亡无富贵;天下知之,则欲与天下同苦乐之;天下不知之,则傀然独立天地之间而不畏:是上勇也。礼恭而意俭,大齐信焉,而轻货财;贤者敢推而尚之,不肖者敢援而废之:是中勇也。轻身而重货,恬祸而广解苟免,不恤是非然不然之情,以期胜人为意:是下勇也。有上勇者,有中勇者,有下勇者。"荀子说的上勇是大智大勇,中勇次之,下勇是匹夫之勇,逞一时之快。其次,荀子根据"勇"的性质,将人分为狗彘之勇者,贾盗之勇者,小人之勇者,士君子之勇者。荀子说:"争饮食,无廉耻,不知是非,不辟死伤,不畏众强。"

古人认为,家庭、师友、邻里、社区、民族、教育、圣人之言等都对人格的形成发挥关键作用。所以古人特别重视"慎交友""慎居处""慎择师"等。目的只有一个,就是让人格受到积极因素的影响。古人不仅认识到人格的循序渐进、不断积累的形成过程,而且还认识到人格的形成过程具有阶段性。也就是说,当量的积累达到一定程度时,便发生质的飞跃。

第二节　心理学作用

人们常常会在心中产生很多问题,而这些问题又无法从科学领域找到答案,另外,那些有批判性思维和善于独立思考能力的人也不甘心轻易相信预言家提供的现成答案。心理学要做的事情正是探索这些问题,乃至于解决这些问题。

人的心理构成包括心理过程与个性两个方面。心理过程由认识过程、情绪过程和意志过程所构成。个性包括个性倾向性与个性心理特征。认识过程包括感觉、知觉、记忆、思维与想象。感觉是人脑对客观事物个别属性的反映。例如,当一个人在接触外界时,通过眼、耳、鼻、舌、皮肤等器官感受外界事物的个别属性,如颜色、声音、气味等。感觉可以分为两大类别。一类是反映外界事物个别属性的感觉,例如视感觉、听感觉、嗅感觉、味感觉、肤感觉等。另一类是反映人体自身各个部分的内在现象的感觉,例如运动感觉、平衡感觉、机体感觉等。知觉是人脑对客观事物的属性的整体反映或关系反映。如人从颜色、气味、形状等方面认识一个苹果,就是知觉过程。人脑对物体在空间内形状、大小、远近、深度和方位的反映称为空间知觉。时间知觉是认识外界物体时间延续、顺序的知觉。运动知觉是认识外界物体移动的知觉。记忆是对感知过的事物能够记住,并能在以后再现,或在它重新呈现时能再认识的过程。现代心理学引用信息论的概念,认为记忆是信息的输入和加工、储存以及在需要时将信息提取和输出的过程。思维是人的高级认识过程,它是人脑对客观事物间接的概括性的反映。想象是人脑对过去感知过的形象进行加工,产生一种新的形象,是人所特有的对客观事物的一种反映形式。想象能够冲破时间与空间的限制,做到思接千载,视通万里。

人们对客观事物态度的体验称为情绪。情绪虽然也是人对客观现实的一种反映形式,但它不同于认识过程。认识过程是反映客观现实本身,而情绪是反映客观现实与人的需要之间的关系。这种态度的体验可以分为两类,即根据客观事物是否符合主体的需要分为满意与不满意的情绪,或肯定的情绪与否定的情绪。狭义的情绪是指比较低级的,是与机体的生物相联系的态度体验。广义的情绪包括情感。情感是与高级的、社会的与行为的社会评价相联系的态度体验,例如义务感、责任感、同志感、爱国主义情感等。一般来说,可以把情感分为理智感、道德感和美感。心理因素对人的身心健康与疾病的作用主要是通过人的情绪发挥作用。

意志是人自觉地确定某种目的并支配其行动以实现预定的心理过程。意志行动的心理过程分为两个相互连接的阶段:采取决定阶段和执行决定阶段。

个性倾向性指的是人在与客观世界的相互作用中,形成了对事物的态度与趋向。一个人在生活实践中形成的需求、动机、兴趣、理想、信念与价值观,反映出个性的倾向性。个性倾向性不仅对改造客观世界有重要作用,而且对人的心理活动、身心健康也有很大的影响。需要是人对一定的客观事物的需求。动机是激发人去行动的主观动因,动机是个体发展和维持行动的一种心理状态。动机产生于需要。需求与动机对人的行为与身心健康有很大影响。兴趣是人积极探索某种事物的认识倾向。理想是人与之奋斗目标相联系的一种积极想象。信念是人从事活动的精神支柱,是人对事物确信的看法。信念的动摇与瓦解可造成人的精神崩溃。世界观是人对整个世界总的态度与看法,它是人的个性与行为的最高调节者。信念与世界观对人的身心健康有重要的调节作用。

个性心理特征包括人的气质、能力与性格等。气质就是通常人们所说的性情、脾气。心理学认为气质是人典型的、稳定的心理特性。心理把人们能够顺利地完成某种活动的心理特征称作能力。性格是人对客观现实的稳固的态度以及与之相适应的习惯的行为方式。人的气质与人的性格对人的健康与疾病也产生一定的影响。医学心理学是心理学的一个重要分支,它是把心理学的理论、方法与技术应用到医疗实践中的产物。医学心理学是心理学与医学的交叉,是医学与心理学结合的边缘学科。它既具有自然科学性质,又具有社会科学性质。医学心理学研究的对象主要是医学领域中的心理学问题,即研究心理因素在疾病病因、诊断、治疗和预防中的作用。

临床实践和心理学研究证明,有害的物质因素能够引起人的躯体疾病与心理疾病,有害的心理因素也能引起人的身心疾病。与此相反,物质因素(例如药物等)能够治疗人的身心疾病,而良好的心理因素与积极的心理状态能够促进人的身心健康或作为身心疾病的治疗手段。

心理学研究涉及知觉、认知、情绪、人格、行为、人际关系、社会关系等许多领域,也与日常生活的许多领域如家庭、教育、健康等发生关联。心理学尝试用大脑运作来解释个人基本的行为与心理机能,尝试解释个人心理机能在社会行为与社会动力中的角色,同时它也与神经科学、医学、生物学等科学有关,因为这些科学所探讨的生理作用会影响个人的心智。

第三章 "十五型"人格

第一节 人格基础概念

一、人格

人的主观因素与客观因素相互作用表现的生命活动所构成的特质叫人格。生命活动中的良好人格表现特征是能自觉赢得在他人心中的尊重地位、价值地位、影响地位等,其构成特质因人而异,各有不同。

人类生命存在的方式和价值不只表现在文化技能等外在力量方面,还表现在心理、审美、意志、智力等内在情理方面。人的外在力量和内在情理结构的差异性,形成了人格差异。人格不是静态的存在,而是变化成长的。人格特质是一个人区别于其他人的基本特征,人格是独立的。人类在认识世界和改造世界的历程中,始终把对理想人格的追求作为自己的一种目标。理性人格是人对自身完美状态的自我意识和自我追求,也是人类力求超越自然、社会制约和自身欲望而达到的自由境界。

二、人格概念的内涵

人格是自我能力、自我认同、外在形象的自我评价和外在影响。人格构成特质有安全感、健康感、认同感、责任感、价值感、成就感等综合因素,这些因素都与一个人所处的外在环境有关,是一个人长期以来形成的自爱、自尊、自信、自律,及期望得到他人、集体、社会尊重、爱护与价值认同的心理体现。

三、人格概念的外延

人格贯穿于人们的习惯性行为中,能衡量一个人在大众审美眼光中的精神表现,是衡量一个人善恶、美丑、好坏及在社会活动中内心世界对外在环境的影响。人格善可怡福子孙,恶将遗祸后人。中国传统文化对一个人良好人格的评价标准是"与人为善"和"知行合一"。

四、"智商""情商""逆商"概述

1.智商

智商即智力商数,系个人智力测验成绩和同年龄测验成绩相比的指数,是衡量个人智慧高低的标准。人脑是非常复杂的机体,不能用一些肤浅的方式来评判。衡量一个人的智

商高低,单凭出题测试是很难得到准确答案的。智商引入到社会学科中来,也很难通过大脑的质量计算其高低,因为智商是人的生物活体机理状态,死亡脑质量无法同活体状态比较,更不能通过答题就找到准确答案。平日里,只应把智商高低作为一种形容或比喻,而不应同聪明智慧混淆,笔者认为,智商是聪明、记忆、理解、智慧、方法、创新等全面因素的综合体。两人对比而言,具有同样的理解力,同样的记忆力,其中缺少创新能力或创新成果的人的智商就相对低些,其中有创新能力或有创新成果的人的智商就高些。智商是相对的概念,离不开比较,更离不开时间要素。智商高低表现为一个人的理性水平。如把时间定为恒定值,在相同的时间内,比记忆力、比理解力、比创新能力等,其中在这三方面更具优势的人智商相对就高。平时大家说的智商都是文学语言表述,凭感觉,说个大概,难以令人信服。如果单凭几道题测试题就对人们的智商高低进行比较是有失公允的。理解上的偏差会导致"聪明反被聪明误"。

记忆能力是人们生活中不可缺少的,没有记忆,人们不能进行对话,不能理解新思想,更不能学习和工作,甚至不能生活。记忆功能的这种神秘特性突出表现在智力水平上。记忆是一个选择和解读的过程,涉及大量的信息加工程序,记忆也是重组整合先前的期待和信息观念的过程。人们记忆的重点往往是那些事物在功能上的重要性。人们能利用所学到和记住的信息来选择、解释,并将一件事与另一件事联系起来。记忆有不同的类型,包括感观储存、短期记忆和长期记忆等。长期记忆也有不同的类型,如外显记忆与内隐记忆、情景记忆、语义记忆和程序记忆等。

个体要通过与整体相联系,通过理解才具有完整性、现实性,只有记忆没有理解则只是个体,与整体没有联系,不能建立联系很难做到准确。只是记忆下来的东西是静止的,是一个隐藏在自身思维中孤单的、不可知的实体。缺少理解的事物,可行性和现实性都不可确认,一切差异性都在淹没中。没有理解就没有灵魂,只有被理解的事物才能在动态中发挥作用。单纯的记忆只是一种模仿,也是一种抄袭。没有理解就没有吸收消化,也就没有继承。记忆以实用为出发点,理解不到位会造成实用偏差,产生误会和误导。有了正确的理解,才会减少和避免一个矛盾对另一个矛盾的冲突。理解是万物的尺度,每个人的观点都应该建立在理解的基础上,而不应只建立在记忆的基础上,只有理解才会认同一种意见比另一种意见更好。只有建立在理解的基础上,才能更好地记忆。理解是独立思考的过程,缺乏勇气和训练,独立思考就会消失,没有独立思考的习惯就不会接受不同的意见,思维就不会有活力和生机。

每当一个人产生一种新思想,或者产生某种改变惯性的思维方式,那便是在进行方法创新,只有不断有方法意识,才会产生新的思想、概念和成果。一直在思考,就会一直有创新。新的发现、发明是其创新的核心,创新的实现取决于人的创新精神、创新意识和创新能力。创新能力是人们通过对已经积累的知识和经验进行科学地加工和改造,从而产生新的能力,简而言之就是创造新事物、新观念的能力。它既是人人都应具有的,但又不是与生俱来的,而是经过后天的学习和实践锻炼得来的。因此,把创新意识突出在本书智商人格理论中,对于培养大批具有创新意识和创新能力的创造型人才极其重要。本书中强调创新能力的因素,能很好地激励人们的创新精神,激励知识、经验与技能的创新,促进人们勤奋工作、刻苦学习。创新精神是智慧的灵魂,没有创新精神,就没有创新实践。没有创新元素也就没有智慧优势。

方法创新主要体现在以下三个方面:

(1)巨大的创新需要产生出强烈的创新欲望。一般出于荣誉感、责任感和成就感等,才能对工作、事业产生兴趣、爱好和好奇心,在追求成功的同时,必然伴随着风险,只有不怕失败、敢于创新,创新行为才可能发生。

(2)创新思想、创新观念。只有具备现代、科学的创新观念、创新思想,才会有正确有效的创新活动。知识、经验与技能是创新的基础,创新就是对传统的突破,但不是在零起点飞跃的,而是在过去知识、经验、技能基础上的飞跃。创新者的理论基础越扎实,经验越丰富,技能越高超,其就越有条件进行创新。

(3)创新方法。创造性思维是创造力最直接、最重要的来源。具有创造性思维并能有效运用创新方法,才能卓有成效地开展创新活动。成功需要卓有成效的创新,也依赖于勤奋工作。创新不是天上掉下来的,不是人们随意想象出来的,而是通过脚踏实地,辛勤工作,在艰苦的实践中完成的。

本书把智商分为理性智商和感性智商两种类型。

(1)理性智商

理性智商是指理性思维能力。就是人们借助抽象思维,在概括整理大量感性材料的基础上达到关于事物的本质的、全体内部联系和事物自身规律的认识的能力。也是在感性思维的基础上,把所获得的感觉材料,经过思考、分析,加以去粗取精、去伪存真,由此及彼、由表及里地整理和改造,形成概念、判断、推理的理性思维能力。理性思维能力是在感性思维基础上的飞跃,是反映事物的全体、本质和内部联系的能力。理性智商体现在比较、分析、推理,遵循理性逻辑的规则。在诸多的因素中,在复杂的关系中始终保持条理清晰、推理正确都是指理性思维中的智慧。理性智商体现在对自然科学的记忆和理解能力,体现在讲究逻辑与计算等方面多一些。理性智商高、感性智商低的人常常具有排他的性格表现。理性智商常体现在对数理化的理解和应用能力等方面。

(2)感性智商

感性智商是观察趋势和机会的感知能力。感性智商体现在对感性结构与感性事物的超强想象力与驾驭感性材料的能力。感性智商表现为人类内心情绪与情感的体验,体现在对社会科学的记忆和理解能力。感性智商是用心灵来感受情感与精神内涵。感性智商高能够在美感的丰富体验上敏感、热烈。只有感性智商高才能创作出情感炽烈的作品。艺术品价值的大小取决于感性智商的高低。感性智商的应用是决定艺术作品审美价值大小的核心。复杂的情感和思想都是感性智商的观念和哲思。感性智商来自内心的原发体验。感性智商是情感表达丰富、细腻、深沉、真挚而感动的基础。感性智商低容易导致情感缺失。在一定的现实实践中,往往存在感性智商和理性智商间的融合状态。感性智商高低决定对他人表情、声音以及是否愿意接受他人某些帮助的感觉能力。感性智商高的人能将看似不相干的概念转化为具有新意的概念,善于艺术思维并善于整合资源,具有感知力和跨界思维。

2. 情商

情商通常是指情绪商数。情商主要是指人在情绪、情感、感情、感染力等方面的品质。情商表现出一个人的感性水平。总的来讲,人与人之间的情商并无明显的先天差别,更多与后天的培养息息相关。它是近年来心理学家们提出的与智商相对应的概念。从心理学层面上讲,情商是情感感觉应对速度和热度的反应程度。表现为控制情绪的能力技巧方式和方法及理解他人及与他人相处的能力。情商由自我意识、理解能力、沟通能力、情绪控制、对他人情感认知能力及相互关系的理解把握因素等组成。情商的关键要素有亲切感、尊重感、信任感和时间因素等。情商不应是一个人外在的某种装置和修饰语,而应是掌握这个概念的人的内在部分。把情商内化在人脑中,应为拓展其思想内涵,使人们能够思考,能够建立新的范畴和新的类比,从而能影响一个人,改变一个人,让一个人的思想更丰富、深刻、有见地。

没有比较就没有高低,情商是用于比较的概念。一般可以指在相同的时间内,产生的亲切感越强,情商越高;赢得的尊重越多,情商越高;产生的信任越多,情商越高。如甲、乙两人同时和丙接触,甲用五分钟赢得了丙的尊重、信任并产生亲切感,乙用十分钟赢得了丙的尊重、信任并产生亲切感,在尊重、信任、亲切度相同的认可程度下,甲用的时间比乙用的时间少,说明甲的情商比乙高。同理,在相同的时间内,丙对甲的亲切、尊重、信任认可程度比对乙的认可程度高,说明甲的情商比乙高。以此类推,能较清晰地比较出两人之间的情商指数。人们对情商的高低并没有准确的判断依据,只能凭个人感觉与喜好推断,对一个人的情商高低,切不可通过几道测试题妄加评论。再比如,某人能言善辩,虚情假意,有人就说这个人情商高,而即使一个人会说话,但虚情假意更不能赢得尊重与信任,这个人的情商就不算高。某人让人见面有相见恨晚、一见如故的感觉,短暂的接触就能给人以亲切信任及尊重感,就说明这个人的情商高。高低是比较值,所以应在对比关系中判断,没有对比不能说高低。情商高者,能清醒地了解并把握自己的情感、能敏锐感受并有效反馈他人情绪变化、能在生活的各个层面占有优势。情商反映人们在日常生活中的自知、自控、热情、坚持、社交技巧等心理品质。情商高低决定了自己能否充分而又完善地发挥所拥有的各种能力。情商高的人能控制社会情境,又能避免采取那些可能破坏社会关系的攻击性行为发生;情商高的人善于应用赞扬、帮助、保护或忠告等,能给予他人鼓励或表示同情,更受人喜爱,更能成功地影响其他人;情商高的人重视别人所要达到的目标并且关心别人的感受,从而在与人合作中更能成功;情商高的人善于把控社会情境,对社会情境的性质和规则有了解,更愿意通过有效的谈判来解决问题;情商高的人善于应用他们的社会知识,其即便是做细小的事情,也能够成功地与他人建立良好关系。情商高的人和情商低的人相比,更少以自我为中心,并且更加温和、仁慈和容易协作。

本书把情商分为情感情商和交际情商两种类型。

（1）情感情商

情感情商是认知他人情感和自己情感及运用的能力。情感情商激发情感活力。情感情商体现在控制自己的情感和情绪的自我调节能力,体现在有效解决情感问题以及充分利用自己情感能力理解情感。情感情商高的人不会轻易发脾气,在情感上可以自我控制。内在情感稳定性强。情感情商高低是对复杂情感的敏感程度的高低。情感情商决定情感管理、情绪管理以及对情感的理解和调节自身情感的能力。情感情商是应对爱和爱的愉悦体验及对待爱的价值能力。一个人越了解自己的情绪,越能有效地处理沮丧的情绪,倾听并与他人产生共鸣。

（2）交际情商

交际情商是体察他人情感、熟悉人与人之间的微妙互动能力。交际情商高对人性需求敏感。交际情商体现在人际沟通能力上面,懂得为自己与他人寻找快乐,及在烦琐俗务间发掘其意义与目的。交际情商是寻找爱和追求爱的价值的能力。交际情商高低决定处理交际的艺术水平。交际情商高、情感情商低的人往往和人交往的目的性较强。交际情商高愿意获得别人的反馈意见,能从别处得到的反馈意见中,知道自己表现得怎样,并将这种变化延伸到生活中的其他方面,有指引就有进步。情感情商讲究机缘巧合,交际情商以合作竞争的视角聚焦人与人之间的关系。

3. 逆商

逆商,全称逆境商数,一般被称为挫折商或逆境商。它是指人们面对逆境时的反应方式,即面对挫折、摆脱困境和超越困难的能力,表现在思维方式、精神意志、情绪控制等多方面。逆商不仅是衡量一个人超越工作挫折的能力,还是衡量一个人超越任何挫折的能力。在各种艰难困苦的纠缠中,逆商起决定作用。逆商从一开始就关乎着思想,影响着命运。在对比关系中,逆商体现在逆境中求发展、求生存的应变能力和抗逆能力,表现出“化险为夷、以害为利、临危制胜”的智慧。应变和抗逆能力概括为情绪自我控制能力;自我激励能力;应对挫折压力的能力;战胜艰难险阻的能力;同情和感受别人情绪的能力等。生存与生长发育不利的各种环境因素称为逆生长因素,对逆生长因素的抵抗与忍耐能力称为抗逆能力。逆商高的人抗逆能力强,逆商高的人总能透过一切消极因素看到积极的一面,从中发现自己能掌控的点,坚信自己能控制局面,最终反败为胜。相反,逆商低的人往往在局面还没有太糟糕的时候,就认为一切都脱离了掌控,一蹶不振。逆商低的人总是求全责备,推脱责任,强调理由,缺乏忍耐力。逆商高的人更倾向于从自身找原因,在逆境中拥有更高的忍耐力。逆商高的优势是持久耐劳,为实现一定的目标多采取刻苦、坚持、恰当的策略,冒着重重困难克服不易逾越的障碍。抗逆能力是对环境的一种适应性反应,抗逆能力主要包括应对经济拮据、辛劳、情感、孤独、灾害、语言环境污染等的能力。抗逆能力主要有避逆性和耐逆性,避逆性是具有避免或部分避免矛盾不良发生的能力。例如,面对父母矛盾,子女能从情感反应中调节、阻止、降低或修复逆境造成的损伤,从而能保持正常的生活,这与人格特质有关。

本书把逆商分为智慧逆商和意志逆商两种类型。

（1）智慧逆商

智慧逆商体现在工作和生活中思考问题的方式、解决某方面问题的能力水平。如在某个领域遇到障碍、该怎样化解难题,实现突破等,智慧逆商低的人常常抱有一种消极心态,容易放弃,结果越来越差。一个人的期望目标能否成功与智慧逆商是相关的。智慧逆商高的人在选择目标时,会善于根据自己的能力和表现在所得、代价和成败之间寻求平衡。智慧逆商高的人一旦专注于某个领域,就会激发起强烈的兴趣,学习信念就会愈发坚定,就会走向成功。在成长的道路上,当遇到生活中不可避免的障碍时,是得过且过,走向平庸,还是坚定信心克服困难,这些内容反映出一个人的智慧逆商。智慧逆商高的人对解决难题的思路一般比较清晰,善于反思,即使遭遇挫折也能一直向目标迈进。智慧逆商低的人遇到难题不知改变,墨守成规。智慧逆商的高低主要是由思维方式和处理问题的方法决定的。

（2）意志逆商

意志逆商体现在意志力和控制力的智慧,侧重于身体忍受力和承受各种挫折打击的精神承受力。意志逆商是精神意志和身心忍受力是否坚强的表现。意志逆商与身体状况息息相关,一个身体素质差的人,很难克服现实生活中需要体力和身体忍耐力方面的障碍。智慧逆商低、意志逆商高的人,遇到挫折打击时,忍受力和承受力很强,但很难主动寻找解决困难的有效方法。意志逆商高的人会主动应对袭来的痛苦,并会努力减轻这种痛苦。意志逆商的高低主要是由精神态度和身体忍受力决定的。

智商、情商、逆商都是比较性概念,做比较需要时间意识,知识和经验都是建立在一定时间范畴内的。情商、智商和逆商都是一种具有知识性、经验性和时间等多样性范畴的概念,是一个综合命题,也是一种类比命题。在情商、智商和逆商的类比范畴中,时间是感官直觉的特殊概念。离开时间因素,就不能有对比,人们往往忽视了这一点。一切经验都是在一定空间、时间和范畴同时发生的。平时人们只是把假定的对比印象作为对比参照系,严格地说,这种假设的前提条件是建立在模模糊糊的感觉基础上的,缺乏独立的说服力,缺少基本法则。就价值而言,时间远比金钱贵重。金钱可以储蓄并生息,而时间却丝毫不停脚步,而且一去不复返。

五、体质、思维方式、意志力概述

（一）体质

体质是在遗传变异的基础上,在生长、发育过程中所形成的与自然、社会环境相适应的人体形态结构、生理机能和心理因素等相对稳定的综合特征。具体指身体形态发育水平,生理生化功能水平和在生活、劳动及运动中所表现出来的力量、速度、耐力、灵敏度、柔韧性、形象、气质等素质以及身体运动能力。影响人的体质的因素很多,如遗传、营养、心理、体育锻炼、卫生保健、生活方式、环境、年龄、教育等。体质的固有特性或特征表现为机能、代谢以及对外界刺激反应等方面的个体差异性,对某些病因和疾病的易感性,以及疾病转变中的某种倾向性。身体素质和运动能力是体质的重要组成部分,是反映人的体质好坏的主要方面之一,它与人的体型、体格、机能、神经和心理等均有密切关系。体质在后天生长、发育过程中受外界环境影响很大,是人格最重要的组成部分。理想体质是在充分发挥遗传潜力的基础上,经过后天的积极培育和锻炼,使人体的形态结构、生理功能、心理素质以及对内外环境的适应能力等各方面得到全面发展的、相对良好的状态。

(二)思维方式

1. 思维和思维方式概念

思维是人类认知世界的一种复杂的精神活动。这种认知过程和感觉、知觉相比,具有很强的自动性和主观性,是基于客观事物和主观经验对事物进行认知的过程。思维和感觉、知觉一样,是人脑对客观事物的反映。但一般来说,感觉和知觉是对事物的直接反映,而思维是在对客观事物及其表象的概括和经验积累基础上对事物进行认识的过程。分析和综合对事物外观、特性、特征等进行比较,把诸多事物中的一般和特殊区分开来,并确定它们的差异和联系,这便是思维方式。在思考过程中,人们经常采用不同的思维方式对事物比较总结出某一事物和某一系列事物的本质方面的特征。

思维的过程总是从对事物的分析开始的。所谓分析,就是在思想上把客观事物分解为若干部分,分析各个部分的特征和作用。所谓综合,是在思想上把事物的各个部分、不同特征、不同作用联系起来。通过分析和综合,可以显露客观事物的本质,并通过语言或文字把它们表达出来。人类的语言、文字也正是在思维分析、综合中逐步形成的。

思维方式是指人们在认知主客观事物过程中形成的规律性的稳定的主流思维惯性和思维框架。思维方式反映出人的思维定式和"内在化"认识运行模式程序。人类拥有地球上其他生物所不具备的破译自然蓝图和社会关系的独特能力,这个能力就是思维。人类揭示宇宙运行规律,操纵自然去理解和创造产品和技术,把握各种社会关系的方式就是思维方式。独立性是一个人所具备的思维方式的基本特征。没有思维方式的独立性就不会有自己的个性,更不可能有创造性。思维方式体现于民族文化的所有领域,包括物质文化、制度文化、行为文化、精神文化和交际文化,尤其体现于哲学、语言、科技、美学、文学、艺术、医学、宗教以及政治、经济、法律、教育、外交、军事、生产和日常生活实践之中。思维方式的差异,正是造成文化差异的一个重要原因。

好的思维方式是获取知识的好的途径,思维方式不是扎根于科学,而是扎根于社会。思考问题的好方法不是描述人们实际上做些什么和应该怎么做,而是要揭示人们生命价值的运行规则和方式,判断人们运行的角度和运行产生的结果。个人通常只能有一种起主导作用的思维方式,思维方式对人格的形成发展起到决定性的作用。

2. 思维方式类型

思维方式大类可以分为直觉感性思维和科学理性思维。直觉感性思维的精神实质是建立在感觉基础上的认识,是以意识片段为形式对客观世界的描述,感性认识描述的只是断裂和受限的事物现象从而获得有限的认知,并且是多意识的分离结论,对客观世界的认识处在无法定义和理解的认识搜集阶段。形象思维是直觉感性思维的表现形式。形象思维指人们在认识世界的过程中,对事物表象进行取舍时形成的、用直观形象的表象解决问题的思维方法。形象思维是在对形象信息传递的客观形象体系进行感受、储存的基础上,结合主观的认识和情感进行识别判断,并用一定的形式、手段和工具创造和描述形象的一种基本的思维形式。

科学理性型思维的精神实质是崇尚探索和质疑批判,以事实为基本出发点,重视逻辑思维和实证分析,追求事物的精确性和规律性,不唯上、不唯书、不唯权威,通过概念、判断、推理、演绎、归纳、分析、综合等逻辑思维对事物进行由表及里、由感性到理性、由现象到本质的科学认识。科学理性思维类型有明确的思维方向,有充分的思维依据,能对事物或问题进行观察、比较、分析,是建立在证据和逻辑推理基础上的抽象概括的思维方式。逻辑思维和抽象思维是科学理性思维的表现形式。抽象思维是人们在认识活动中运用概念、判断、推理等思维形式,对客观现实间接的、概括的反映过程。

直觉感性思维类型重视经验,科学理性思维类型重视逻辑。理性的人重视自然的运行方式,感性的人重视社会的运行方式。感性的人愿意用不断扩展的语言表达一种个人思想。善于用情绪和经验描绘他们观察到的事务。理性的人以善于用概念和理论描述事务,令人信服的地方多,也更具吸引力。偏感性的人,常追求语言的技巧和耐性表达自己的意愿。理性强的人更喜欢用理论概念的方式交流。理性思维更具有洞察力、科学性和精确性,因为他遵守推理和逻辑规则。思维方法属于思维方式范畴,是思维方式的一个侧面,是思维方式具体而集中的体现。思维方法是由诸层次、诸要素构成的复杂系统。

思维方式还可细分为若干类型:

(1)批判型思维方式

批判型思维方式是一面品评和批判自己的想法或假说,一面进行思维。解决问题需要批判思维。批判思维包括独立自主、自信、思考、不迷信权威、头脑开放、尊重他人等要素。

(2)演绎型思维方式

演绎型思维方式是把一般规律应用于一个个具体事例的思维,在逻辑学上又叫演绎推理。其是从一般的原理、原则推及个别具体事例的思维方法。

(3)归纳型思维方式

归纳型思维方式是从一个个具体的事例中,推导出其一般规律和共通结论的思维,从许多资料中找出合乎逻辑的联系,从而导出一定的结论。

(4)发散型思维方式

发散是一种思维模式,称为发散思维,这里所说的发散型思维是指与集中思维相对的一种思维方式。发散思维对问题从不同角度进行探索,从不同层面进行分析,从正反两极进行比较,因而视野开阔,思维活跃,可以产生出大量的独特的新思想。

(5)集中型思维方式

集中是指人们解决问题的思路朝一个方向聚敛前进,从而形成唯一的、确定的答案。集中型思维更利于创造性思维的培养。

(6)偏激型思维方式

集中型思维方式是以绝对片面的眼光看问题,以偏概全,固执己见,钻牛角尖,对别人善意的规劝和平等商讨不听不理。

(7)激进型思维方式

激进型思维方式思想冲动,比较偏执。头脑不清醒,缺少理性,不稳重。不论是否能够落实到每天的行动中激进都不是一件好事情。能落实可能仅仅表现为急躁,不能落实则是一种彻彻底底的浮躁。

（8）系统型思维方式

系统型思维方式是把物质系统当作一个整体加以思考的思维方式。与传统的先分析、后综合的思维方式不同,系统性思维的程序是:从整体出发,先综合,后分析,最后复归到更高阶段上的新的综合,具有整体性、综合性、定量化和精确化的特征。

（9）正向型思维方式

人类的思维具有方向性,存在着正向与反向之差异,由此产生了正向思维与反向思维两种形式。正向思维是指沿着人们的习惯性思考路线去思考,解决问题时,习惯于按照熟悉的常规的思维路径去思考,即采用正向思维,有时能找到解决问题的方法,收到令人满意的效果。然而,实践中也有很多事例,对某些问题利用正向思维却不易找到正确答案。

（10）反向思维方式

正向思维与反向思维只是相对而言的,一般认为,反向思维是指悖逆人们的习惯路线去思考。正反向思维起源于事物的方向性,客观世界存在着互为逆向的事物,由于事物的正反向,才产生思维的正反向,两者是密切相关的。人们一旦运用反向思维,常常会取得意想不到的功效。反向思维是摆脱常规思维羁绊的一种具有创造性的思维方式。

（11）创新型思维方式

创新思维,就是指人们在创造具有独创性成果的过程中,对事物的认识活动。创新型思维是指打破固有的思维模式,从新的角度,以新的方式去思考,得出不一样的并且具有创造性结论的思维模式。

（12）辩证型思维方式

辩证思维是指以发展变化视角认识事物的思维方式,辩证思维正是以世间万物之间的客观联系为基础而进行的对世界进一步的认识和感知,并在思考的过程中感受人与自然的关系,进而得出某种结论的一种思维。辩证思维模式要求观察问题和分析问题时,以动态发展的眼光来看问题。辩证思维是唯物辩证法在思维中的运用,唯物辩证法的范畴、观点、规律完全适用于辩证思维。辩证思维是客观辩证法在思维中的反映,联系、发展的观点也是辩证思维的基本观点。对立统一规律、质量互变规律和否定之否定规律是唯物辩证法的基本规律,也是辩证思维的基本规律,即对立统一思维法、质量互变思维法和否定之否定思维法。

（13）逻辑型思维方式

逻辑思维是指将思维内容联结、组织在一起的方式或形式。思维是以概念、范畴为工具去反映认识对象的。这些概念和范畴是以某种框架形式存在于人的大脑之中,即思维结构。这些框架能够把不同的范畴、概念组织在一起,从而形成一个相对完整的思想,加以理解和掌握,达到认识的目的。

（14）抽象思维方式

比较和概括是抽象的前提,通过概括事物中的本质和非本质的东西已被区分,舍弃非本质的特征,保留本质的特征,就称之为抽象思维。

（15）具体型思维方式

与抽象的过程相反,具体是指从一般抽象的东西中找出特殊东西,它能使人们对一事物中的个别特点有更加深刻的了解。具体型思维是在创新中频繁使用的思维方式。

（16）成长型思维方式

成长型思维的核心是如何看待失败。成长型思维会认为，成功并非靠人们的"聪明"和运气，而是靠自己的努力和意志品质。

（三）意志力

意志力是在一定的行动中对自己的强制能力。为实现某个目标，抱有坚定的信念，保持稳定的情绪，持续一定的行动。忍受折磨承受压力时表现一个人的意志力，意志力是人的心理功能或身体器官对决心的服从。意志力是人格中的重要组成因素，对人的一生有着重大影响。人们要获得成功必须要有意志力作保证。孟子说过："天将降大任于是人也，必先苦其心志，劳其筋骨，饿其体肤，空乏其身，行拂乱其所为，所以动心忍性，增益其所不能。"这段话，生动地说明了意志力的重要性。要想实现自己的理想，达到自己的目的，"不惟有超世之才，亦必有坚韧不拔之志。"需要有一定的热情、坚强的意志、勇敢顽强的精神，克服困难的勇气和行动。意志力既不是率性的放肆也不是怯懦的退缩。意志力特征就是具备持久性。意志力是人格中的重要组成因素，对人的一生有着重大影响。人们要获得成功必须要有意志力作保证。坚定立场不动摇，坚持自律和勤勉、忍耐艰难困苦等都是具有坚强意志的表现。意志力具有一定的复原或修复的心理弹性，是个体在面对困境、承受压力与打击时的心理适应能力与恢复日常生活的能力。意志力作为一种能力所发挥的作用表现在个体成功克服挫折的结果和个体抗击危险环境的动态过程。事物出现危险、艰巨、困苦等的状态中，意志力强表现为人的良好适应能力和保护性特征。坚持锻炼身体，改变不良习惯，坚持刻苦学习，持续做出努力等都需要一定的意志力。

六、人性价值观、经济价值观、文化价值观概述

从人格角度，价值观分为三类：人性价值观、经济价值观、文化价值观。价值观是指一个人对周围的人、物、事等客观事物的意义、重要性的总评价和总看法，是一个人基本的信念和判断，包括对价值的实质、构成、标准的认识。不同的认识，形成不同的价值观。每个人都生活在特定的生活环境中，对现实中的一切事物都会有一定的评价，哪些是好的、值得接受的，哪些是不好的，不值得接受的，这就是价值观。在个人的主观认知中，他认为最有意义的、最重要的客观事物，就是最有价值的东西；反之，就是最无价值的东西。价值观对满足生活需要的基本活动产生推动或抑制作用。对于各个事物的看法和评价在心目中的主次轻重的排列次序，就是价值观体系。价值观和价值观体系是决定人的行为的心理基础。人在现实社会中不断接受文化的洗礼，在社会规范作用下塑造和构建其行为风格。在这一过程中，人们所处的社会生产方式及其经济地位、政治地位对其价值观的形成有决定性的影响。价值观对个人的行为目标具有重要的导向与调节作用。一个人所处的社会环境、家庭地位和社会地位等对其价值观具有决定性的作用。一个人的价值观一旦形成，就会相对稳定、持久，不易发生变化。但是随着生活的变化、时代的变迁，人们的某些观念也会发生变化。价值观既有相对的稳定性和持久性，又在不断地发展变化。价值观对人的行

为和生活选择有不可估量的影响。

(一) 人性价值观

人性价值观是指对自身利益与行为同他人利益与行为在人性关系上的基本价值观念。反映了一个人对于自己看重的个体或群体的人性认同最重要的态度,表现出与行为目标的高度相关性。人性价值观分为三大类:道德关系型、法律关系型、宗教关系型。

道德是一种社会意识形态,是调整人与人之间、人与社会之间关系行为规范的总和。道德观是以真诚与虚伪、善与恶、公平与偏私等观念来衡量和评价人们的思想、行为,并可通过各种形式的教育和社会影响而逐渐形成的一定信念和习惯。

1. 道德关系型人性价值观类型

(1)与人为善型。乐于助人,宽容谦让,富有同情心。

(2)独善其身型。信奉中庸之道,事不关己高高挂起。

(3)唯我独尊型。以自己的利益为重,不愿为他人着想,甚至以牺牲他人利益来换取自己的利益。对他人的反应漠不关心,缺少同情心。常有孤独、寂寞等不良情绪。时常传递出威胁和胁迫信息。不开放,不友善。高傲,对他人不屑一顾。斤斤计较,无法达到团结和协同作战的目标。没有自我牺牲精神。

2. 法律关系型人性价值观类型

(1)公而忘私型。国家利益至上,对维护公共利益有强烈的使命感,为实现公共理想奋斗,有强烈的爱国情怀,讲道德,遵纪守法,公而忘私,有替天行道的侠义感。

(2)协同合作型。把个体劣势转化为群体优势,讲究群体策略,总会制定适宜的战略,通过相互间不断地进行沟通,发挥集体的力量,把个人的劣势转化成集体的优势,把个人行动融入集体目标付诸实施。明白自己在集体中的作用,并能准确地领会到集体对自己的期望,看重集体的智慧和力量,注重凝聚力和团队精神。人性在集体中表现最为突出。现代社会分工越来越细,人们必须越来越密切地合作。许多事情合作则双赢,斗争则双亡。成功的人物和成功的团队,都生存在人性的考验中。个人利益需要服从集体利益,集体利益需要服从国家利益。利益的合作与服从关系以良好的人性来维护。只有在稳定的人文环境中人们才能寻求更大的生存机会。如互不欣赏,互相拆台,团队不可能发展顺利。团队发展需要"一致性"目标来维持。如果公司内部派系林立,出现人性裂痕,下级埋怨、诋毁上级,成员之间互相闹矛盾,或者有人损公肥私,出现内部蛀虫,拉拢亲信,不适当的利益纷争,必会大为削弱团队竞争力,影响发展,甚至倒闭。

(3)自立自主型。在一定的活动范围内,愿意独立做事,独立做主,自强不息,自我奋斗。

3. 宗教关系型人性价值观

宗教关系型人性价值观是信仰宗教,以宗教教义为人处世。

(二) 经济价值观

经济价值观是指人们对经济价值及创造经济价值的过程的认识和评价,即对经济行为和经济意识相联系的价值判断。是对追求经济利益所采用方式、方法、手段等的观点、观念的总和。经济价值观是"人格"的一个重要组成部分，一个人的经济价值观直接决定其行为。对经济的理解、看法、追求、态度等的观念决定人格的核心地位。经济价值的特征是以效率、实惠为中心，强调功利性和实务性，追求经济利益。经济价值观是个人的选择，不同的人有不同的志向。经济价值观涵盖了生产、分配、交换与消费等经济运作的全过程，既涉及从事经济活动的个人，又涉及企业组织和政治经济体制。经济价值观对把握、分析和解决经济活动中现实的伦理道德问题起决定性作用。经济价值观分类：

（1）荣誉奉献型。不乏施舍行善的美德，通常他们会拿出自己收入的一部分作为慈善捐助，在提供社会福利、维护公民权利和促进民族和睦等很多方面都发挥着积极作用。对赚钱多少并不关心。对待他人非常亲切而受到众人的仰慕。绝对不会牺牲他人利益而从中牟利，因此，可能会有金钱上的困扰，随波逐流花钱的时候也多。不过，钱财上的困扰必会得到他人的援助。这一类型的人多半获得旁人的信赖而在社会上出人头地，具有独特的观念，好恶非常明显。

（2）交换平衡型。在商业活动中讲究契约精神，重视立约与守约，无论是买主还是卖主，愿意维护经济利益平衡。对于他人的经济或洽谈要求愿意提供真实信息。善于经济谈判和经济经营。善于充当中间人的角色。根据长远的打算慢慢地存钱。擅长运用金钱。适合从商做生意。经济观念强，重视经济策略。对志气相投和有用的朋友会尽其所能给予援助。商业洽谈较容易圆满达成协议。具有节俭的经济观，擅长金钱调度，不知不觉中会积蓄钱财。

（3）自私侵占型。处心积虑琢磨钱财。巧妙地利用社会资源赚钱。自私自利，唯利是图。对金钱极为执着。为了金钱即使舍弃地位、名誉或义理人情，甚至被人在背后指指点点也在所不惜。懂得赚钱，独占欲强。很难找到推心置腹的知己。以自我为中心又强硬的自私侵占型性格之人在职场上的人际关系纠纷不会少。

（三）文化价值观

文化价值观是指对文化领域、文化现象、文化传统、文化价值的理论及言行表象所引起的感想态度和认知程度。文化价值观的确立，受自然人本身认可程度和衡量标准制约，一个人经历的年代不同，价值观也不相同。文化价值观不分等级，不分高低，不分贵贱。它包含两个类型，一个是唯物主义，一个是唯心主义。唯物主义以知识和真理为中心，强调通过科学的方式发现真理，强调对美的追求。唯心主义带有一定的封建迷信色彩。文化是人类生存发展的方式，文化价值观是一个人文化的思想核心，是一个人生存和发展的总纲。只有把握了文化价值的思想内核，才能对一个人的文化精神、文化特征、文化个性、文化行为和文化心理等有一个较为深刻和透彻的了解。也就是说，只有把握了人的文化思想内核，才有可能看懂、看透、看清一个人。

从社会规范性方面看，文化价值观对人的心理有一定的遏制作用。不能遵循多数人在行为上的文化所规定的社会生活，就容易发生犯罪。不同的文化价值观塑造着不同的人格。当今，全社会进入了一个分工合作的体系。但在不同文化环境中成长和生活的人，积累的文化不同,有不少价值标准也是不相同的。不同的文化会引起不同的价值观反应,产生的利益关系是千差万别的。理性的文化判断和非理性的文化判断往往超出经济利益纠纷,进入文化价值的冲突。

在科学不发达的社会里,用唯心主义的迷信文化激励人们的感情来支持社会价值体系比较方便而且有效。唯心主义的文化价值观出发点是以感情支持人们的行动,着眼于理解社会制度,给价值标准罩上了非理性的因素。在个别文化中生活的人,对于不同于自己的文化价值观的现象感觉到了疑惑甚至厌烦。相信命运的原因显然是被一些有不良文化价值观所害。不能批判继承的累积文化和新时代文化不协调,其他方面的冲突难以避免,这应当引起我们对文化的传统、处境和发展的深思。我们必须用唯物主义科学方法把握自身的生活方式,养成良好的文化价值观念。

第二节 "十五型"人格概述

一、"十五型"人格思想基础

中华民族几千年的优秀历史文化传统,凝聚着高度辩证唯物的哲学理论思想,神奇独特的医学、生理学、心理学的认知理论与实践,从我国新石器时代就开始了,流行于中国各游牧部落的占卜术是心理学的起源,发展于我国七千多年前伏羲所创立的《易经》八卦和五千年前黄帝时代的《黄帝内经》,夏朝时期的《连山易》、殷商时期的《归藏易》,成熟于我国约公元前十一世纪周文王所著的千古奇书《周易》等。

在当时社会落后、人们的思想也较为简单的时期,上述内容成为主导和支配人们一切外在表现行为和追求的重要依据。《周易》讲:"刚柔交错,天文也。文明以止,人文也。观乎天文,以察时变;观乎人文,以化成天下。"中国传统思想认为人体生命人格不外乎身、心、灵三层面,这三层面基本上对应的是人的精、气、神三大要素。中国人将这三大要素称为人身三宝。《淮南子》将生命分为"形、气、神"三要素:"形"是生命的载体,"气"充满了整个生命,"神"是生命的主宰。这三者若有一个不足,就会使三者都受伤。后来"精"代替了"形",表明人的生命起源是"精",精是一种精微的有形物质,是构成人体、维持人体生命活动的物质基础,是一个人主体活动的现实基础。维持生命的动力是"气",气是生命的能量,既是运行于体内微小难见的物质,又是人体各脏腑器官活动的能力。生命的体现就是"神"的活动。神是精神、意志、知觉、运动等一切生命活动的主宰,它包括魂、魄、意、志、思、虑、智等活动,这些活动能够体现人的健康情况。精、气、神这三大要素是有机统一在一起的,共同构成人体的生命活动。生命物质起源于精,生命能量有赖于气,生命活力表现为神,"精、气、神"都是人具有的自然属性,所以称之"天明""天聪""天智"。韩非子主张"去喜去恶",人的主观因素与客观因素相互作用的"精、气、神"表现构成人的生命活动及人格特质。"精、气、神"三者之间是相互滋生、相互助长的,他们之间的关系很密切。"精、气、神"包括思维、智慧、体质、意志力乃至职业劳动因素等。这些因素组成一个健全的人格系统,本书将其归纳为"十五型"人格。

二、"十五型"人格定义

人的主观因素与客观因素相互作用表现的生命活动"十五型"特质叫"十五型"人格。"十五型"人格泛指调整人们生命活动的自动控制系统。生命活动的自动控制系统最为核心的特质是"动机源"。在《寿亲养老新书》中谓："人由气生,气由神往,养气全神可得其道。"由于气是流行于全身、不断运动的,所以人体运动的动机源是"气","气"是促进脏腑气机的升降出入,维持机体的正常生理功能。"十五型"人格"谈精、说气、论神",对古代的"精气"说,"精神"说作了归纳与分析,在现代社会,"精、气、神"的根本动机源是一个人的思想和价值观念。"十五型"人格全要素是动机源构成的形体与精神的基础。

三、"十五型"人格特征与分类

1. "十五型"人格类型

孔子为《周易》写的《象传》讲："天行健,君子以自强不息;地势坤,君子以厚德载物"。汉·王充的《论衡·率性篇》道："论人之性,定有善有恶。其善者,固自善矣;其恶者,故可教告率勉,使之为善。凡人君父,审观臣子之性,善则善育效率,无令近恶;恶则辅保禁防,令渐于善。""十五型"人格分类主旨是传承中国文化优良传统,以概念引领,促进自我激励和自我追求。目的是把价值目标和人格取向有机地结合起来,把性格、个性和心理状态区别开来。每一个人在某一方面都会有突出于其他方面的优势。某一方面的单独优势具有重要的人格代表性,在特定的范畴具有代表意义。"十五型"人格划分概述的是人生占有某方面优势的人格形态。对于人格形态的描述,"十五型"人格是个重要工具,能够帮助人们通过自身某个方面的变化,看到人生走向和目标。十五型诸要素相互联系而成为人的"精、气、神"整体特征。站在集合园人格心理学的视角,人的本质特征在情感智慧方面分为情商、智商、逆商;在体质思维方面分为体质、思维方式、意志力;在世界观方面分为人性价值观、经济价值观、文化价值观;在性格方面分为思想性格、语言性格、行为性格、心理性格、职业性格、自业性格。

2. "十五型"人格类型特点

(1)智商型:聪明过人又具有创新能力。

(2)情商型:给人亲切感强,短时间接触就能赢得信任、尊重。

(3)逆商型:经历挫折,百折不挠。短时间内就能克服困难、摆脱困境。

(4)体质型:具有卓越的体质和顽强的毅力,如运动员、体育健将等。

(5)思维方式型:善于思考,思维方式独到,有建设性、开拓性等特征。

(6)意志力型:意志顽强,勇于面对挫折。

(7)人性价值型:讲人性、重感情,具备良好的人性价值观。

(8)经济价值型:以经济价值为最高追求。

(9)文化价值型:讲文化、重知识。

（10）心理型:善于用心,巧于琢磨。

（11）语言型:言辞丰富,能言善辩。

（12）行为型:亲力亲为,善于行动。

（13）思想型:统领思维,创新独到,自建体系。

（14）职业型:适应组织,融合大众。

（15）自业型:兴趣至上,时间自控。

3."十五型"人格基本特性

（1）人格的整体性

人格的整体性是指人格虽有多种成分和特质,如气质、性格、认知、需要、动机、态度、价值观、行为习惯等,但体现在人身上并不是孤立存在的,而是密切联系的。人格不是单一的相互独立的简单特质集合,而是同许多因素有密切关联的有机整体。

（2）人格的稳定性

人格的稳定性表现为两个方面:一是人格的跨时间持续性;二是人格的跨情境一致性。这两方面不是分离的,而是密切联系的。人格的跨时间持续性是指人格在人生的不同时期具有稳定性。一个人可以改变职业、改换居住环境,但他所具有的人格是很难改变的。人格的跨情境一致性是指个体在不同的情境中具有相同或相似的人格。

人格具有稳定性并不意味着人格是不可改变的,相反,人格也是可塑的。人格是在个体与外界环境相互作用的过程中发展起来的,又在这个过程中发生改变。所以人格是稳定性和可塑性的统一体。

（3）人格的独特性

人格的独特性是指人与人之间的心理和行为是不相同的。每个人的人格都有自己的特点。每个人在爱好、认知方式、性格、价值观等方面各具特点。因为人格是在遗传、环境等诸多因素影响下发展起来的,这些因素及其相互作用关系不可能是完全相同的。人格具有独特性并不否认某些特定群体中的人们具有共同之处。同一民族、同一阶级、同一群体下的人们具有相似的人格特征。

（4）人格的社会性

人格的社会性是指社会化把自然属性下的人变成社会中的一员,人格是社会人所特有的。社会化是指个人在与他人交往中掌握社会经验和行为规范的过程,通过社会化,人们获得了从衣食住行等方面到价值观方面体现出来的人格特征。人格的社会性并不排除人格的生物性,人格是在个体的遗传和生物性的基础上形成的,人格的形成既受生物因素的制约,也受社会因素的制约,人格是生物因素和社会因素相互作用的结果。

四、"十五型"人格的决定因素

（1）人格的遗传生物基础。遗传因素的影响主要包括基因、性别、大脑、体型、外貌等。

（2）家庭环境的影响。如家庭的组成、家庭的气氛、父母的教育方式、家庭子女的数量等都对一个人的人格形成起着重要的作用。

（3）学校教育的影响。学校教育赋予人们科学知识、思维方式、学习态度等,另外同学之间的互相影响以及老师的教育都会对一个人的人格产生影响。

（4）社会文化的影响。每个人必然生活在一定的文化之中，这种文化必然对个体人格的形成有着重要影响。例如中国人受传统儒家文化的影响，具有顺从、谦让、勤俭、敬老等特征。文化的主要功能就是给人们某种信念，自信拥有美好的未来，正确面对生活中的重重难关。没有文化价值观的支持，人们就会陷入焦虑和冷漠的泥潭。有正确的文化价值观，才能有面对困难的勇气与决心。内在秩序的缺失，表现在某些人所谓的存在焦虑或存在恐惧等主观状况上，基本上它是一种对生存的恐惧，一种生命没有意义、不值得继续的感觉。

第三节　"十五型"人格的应用与现实意义

性格和个性确实存在，人们看待彼此的方式存在巨大差异，受自我意识的调控，人格统合性是心理健康的重要指标。当一个人的人格结构在各方面和谐统一时，他的人格就是健康的。否则，可能会适应困难，甚至人格分裂。在世界万物中，人始终同自然、社会、政治、经济、文化等有一定的关联。在心理学文献中"人格"和"个性"似乎总是被通用，出现了"人格"与"个性"混用的现象。这些属于概念和名词辨析方面的问题，看似与人格类型理论的实际应用关系不大，但是"名不正，言不顺"，往往给人以误导。在我国的心理学与教育学研究中，"个性"一词常用来表达两个不同的概念：一是心理学上整体的、系统的概念，指广义"人格"的"个性"，即"一个人的比较稳定的心理特征"；二是哲学上作为与"共性"对应的"个性"。因此在教育学、职业规划、心理学等领域，狭义的"个性"一词用来指个体人格中与共性相对的部分，也被称为"个体差异性""个体特征"或"个别差异"。而"性格"是日常生活中人们对个体人格表现差异的一种叫法，"性格"与"人格"不能完全等同去用。"十五型"人格的提出，是对决定个人适应环境的性格、气质、能力、价值观的全要素概括；是个人内部身心系统组织与环境交互作用的过程中所形成的反映方式和与他人交往方式的总和，是一个人所拥有的可测量的人格特质。

新时代中国文化基础的"人格"理论还处于奠基期，关于人格形成的理论颇多，看法也不尽一致。我国心理学工作者认为影响人格形成的主要因素有三大方面：一是承认并重视遗传因素在个性形成的作用，认为遗传因素是形成某些个性心理品质的自然前提和潜在的可能性；二是认为环境在个性形成中起决定作用；三是认为教育在个性形成中起主导作用。

一、"十五型"人格划分的现实意义

21世纪初，经济合作与发展组织率先提出了"核心素养"结构模型。它要解决的问题是：21世纪培养的学生应该具备哪些最核心的知识、能力与情感态度，才能成功地融入未来社会，才能在满足个人自我实现需要的同时推动社会发展？多年来，不同国家或地区都在做类似的探索，2014年4月8日发布的《教育部关于全面深化课程改革落实立德树人根本任务的意见》（教基二〔2014〕4号）中也提出了要加快"核心素养体系"建设。核心素养体系被置于深化课程改革、落实立德树人目标的基础地位，成为下一步深化教育系统改革工作的关键因素和未来基础教育改革的灵魂。"核心素养"是"十五型"人格的灵魂,单一用心理学理论解读"人格"的理论是以偏概全。一些人格理论过于强调心理作用,忽视核心素养。

核心素养体系被置于中国的深化课程改革、落实立德树人目标的基础地位,成为下一步中国深化改革的关键因素。人格是核心素养的根。培育核心素养,主要是培养人格。"十五型"人格理论诠释了"以人为本"的中国文化思想。涵盖适应终身发展和社会发展需要的个人必备品格和关键能力,体现个人修养、个性发展、社会关爱、家国情怀、自主发展、合作参与、创新实践的全面内涵,是把核心素养、立德树人作为教育的根本任务来落细落实的基本因素之一。

"十五型"人格将个体道德、文化、价值观和社会需求相结合,是以个人发展和终身学习为主体的核心素养模型,与新时代责任感、使命感和爱国情怀相融合。从价值取向上看,它能反映出个体素养与国家、社会的关系。从指标选取上看,它既注重心理基础,也关注个体适应社会生活和个人发展所必备的素养,不仅反映个体动态发展过程,同时注重中国历史文化和教育,包含了国家、社会、公民三个层面的价值准则。从结构上看,基于中国国情的"核心素养"模型,以新时代社会主义核心价值观来构建。此外,它是可培养、可塑造、可延续发展的,可以解答教育问题、家庭问题、个人成长与社会发展问题。

二、"十五型"人格分类的应用价值

人的价值是人的社会地位、作用的综合体现,是人存在的目的和意义。一个人要实现自己的价值既要通过勤学苦练获得一技之长,也要为他人、为社会做出一定的贡献。一个人本领越大、贡献越多,对社会、对个人而言他的价值就越大。在具体工作中充分发挥每个人的才智、特长、兴趣、爱好,使人人都能各就其位、各司其职、各尽其力、各显其能、各得其所,使人的价值得到充分的体现。"十五型"人格从人性价值观、经济价值观、文化价值观元素出发,和个人才智、特长、兴趣、爱好有机结合,丰富和完善了人格理论体系建设。在职业生涯规划指导工作中,不仅要强调个性发展问题,更应有效引导个性良好发展问题,个性发展离不开职业需要,也离不开社会需要。

人的尊严是人作为人最根本的准则和要求,是人作为人应有的不容侵犯的身份和地位,是人获取他人和社会尊重的理由,是一个人品行的基础和处世的底线。人的尊严是用"人品、道德、性格、品格、价值"等全因素来衡量的,是不能用几道题来打分的。维护人的尊严就是让一个人活得有价值。有价值必须有正确的理想、坚定的信念、坚强的意志、坚韧的毅力,形成良好的心理性格、语言性格、行为性格、思想性格,养成尊重人、理解人、关心人、爱护人的优秀品质。

职业可以满足人的需要和利益,体现人的价值和权利,实现人的自由、全面和谐发展,这是人格的最终体现,也是以人为本的最高目的。所以,坚持以人为本,完善人格就是要通过经济发展和职业不断提高人的文化素质、技术技能、创造才能、道德水平和文明程度,不断促进人的自由、全面、和谐发展。科学合理的人才测评技术是职业生涯规划的重要手段,人才测评不应局限在性格测试的狭隘范围内,体质、思维、意志力也都是评价人才的关键指标,直接影响到测评的现实性、真实性和有效性。单位选人、用人时应全方位、多因素考虑。

第四章　性　　格

第一节　性　格　分　类

生活中,工作和家庭、环境和健康等因素,处处能体现出一个人的性格。一个人想形成怎样的性格,希望自己的性格带给他人、带给自身的是什么,贯穿整个生命过程。性格是人生的一面镜子,反映出一个人的思想。思想通过性格运作,性格通过自由意志选择思想。性格不会独立于思想之外,性格让人们感知事物,处理事务。

近现代关于"人格"的分类涌现出众多派系,重视运用技巧、方法,而忽视人本身的特质,如忽视文化、社会、环境等对人性的影响,过分强调原始驱力在人类行为中的决定作用,忽视自我意识对行为的重要影响。多数都只是词汇假设和因素分析重复叠加在一起酝酿出来的产品,过于简单和局限,不适用复杂的观念。

对人的心理过程实质探讨,应有开发潜能、正向激励的作用。培养良好的人性价值观、经济价值观、文化价值观才是人格理论价值。一个民族有一个民族的性格,一种文化有一种文化的性格。人种不同,性格不同。同一人种有相通的性格即共性性格。在思想、语言、行为、心理、职业、自业等方面,每个人都表现出不同的性格即个性性格。思想性格是全人格系统各元素起主导作用的组合智力,是一个人的思维特质习惯。思想性格从宏观的视角影响整个人格体系的状态和变化的机理。思想性格可视为一个具有自我调节功能的动态平衡控制机制。全人格各元素之间循环互动,使整个人维持在一种平衡状态。一旦某个元素出现异常状态,其他元素就会回馈思想控制机制,发挥各元素间的协调作用,使异常元素恢复正常。心灵像照相机一样机械,看到景物就照,不分美丑、不辨善恶。排斥目的性和倾向性的人常常是最诚恳、最认真的人。

一、思想性格

(一)对思想性格的理解

有良好的思想性格才能有良好的世界观、价值观。思想性格不是由遗传因素决定的,后天因素是形成思想性格的主要原因。思想性格有隐藏性,是内心精神活动的主要方面。思想性格并非直接源于它的感觉特性,而是通过知觉和判断在人的本质上体现其动态存在。没有思想就没有贯彻到底的行动。一个人在追求利益或者完成某项活动时,最能体现出其思想性格。遇事失败时,消极思想性格的人就会充满焦虑、惊慌失措、郁郁寡欢、胆战心惊,积极思想性格的人则会认为失败是成功之母,从失败中能总结经验教训,在哪里跌倒会在哪里爬起来,不会萎靡不振,而是激起更加顽强的决心。

良好的思想性格带给人持续的魅力。良好的思想性格总能让人以诗人的目光看待所爱的事物。一个人越敢于担当重任,越没有胆怯和畏怯,越是意气风发。思想是想象力和创造力的源泉。思想系统是灵魂的一个部分,是某种未知力量的形式。思想是一种积极的探索,通过思想人们才会得到所需要的。思想是进入一切可见与有形事物的强烈情感,是精神幸福的支点。思想性格是人生的一面镜子,反映出一个人的内心世界。思想通过性格运作,性格通过自由意志选择思想。性格不会独立于思想之外,实际上,性格让我们感知事物、处理事务由思想性格塑造。许多事物处处能体现一个人的思想性格,每个人接触的人和事、工作、家庭、环境等都像写小说一样,一个字一个字地写,想形成怎样的思想,贯穿其整个生命过程。思想性格是关系着一个人的行为方式、价值观和情感方法的重要体现。思想性格是性格的最高层面。

(二) 思想性格类型

1. 正向积极型思想性格

正向积极型思想性格为每个确立的价值目标带来良好的感觉。在追求目标时,正向积极型思想性格的人会想到实现目标好的可能性,创造力大大增强,擅长挖掘各种事物相互关系中好的内容,具有为实现良好目标而付出努力和代价时充满喜悦、快活、兴奋等感受。积极正向型思想性格的人愿意把许多事物往好处想,善于运用风险更大的策略,往往从获益的角度看待问题,总想到人们对他友好的一面。愿意竭尽所能追求目标,成功率比较高。若是女性即使身为职业妇女也能兼顾工作与家庭。耐力强,一步一个脚印。心思细腻,待人周到。工作坚持不懈又精力充沛,具有旺盛的服务精神,耐性强又有包容力,待人和善,可以使人际关系和谐。具有敦厚的人性,待人亲切。讲仁义。情绪极为稳定,鲜少高低起伏,多半会获得旁人的信赖。对事物表现出积极的态度。对待他人的态度是以和为贵,具有对他人的体贴与同情心。感情充沛、乐善好施,重感情,心地善良,富有同情心,能够帮助和体谅他人,执着于一件事会将全部精力投入其中,心无旁骛,行动积极,充满自信。一旦想做某事必全力以赴朝目标前进。对自己喜欢或感兴趣的事情,具有敏锐的洞察力,诚实、认真。为达成目标,不畏障碍,努力不懈贯彻到底。即使有点牵强的事情也正面迎击而不退缩。思维活跃,适应外部环境快。对人生持积极态度,开朗乐观,能以良好的心态去面对一些纠纷,懂得如何调解而使气氛平息下来。正向积极型思想性格用积极的观念诠释世界,更容易受到传统正面的榜样鼓励。在追求成就、荣誉和利益时表现为乐观主义。从容应对各种困难,在困难面前坚韧不拔,把艰难困苦当作教科书和助推器。愿意追求成就和业绩,充满爱和归属感。积极心理性格相信一切困难最终会迎刃而解,相信自己终究会成功并擅长处理多个目标间的冲突。

2. 正向消极型思想性格

正向消极型思想性格的人欠缺执着的耐力,很难享受生活,易受环境或他人消极意见的左右,缺少积极奋斗的人生方向。态度冷静,鲜少暴露感情,鲜少感情用事,冷酷不擅长交际,往往以自我为中心,警戒心强,鲜少暴露真正的自己。有所不满时多半会发泄在他人身上,碰到强烈的打击则较难以恢复。不会明显地表露喜怒哀乐,给人冷酷的印象。做事保守谨慎,疑心重。不愿意与人交心,无法长久处于同一个职场。对细微琐事顾虑周到。令人搞不清楚其目标为何。做事通常展现一般的能力。缺乏融通的一面。对于大机会不敢贸然抓住而在事后感到后悔。不会明确地表白自己的内心事。比常人更拘泥于事物的常理。如果没有绝不失败的把握则不行动。所以,即使机会来到眼前也会因顾虑风险而使机会错失。

3. 负向积极型思想性格

负向积极型思想性格的人喜欢暗中给人施舍小恩小惠,看起来似乎是给予恩惠,其实会增加部属的物欲,最终将一事无成。有才能就自鸣得意,自我显耀。神经非常细腻,会为一点小事而变得消沉落寞。争强好胜。公私利益划分得极为清楚。以自我为中心,只要有一点不满意则全盘否定对方。有冲突时根本无法和对方和平相处。缺乏融通的一面,动辄争吵。不擅长利用沟通解决纠纷。对自己的主张毫不让步。对事物的看法和常人比较显得不实际。对事物的看法过于偏颇,人际关系中可能表现为很自私,处处为自己的利益着想,不愿意别人看到自己的短处,对自己的长处则宣扬不已。

4. 负向消极型思想性格

在与人相处的过程中,负向消极型的人很少带给别人温暖,心胸狭窄,自私自利,缺少同情心。在处理人与事物的关系中,一般不采取正面方法,骨子里缺少正能量。不能公正地处理事情。待人傲慢或擅自行动,无视对方的存在。能做出欺骗的事,所选择的朋友多数是对自己有利的人。只要觉得对方失去价值,便不顾以往的情面。会为无聊小事伤脑筋,容易说谎和缺乏诚意。为了自己的利益不顾他人的感受。城府深,即使胸有成竹也可能故意装出大智若愚的样子。

5. 中正平衡型思想性格

中正平衡型思想性格的人表达态度模棱两可,似是而非,唯唯诺诺。看起来似乎忠诚可靠,其实立场不坚定。有功劳就会自恃自己有才能。表面谦虚,实则清高,不思进取。在交际上没有特殊的好恶,和任何人都能打成一片。事不关己高高挂起。具有顺应性,和任何人几乎都能相处。擅长迎合他人。善于控制情绪,与别人意见相左时也很少表现不悦,心里也不太介意。不喜欢发表意见。性情平和,善于克制自己,很少焦虑不安,有耐心,不善言谈。从不刻意地为难、责怪他人,而是喜欢尝试各种途径,不断地缩短与他人之间的距离。习惯用经验来思考,看待问题和处理事物讲究实用主义。

二、语言性格

(一)对语言性格的理解

语言是人类所拥有的最有力的交流工具。通过语言,人类不仅能交流思想感情,还能进行文化、生活方式和世界观的交流。所有的民族都有语言能力,但语言又彼此有别,比如,我们有不同的语言、方言,甚至口音也不同。语言具有使我们与其他动物明显区别开来的功能,尽管动物也有交流体系,但其复杂程度与人类语言相去甚远。语言沟通形式更能清楚地表达和交流复杂的想法。语言的规则和严谨的结构,使得别人能够懂得我们所说的。语言通过对话来建立和维持社会关系、表达感情而量身打造。语言是在脑海中通过建立的心理模型来思考和理解这个世界的。沟通就是语言意识表现形式的象征性转换,用于和其他人一起分享这些心理模型。所以沟通就成了一种交易活动,在这种活动中,心理模型以文字为主。运用语言说话是一门非常高深的艺术,言有尽而意无穷。交谈时的含蓄得体比口若悬河更可贵。清晰的词句中,蕴涵人类思想之光,精准的语言能消除歧义,含混的语言让人产生歧义。好的语言能把握好恰当的分寸,会给人带来愉悦和感动,能维持人的良好心态。不好的语言不合时宜,把握不好语言的分寸会给人带来疑惑、反感等不良情绪。人们通过语言共同的发音和意义的象征互相会意,互相配合。我们生活中的语言运用习惯有一些和别人没有关系,或关系不深,但却影响别人的情绪。这部分习惯就是语言性格,语言性格属于"私人"的范围,在这一范围中,还有我们所谓高尚的话、好听的话等,语言性格多种多样,对语言单调性起到调剂作用。但语言使用不当,也常常带来巨大的负面影响。不同的语言性格产生不同的社会效用。语言源于背景知识的积累和实际体验,在人们的日常对话里,对语言的理解都有不同的视角和不同的深度和广度,不同的理解产生不同的洞见。在一定的语境中,如果参与对话的人有相似的背景知识,听者会毫不费力地提炼出"语境中的精华",那么精简的表达方式是十分高效的。

(二)语言性格类型

1. 上行语言性格
(1)鞭策型上行语言,表现出的是情绪特征;
(2)鼓励型上行语言,表现出的是情绪特征。

没有什么人不爱听好话,赞美会使其自豪感和荣誉感得到满足。受到赞美心情会好,心情好会使心理距离缩短,人与人之间办事会更加顺利。以积极回应方式,应对对方谈话的表达方式就是上行语言性格。上行语言特征是暗示提示点、询问关心点、内涵价值点、揭示核心点、表现热情点。上行语言特征还表现为注重思想性,有针对性,说话准确,有根有据。擅长制造和谐气氛,富有幽默感,能恰当地称呼别人。表达积极上进的思想和正确立场。体现积极乐观的心态。运用准确礼貌的称呼。充满智慧与机智。讲究技巧而又诚恳真诚。主题明确而充满感情。谦虚幽默,得体风趣。分场合,讲分寸。产生亲切感、信任感、尊重感。可以准确地运用赞美之词。说话有品位,委婉中肯,值得回味。

2. 下行语言性格
(1)刻薄型下行语言,表现出的是感受特征;
(2)攻击型下行语言,表现出的是感受特征。

以消极态度回应对方谈话的表达方式就是下行语言性格。下行语言性格特征是暗示打击点、询问隐私点、内涵负面点、揭示伤痛点、表现冷漠点。

3. 平行语言性格
(1)幽默型平行语言,表现出的是方法特征;
(2)含蓄型平行语言,表现出的是方法特征。

能够配合不同语言方式的谈话,平行语言性格适用于某一事物的词语顺势用到另外一事物上。在同一个句子里一个词可以修饰或者控制两个或更多的词,它可以使语言活泼,富有幽默感。平行语言特征是暗示平衡点、询问常见点、内涵中庸点、揭示融合点、表现大众点。寒暄、客套、见风使舵、委婉含蓄表达中立立场。说顺情话,藏锋漏拙退缩示弱,说话给自己留有余地,不显山露水。

(三)语言性格的影响因素

语言的美是心灵美的外在表现。二者虽不等同,但应该统一,包括用词造句、谈吐方式,如语气、语调等。培养语言美是审美教育的一个方面。语言美,要求谈话内容言之有物、言之有理、言之有据。在这个基础上,讲究语言的逻辑性和表达力,使语言准确、鲜明、生动、恳切、和气、文雅、谦逊,表现出品格高尚、有礼貌,不说空话、假话、谎话、粗话、脏话、不模棱两可、矫揉造作、强词夺理。言为心声,要做到语言美,首先必须做到心灵美,同时还须加强文化修养,提高语言表达基本功。

三、行为性格

(一)对行为性格的理解

"播下一个行为,就会收获一个习惯;播下一个习惯,就会收获一种性格;播下一种性格,就会收获一种命运。"良好的行为、习惯、性格是成功的金钥匙。行为性格是指长期以来,一贯的、延续的、持久的行为习惯。行为性格是人对客观现实的自觉反映。行为性格决定做事效率。人的行为性格复杂多样,可以按照不同的标准进行分类。根据行为的内容不同,存在政治行为、经济行为、社会行为、管理行为、宗教行为等。人的经济行为,总的来看包括生产性行为和消费性行为两种,其核心内容是使生产能够进行的个人劳动行为。人的行为在人的生理、心理等内部身心状况基础上,因时、因地、因所处环境的不同而表现出不同反应。人的行为受动机支配,动机又以需要为动因、以目标为诱因而形成。个体内在的需要、愿望、紧张、不满等构成动因,是人产生行为的内部原因;目标构成行为定向的诱因,是行为产生的外部原因。

(二)行为性格类型

1. 主动型行为性格
(1)主观主动型行为性格,表现出的是思想特征;
(2)客观主动型行为性格,表现出的是思想特征。
主动型行为性格的人运用自己的努力,运用自己的心血滋养,不知疲倦地追求奋斗成果,面对新环境新、事物快速做出反应,能够主动适应社会所强调的行为。主动型行为性格适应能力强、讲究效率、精力充沛。在做事的时候,表现出来风风火火的状态。不愿慢腾腾的样子。善于调整做事方式,不保守。勤勉,工作能力强且雷厉风行。应避免轻易地允诺他人的要求,看起来很爽快答应的事,可能不一定实现,会影响自己的信用。主动型职业性格对自己所从事的工作视为使命。能够主动掌握自己的行动。每一次行动都会表现出积极心态。对从事的工作充满责任感和成就感。愿意为工作成功而负责。对待工作认真投入精力，不偷懒，不躲藏，争先恐后。积极主动地为每一次工作尽职尽责，出谋划策，出工出力。钟爱自己的职业，喜欢工作中的挑战。

2.被动型行为性格

（1）社会被动型行为性格，表现出的是文化特征；

（2）体质被动型行为性格，表现出的是生理特征。

被动型行为性格的人让自己被人牵着鼻子走，不愿独立思考，自由灵性不足。类似应该做什么和不应该做什么的抉择需要依靠别人。表现有步伐平缓，反应迟缓，不说不动。被动型性格即使有很好的理由也避免求助他人，但却希望别人关注自己并注意到自己面临的困难。不愿控制自己的行动，缺乏耐力和韧性。讨厌争执，渴望平稳的生活，不羡慕充满刺激的生活形态。通常都是较为安静、淡然、平和。欠缺行动力。当内心有欲望去做某件事情时，在不感兴趣的事上，常常会出现慢半拍或拖延现象，而对自己感兴趣的事则可能表现出较快的节奏。在不熟悉如何处理的问题上，也会表现得犹豫而不愿意请教。被动型行为性格的人应考虑身体统筹能力的培养，应找到自己做事的节奏，提高快速反应能力，培养进取心、自信心。加强思维逻辑能力和肢体协调能力的训练。

3.配合型行为性格

（1）内因配合型行为性格，表现出的是心理特征；

（2）外因配合型行为性格，表现出的是心理特征。

配合型行为性格的人把握分寸，掌握火候，适应性强。适合并喜欢连续不断地从事同一种工作，喜欢按照固定的模式或别人安排好的计划工作，爱好重复的、有规则的、有标准的职业。在对待自己的工作态度上总是表现为谦虚、认真、严格。做事情的时候考虑周全，不轻易出错。不盲目行动，按计划办事。做事循序渐进，善于坚持。配合型行为性格的人举止行动带有协调性。受所处的环境或精神状态影响。不抢风头，总是配合旁人的举止而行动。随着年龄的增长会有厚实感，慢慢会受人尊敬。容易受他人意见左右。在重视团队精神的工作上懂得和他人协调，在团体中较能发挥能力。配合型职业性格的人能够适应多样化的工作环境，善于将注意力从一件事转移到另一件事情上去。会对与人协同工作感到愉快，希望自己能得到周围人的喜爱。

（三）行为性格的影响因素

行为性格中的三种类型受遗传因素、家庭因素、社会因素、环境因素、文化因素等的影响，是长期个人习惯和社会习惯养成的。社会行为习惯有相应的标准加以塑造，而个人行为习惯不太受社会干涉。为了使个人能和他人共同生活下去，社会习惯有一定的界限，使个人接受相同的行为模式，接受纪律和法律法规的约束。组织塑刻出来的整体行为模式大体上是有共同性的。所以就这一部分说，事实行为规范问题是标准性的。我们注重它的标准也就够了。在这一部分规范之外，社会并不完全控制人们的行为。有些是无法控制的，有些是无须控制的。社会要控制个人还得通过个人的意识。换一句话说，社会只能强调由个人去控制自己,凡是个人不能加以控制的行为,如生理活动、心跳频率、视力等,社会也是无能为力的。因此,生理性的变异,只要无害于集体生活,社会只有加以认可。所谓社会无须加以控制的部分就是指我们那些行为并不在集体生活之内,或对于集体生活没有多大影响的部分。出于集体生活的需要,社会要强调个人去接受一套行为标准,超出这些标准部分就是特性行为。

四、心理性格

(一)对心理性格的理解

好奇心、自尊心、荣誉感是形成心理性格的核心要素。受重视心理、趋同心理、顺从心理、批判心理、虚荣心理等都是心理性格的组成部分。好奇心是个体遇到新奇事物或处在新的外界条件下所产生的注意、操作、提问的心理倾向。好奇心是个体学习的内在动机之一,是个体寻求知识的动力,是创造性人才的重要特征。自尊心是指一种由自我评价所引起的自信、自爱、自重、自尊,并希望受到他人和社会尊重的情感体验。自尊心是最细微的,也是现存事务中最有力量的。自尊心能使人自强不息,并注意维护人格的尊严。自尊心维持自尊是人的基本需求之一,每个人都有自尊需求。自尊心强的人愿意检验自己推断的有效性,认可自我整体价值,愿意包容他人,期望把事做好,倾向于把成功归因于自己的能力。高自尊的人有自信,很有自知之明。低自尊的人则不愿意检讨自己的推断,不相信自我价值,常常抱怨社会不公平,抗拒变化。

遗传与生理因素是心理性格不可缺少的影响因素,性格发展过程是遗传与环境交互作用的结果。父母、家庭、社会环境对人性格的形成具有强大的塑造力,父母的教养方式和模板式影响会直接决定孩子人格的形成。

(二)心理性格的类型及表现

(1)感觉型:感觉意识倾向。重在感字,以情表现。

(2)直觉型:直觉意识倾向。重在直字,以直表现。

(3)外倾型:思想心理倾向。重在放字,释放表达。

(4)内敛型:思想心理倾向。重在收字,缜密表达。

(5)外向型:内心感受表象。重在露字,锋芒外露。

(6)内向型:内心感受表象。重在藏字,藏锋敛锐。

(7)急性型:行为意识表象。重在快字,节奏迅速。

(8)慢性型:行为意识表象。重在慢字,节奏缓慢。

感觉型心理性格的人具有浪漫情怀,面对现实问题时会感情用事,将情绪暴露在脸上,注重过程的描述,重视他人的表面态度。考虑问题不深入,不愿用违心的语言奉承对方。感觉型心理性格的人对他人的心态变化极为敏感,非常在意他人对自己的评价。

直觉型心理性格的人以自我的直觉作为判断事物的基准,不易受外界资讯或他人意见所左右,将自己的直觉作为判断是非的依据。

外倾型心理性格的人开朗活泼、兴趣广泛、喜欢交际,对自己充满信心,兴趣和注意力一般指向外部,如指向他人的评价或外部刺激,善于接受新的事物,重视由外界事物影响而产生的个人思想感情。

内敛型心理性格的人内心是打开的,没有障碍,出于成熟的考虑,不轻易显露自己。内敛是主动的选择,是心智成熟的表现。腼腆就是内敛的表象。内敛的人遇到感觉安全可靠的人会愿意表达自己的感受。内敛型性格善于自我约束和完善。在生活中,不断提升自己,从小事中锻炼自己的独立性,让自己变得更加优秀。

外向型心理性格顺应性、协调性强,内在感情表露在外。不愿隐瞒秘密,爱交往。思维活跃,精力旺盛。不适合一整天坐在办公桌前的工作。活泼好动,个性开朗。讨厌独处,喜欢成群结党。外向不一定说话实在。感情易露、不拘小节。外向型性格指向于外界的物质和社会环境,并以此为参照点,决定着这一类型的人对外界事物所有的态度、价值和兴趣。

内向型心理性格的人内心没有打开,不善于和外界沟通、交流和表达自己。内向是被动的选择,是心智不成熟的表现。内向型心理性格内心封闭,对多数人不愿表白自己的真心本意。常带有难以接近的感觉倾向,令人感到难以相处。情绪变化多端,往往被人认为是神经质。讨厌与他人交际又不会表现喜怒哀乐的感情,或者不擅长表露内在感情。侧重关注自身内在的观念和体会。很难将自己的真心暴露出来。内心深处对他人带有不信任感。不善言辞,生活单调,缺乏情趣,喜欢独处,很难与他人打成一片。不擅长坦率地表达自己的感受而又难以沟通或遭受误解。在人多的场合显得拘谨,容易害羞,小心谨慎。

急性型心理性格的人,前进急速,看起来非常迅猛,其实来得快,退得也快。爱冲动,急躁,情绪不稳。在各方面表现积极,但缺少耐心。急性子不等于聪明。是缺乏耐性、易冷易热的类型。做同样一件事时会心浮气躁。急性子一般反应快,但不一定反应得对。行事草率,有时会因判断不够周密而造成过失。话嘟嘟地说个不停,容不得旁人有插嘴的机会。有时话题变得零零碎碎,即使没有很多的关联性,仍会说个不停。

慢性型心理性格的人情绪稳定,但缺少积极的一面。具有优柔寡断的一面又缺乏行动力。慢性子不等于智商低。其表现出来沉稳、慢半拍的状态,一直是较为磨蹭、淡然、平静。一般慢性型的人顾虑多,缺乏自我批评的勇气。

五、职业性格

(一) 对职业性格的理解

职业性格是指人们在长期特定的职业生活中所形成的与职业相联系的、稳定的心理特征。一个人从事某项工作和职业,其行为特质形成受集体约束和集体熏陶。行为特征与职业紧密关联,长此以往,个性特征表现出职业特点,形成职业性格。不同的职业有不同的表象。而在职场中的人往往脱离职业,就会表现出不同的性格个性。职业性格遵循道德原则。职业性格是同职业的人在同一时代背景下,禀赋地位相似的人所共有的行为惯性,具有职业特征,被职业要求和职业考虑所控制。个人在职业文化特性中占据一个位置,要求把自己融入行业之中,融入一类文化。个性综合于一个整体中,尽量稳定地在此范围内活动。

选择职业的新生活向自我展现的是崭新的局面。在此,自己的作为和组织的作为应得到统一。人格在职业中将会出现本质性的新倾向。因为职业在社会形态和活动中已经具备和形成了相对稳定的目标,个人融入组织的目标有着极其明晰的显示。通往个人目标的前提以不伤及组织目标为基础。为此,人的心境和组织目标越来越近,组织群体性影响居于优先地位,人的性格逐渐变成另一种形态,身心沉溺在群体组织的潮流中,形成统理职业的整合目标,个人也必须认识与组织关系密切的崇高目标。这崇高目标会使人超越自我的境遇,将许许多多的人结合在一起,获取纵览全局的整体观,获得职业性格形成的驱策力。

职业性格的特点是在组织活动中自我素质的体现。个人在组织中的精神生活和精神活动不应超脱组织文化的范畴。个人持续性的主张和特征符合组织的精神核心。职业性格伴随其组织精神而推进。职业性格的形成是个人特性的觉醒。个人事业的成功离不开组织的推动,交互作用相互弥补。如果违背职业性格特点,各种努力就会走向离群体目标越来越远的道路,从而遭遇障碍和困境,陷入某种狭隘和混乱。把握好职业性格才会超越自我,提高思考能力,加强精神动力,发挥优良个性,把自我的劳动和生活更好地和组织联结在一起,邂逅社会生活的完成形态。

从社会的角度去看个人的职业性格,凡是认同一标准培养出来的人,从事相同或相近职业,都有着性格上相同的或相似部分。是社会组织加之于个人,变成个人性格的部分,在大体上是"一种人"所共具的通性。但是社会对每个人的塑刻力可能并不一致,事实上也确有深浅程度之别。社会对于个人的变异能否容忍却须视其对于集体组织生活的影响而定。在重要的行为上,社会会立下很狭窄的伸缩范围,一旦超出这范围会受到不同程度的制裁。虽然每个人的性格千差万别,也不一定能百分之百地适合某项职业,但是不同的职业有不同的性格要求。根据某些模式化的性格要求,每个人都会根据自己的职业特点来培养、发展相应的职业性格。相同的行业、职业或岗位决定了不同的人都会具备一定的相似性职业性格特征。每个员工的职业性格影响工作岗位和工作业绩,也决定着自己的事业能否顺利和成功。

(二)职业性格表现类型

1. 控他型职业性格

控他型职业性格的人喜欢指导别人的活动,具有统御众人的能力。具有企业经营的愿望。具有强烈的自主性,会带头拟订计划并付诸实际。具备条理式运作事物的能力。具有积极意识、生活力超群。能够正确地把控自己的状态。非常喜欢在众人前服务或受到大众的注目。不爱受人差使。有指导能力。只要遇见伯乐,必能发挥真正的才华。具有责任感及统御能力。会控制自己的感情,又能活用判断力再采取行动。不喜被人命令、束缚,渴望自由。懂得统御人而成为众人的倚赖。具有贯彻己念的意志而不受他人意见的困扰。

2. 他控型职业性格

他控型职业性格的人不愿自己担负责任,不愿意独立做出决策。喜欢按照别人的指示去办事。欠缺实践行动方面的能力。没有他人的协助无法开拓人生。欠缺付诸行动的冲劲。意志薄弱,容易受他人诱惑或影响。很容易被他人意见所左右。处世消极易受人指使。缺乏个性与主体性。往往为了迎合他人而感到疲惫不堪,常因此背负多余的辛劳。对他人强烈的指示坦然顺从。认真、小心、谨慎。不善于动脑筋想办法,按一定模式循规蹈矩。

3. 自控型职业性格

自控型职业性格的人对待工作一丝不苟,踏实认真。会从独立的负有责任的工作中获得满足,喜欢对将要发生的事情做出预判。能够自我控制、镇定自若。在遇到工作难题时会努力克服。注重工作细节,愿意在工作环节中按规则、步骤、章程做事。工作态度严格、自觉、认真,喜欢看到自己出色完成工作后的成果。

六、自业性格

(一)对自业的理解

集合园心理学提出了"自业"新概念,虽然人们对自业的概念很陌生,但在人们日常生活中,大量实践着"自业"行业。自业是指个人脱离一定组织的个人行业和自由职务。"工作自由"是自业的显著特征。"白手起家"照样成功是"自业职业者"的写照。自业特指两方面人的工作:第一是自由职业者,第二是职业工作之外时间里的事业。

经济全球化时代,市场竞争越来越激烈,在组织平台上,人们靠职业岗位劳动获得收入。从某种程度上说,组织平台能给人一定的眼界和格局,但是,在某个职业平台,会受到种种限制。上下班有固定时间限制,工资收入有规定上的限制,职业行为有组织上的限制,个人能力发挥受一定约束。这些都是职业特征。而"自业"与"职业"不同,"自业"是由自己的态度决定的。"我是命运的主人、我主宰我自己的心灵",不管自己的态度是消极的,还是积极的,"我的命运我做主"。对大多数不断进取的人来说,如果能够创业"自业",无异于找到了实现个人价值的加速器。如直播带货,即通过互联网平台,通过直播行为,进行线上展示、导购、销售的新型商品交易形式,是"新一代电子商务模式"。新冠肺炎疫情期间,"直播带货"有效解决了库存积压、商品滞销的问题,一批"大流量"带货主播实现了惊人的销售业绩,吸引了众多行业采用这种模式进行商品的销售。"直播带货"已成为广为人知的流行语,进入大众视野。

如今,人们的生活早已不是过去的模式。全球化、信息化、网络化、数字化是新时代的主要特征。一些主播、群主、自媒体人,工作之余,在微博、微信、朋友圈写文章、创视频,不但创出了名声,还收获了利润。这些工作就是"自业"。当然,自业的概念不是这样狭隘,而是内涵非常丰富。所以对"自业"的研究不应被忽视。

如今的社会是鼓励多元化发展的,更加尊重每个人的自由。我们都可以利用好职业外的时间,选择自主"自业",从而丰富自己,实现自己的人生价值。打造"自业",既是人生的态度,又能够获得经济价值、社会价值。自业的选择基于自己的兴趣、爱好、能力、性格和经验,以及对市场环境的把握。

(二)自业定位三大基础

(1)价值基础。没有社会价值,经济价值、文化价值就不成为"自业","自业"往往是职业的补充形式,自业更能凸显个人价值,自业应有自己的品类定位。一个人、一件事,都要找准定位。

(2)形象基础。自业是以个人品牌形象为中心的,个人通过树立价值形象、社会形象、行为形象和劳动形象,自我构筑一个管理体系。自业要形成鲜明的个性才能稳定、坚持、持久。自业的难度和面临的挑战巨大。

(3)市场基础。有需求才有市场,自业的选择也需要审慎严谨,没有市场就没有价值,自业选择要有科学的市场定位。

(三)自业性格三要素

自业与职业不同,自业的成功与自业性格关联紧密。以下三方面是自业性格的重要因素。

(1)形象。个人形象对自业影响很大,如衣着、配饰、发型、体态、声音、语言等,可以通过树立良好形象让客户记住你。

(2)工作方式。你采取怎样的工作方式,会影响到客户对你的价值判断。

(3)人际关系。自业往往靠朋友圈,人际关系是构建朋友圈的重要途径。

(四)自业性格特征

1. 态度特征

自业性格的态度特征,是指个体在对现实客户各个方面的态度中表现出来的一般特征。

2. 理智特征

自业性格理智特征是指个体在认知活动中表现出来的心理特征。在感知方面,能按照一定的目的任务主动观察,属于主动观察型;有的则明显地受环境刺激的影响,属于被动观察型;有的倾向于观察对象的细节,属于分析型;有的倾向于观察对象的整体和轮廓,属于综合型;有的倾向于快速感知,属于快速感知型;有的倾向于精确地感知,属于精确感知型。想象方面,有主动想象和被动想象之分,也有广泛想象与狭隘想象之分。在记忆方面,有主动与被动之分,也有善于形象记忆与善于抽象记忆之分。在思维方面,有主动与被动之分,也有独立思考与依赖他人之分,亦有深刻与浮浅之分。等等。

3. 情绪特征

自业性格的情绪特征是指个体在自业职业中情绪表现方面的心理特征。在情绪的强度方面,有的情绪强烈,不易于控制;有的则情绪微弱,易于控制。在情绪的稳定性方面,有人情绪波动性大,有人则情绪稳定,心平气和。在情绪的持久性方面,有的人情绪持续时间长,对工作学习的影响大;有的人则情绪持续时间短,对工作学习的影响小。在主导心境方面,有的人经常情绪饱满,处于愉快的情绪状态,有的人则经常郁郁寡欢。

4. 意志特征

自业性格的意志特征是指个体在调节自己的心理活动时表现出的心理特征。自觉性、坚定性、果断性、自制力等是主要的意志特征。自觉性是指在行动之前有明确的目的,事先确定了行动的步骤、方法,并且在行动的过程中能克服困难,始终如一地执行。与之相反的是盲从或独断专行。坚定性是指能采取一定的方法克服困难以实现自己的目标。与坚定性相反的是执拗性和动摇性,前者不会采取有效的方法,一味我行我素;后者则是轻易改变或放弃自己的计划。果断性是指善于在复杂的情境中辨别是非,迅速做出正确的决定,与果断性相反的是优柔寡断或武断冒失。自制力是指善于控制自己的行为和情绪,与自制力相反的是任性。

5. 创新性特征

自业性格最显著的特征是具有创新性。自业同职业相比具有很强的自动性和主观性往往打破传统职业的思维模式,多从新的角度、新的方法、新的起点出发,自业产品的创新是落脚点和根本点。没有创新的自业很难打开市场大门。一般拥有自业性格的人都善于发现新观点,有新见解,善于发现新内容、新途径和新方法。

(五) 自业性格类型

一个人在用职业外的时间做适合自己的兴趣爱好或能力而开展的脑力或体力劳动形成的性格是自业性格,包括生活生存型、奉献发展型、名誉成就型、创新兴趣型。

(六) 数字化时代"自业"趋势

数据化时代,人们获取信息的能力和影响力被放大。由此自业产生四个变化趋势。

(1) 自媒体:每个人都可以向所有人发布信息,本质上每个人都成为一个媒体人,这是一个自媒体的时代。

(2) 自渠道:每个人都可以卖东西给所有人,本质上每个人都能形成独自的营商渠道。

(3) 自品牌:中国进入了一个全民创品牌的时代。每个人都可以成为一个独立的品牌,自业经营的是自品牌。

(4) 自组织:这是一个去中心化的时代,自己给自己打工,自己也可以跟其他组织合作,个人被时代潮流赋予了更多职业能力。

自业也是一种工作,是脱离集体或组织,个人根据自己的兴趣、爱好、能力独自开展的事业,一般不占用职业时间,更不受他人约束,是自愿的劳动,也以创收为目的或为争取某种名誉而工作。有连贯性、长期性、稳定性特征。活动时间多数是靠节约争取来的。不受组织束缚。经济收入是职业收入的补充。自业是对自我价值的实现。遵循快乐原则,遵循现实原则。

一个人怀有奋斗目标,为使生命更有意义、更有活力,往往在自业领域更加丰富自己。自业领域更有利于个性和特长发挥,有利于施展个人抱负,实现个人价值。自业更多地表达人生的激情和思想活力。能在生活中合理展现个性,展示创造力和意志力,能给人以无限的成功的可能性。职业中很难表现鲜明的个性,自业可以实现至高的执行力。无论顺逆境,清澈的个性都不会受到强力干扰。自业和许多爱好、特长、能力相统一,和个性特征融合,与环境构成和谐体,能充分反映一个人的内心世界,其发展过程与目标、行为最为接近。自业选择应避免冲动和偏激,目标应明确且始终如一。无论做什么,自业自始至终需具被清晰的目标所引导,计划制订需明确,一切可能性都应考虑进去,要考虑清楚。自业性格与风俗习惯关系密切,源于各种思想的教益。自业性格遵循自己设计的道路,意志力受到严峻考验,追求浪漫与高雅,追求忠厚与温切,可以使人不断地专注自己。给个性以生命,给生命以激情才能打动人心。

(七)影响自业性格的形成因素

(1)老人、孩子家庭的影响,经济负担、生活习惯、家庭风气的影响。

(2)社会文化、环境变化、政治经济形势的影响。

思想、语言、行为、心理、职业、自业之间都有最佳的关联性,行为为创造世界增添了强大力量,语言为创造世界增添了强大影响力,思想塑造生命也在塑造世界。将以上思维中占主导地位的习惯集中起来,不论这些思想是有意识产生的,还是无意识产生的,这就是各种性格的问题所在。

第二节 "1440"性格分析法

随着文化背景、历史条件、主观愿望和客观条件等的变化,人的命运存在很多变数,人格和性格也存在很多变数。如何看待自己和他人的性格,要看站在什么立场和怀着什么样的心情。一个人的成长像树木生长一样,看待一个人的性格也要像看待树的年轮一样,一层层地深入进去,看一层层的境界,看一层层的变化。随着时间的流逝,人们会不知不觉地从一个年龄走到另一个年龄的节点,三十而立,四十不惑,五十而知天命……这也许道出了许多人成长的过程。以往,许多人认为一个人的性格不是内向就是外向,其刻板的看法过于简单、浅薄、片面,甚至有不实之处。

一、性格分析指标结构

根据本书前文介绍,为方便性格分析,用字母 S、Y、X、L 模型代表性格分析指标结构。

第 1 维度的思想性格(S)有 5 类:

(1)正向积极型思想性格(S1);

(2)正向消极型思想性格(S2);

(3)负向积极型思想性格(S3);

(4)负向消极型思想性格(S4);

(5)中正平衡型思想性格(S5)。

第 2 维度的语言性格(Y)有 6 类:

(1)鞭策上行型语言性格(Y1);

(2)鼓励上行型语言性格(Y2);

(3)刻薄下行型语言性格(Y3);

(4)攻击下行型语言性格(Y4);

（5）幽默平行型语言性格（Y5）；

（6）含蓄平行型语言性格（Y6）。

第 3 维度的行为性格（X）有 6 类：

（1）主观主动型行为性格（X1）；

（2）客观主动型行为性格（X2）；

（3）社会被动型行为性格（X3）；

（4）体质被动型行为性格（X4）；

（5）内因配合型行为性格（X5）；

（6）外因配合型行为性格（X6）。

第 4 维度的心理性格（L）有 8 类：

（1）感觉型心理性格（L1）；

（2）直觉型心理性格（L2）；

（3）外倾型心理性格（L3）；

（4）内敛型心理性格（L4）；

（5）外向型心理性格（L5）；

（6）内向型心理性格（L6）；

（7）急性型心理性格（L7）；

（8）慢性型心理性格（L8）。

根据以上 4 个维度的性格指标结构，人们的性格可分为：5×6×6×8＝1440（类）。根据这种性格指标结构逐一进行分析的方法，称为"1440"性格分析法。"1440"性格分析法对某个人而言，只需从 4 个维度中的性格类型进行逐一分析，找到主要性格倾向类型，再把找到的性格倾向类型，用汉语拼音模型体现，就能比较清晰地掌握自己或了解他人的性格。如某人思想性格是正向积极型（S1），语言性格是鼓励上行型语言性格（Y2），行为性格是社会被动型行为性格（X3），心理性格是内敛型心理性格（L4）等，那么这个人的性格倾向模型就是 S1Y2X3L4，以此类推，可以知道自己或他人的性格倾向。

二、"1440"性格分析法的作用

对大多数不断进取的人而言，如果能够把握好自己的性格变化节奏，无异于找到了人生走向成功的护身符，只要认真地把握好自己性格的变化规律，就能更好地得到大家的认可和尊重。"1440"性格分析法体现人的性格变化特点，帮助人们把握性格变化规律。人一旦被矮化、被固化、被否定，就会安于现状、故步自封、刚愎自用甚至沮丧和失落。每个人都充满对成功的渴望，但要成为其命运的主人就要挣脱性格惯性的束缚，远离沮丧的心情，不断激发自身的乐观、智慧、勇敢和创造力。以往人们对性格分析多带有浓重的主观因素，与实际有一定的差距。通过"1440"性格分析法能更深入地了解并发展自己的能力、发现并培养自己的兴趣、洞察自己的性格、分析自己的职业价值观，并塑造最佳的学习状态。在充满机遇与挑战的世界里，要发展自己，就要首先挑战自己本身。只有发展良好的性格品质，才能趋利避害，根据社会的不断变化来不断地调整我们的人生规划。

第五章 心理构成与心理能量

第一节 心智层次

心智层次是心理精神处境的多层次独立体系,是人与世界之间的生物基础。人与其他事物有着本质不同,因为人拥有思考认知能力。人的思考认知行为在生物学上讲是通过大脑进行的。而中国传统文化是将人的思考认知能力当成人的本质。认为人的思考认知能力是由一个器官所发出,就是"心"。"心"并非实有的生理器官,而是一种逻辑推导的结果。人心也有其"正"态,有自然属性。"心"的自然属性,就是"心性",是人在判断和选择时的基本原则。心的功能是一个不断地思考认知,不断地进行判断和选择的过程。而思考的过程则是一个"心物"互动过程,心是思考的主体,而物则是思考的对象,思考的结果构成新的物。生理本能因素或非理性因素是心理意识形成的重要因素之一。自我中心本能的冲动产生的心理意识习惯,形成心理性格。心理意识受遗传因素影响,是潜藏于内心的潜意识。"知"的逻辑心理,"情"的感性心理,"意"的伦理心理,是人类知、情、意三大心理活动规律。心理意识被视为客观存在物心理的实体性,具有内在本质,可以被客观描述观察,本书称为"内心里"。心理的行为意识,告诉自己想要产生什么样的行为,与行为接近的意识部分展现出来的部分,本书称为"外心理"。外心理可以通过行为而推测,是多维度的环境作用。环境对人心理行为的关系中,人对环境的主观选择、主观理解、主观构筑就是外心理。

在过去的心理学研究和应用中,普遍不能区分"心里"和"心理",习惯用词是"心理",忽视"心里"内涵。我们常常说的一句话:"说到我心里去了",其实就是指的"心里",区别于"心理"。现代心理学研究的多数是社会学上的"心理"问题,而医学研究的实质是生物学上的"心里"问题。如教育心理学,研究的是教育问题,不是疾病问题。有的"心里"问题可能形成"病",而"心理"上的问题就不一定是病,是"问题","心理"上的问题能形成"心里"的问题,只有"心里"出现的问题才可能导致精神问题。"心理"的问题和"心里"的问题应该区分开。常见的心理问题要区别于"心里障碍"。所以。心理咨询师更应掌握的是方法和工具,而不是揣摩别人的心思。

一、内心里与外心理

为方便找出"心里"和"心理"的区别,本书把"心里"称为内心里,把"心理"称为外心理。内心里是本真义,外心理是教化义。

(一)内心里

内心里是各种情境在内心世界里真实感受到的精神意识活动,是指人经常地、稳定地表现出的心理特点。内心里是用心灵感受到的,而不是用头脑思考到的。内心里凸显感受性。

内心里也叫隐性心理。通常说的人都有"七情六欲"就是指内心里范畴,大家都有的心理反应。似乎都以为其有隐蔽性,其实,多数人都可将心比心,显现出内在心理活动。内心里活动的现象及其产生条件的研究倾向于自然科学和生物学范畴。内心里活动受意识的生物状态条件制约较多,常言道"江山易改,本性难移"就是内心里的顽固性特征。内心里包含完整的、和谐的、"感情"的、朦胧的、笼统的、生动鲜明的、复杂的感性认知。一个人内心里无所谓是不是邪恶,只要外心理活动不是邪恶的,就都是正常的。

(二)外心理

外心理是指人通过感觉、知觉、表象、记忆、思维等内心里过程加工而产生出新的认识活动。外心理是用头脑思考到的,而不完全是能用心灵感受得到的。外心理凸显思考性,受文化、经济、政治、历史、地理等变化影响,通过学习、参观、沟通、交流、实践而产生心理动机。

外心理也叫显性心理,以受影响和易改变为特征,如易受审美、名利、成就等影响。审美心理、评价心理都是外部心理活动的体现。外心理活动受社会普遍意识形态的制约较多。外心理活动的现象及其产生条件倾向于社会科学范畴。虽然看似外心理是显性心理,但在谎言掩盖下有其隐蔽性。区分一个人的好坏,应多从外心理因素考虑,因为外心理形成和加工过程十分复杂,受人性、道德、文化、经济、法律等影响很大。一般情况下,心理学研究的主要对象应是外心理问题,属于哲学范畴;而医学研究的是精神分裂等疾病问题,是内心里的体质心理范畴。人格障碍从某种意义上说不应该等同于精神分裂,两者之间有关联也有区别。所以,只站在医学角度对待人们的心理问题,就会偏重应用药物治疗,而忽视"外心理"的人格思想性。一般情况下,因人们的价值观念、思想因素、文化领悟能力、认知能力等因素导致的心理问题应侧重于心理疏导,忌乱用药。

(三)内心里与外心理的关系

外心理是内心里感性认知的发展和完善,是内心里从低级认知方式向高级认知方式的发展状态。内心里发展到清晰的理性认知形成外心理。内心里和外心理不是割裂的,也就是说感性认识和理性认识不能割裂,相辅相成。外心理是人们对事物发生,发展规律的经验总结成果,反过来影响人们对内心里的指导。内心里侧重于感觉与情感,外心理侧重于逻辑与伦理。随着年龄的发展,外心理逐渐趋于成熟,其外心理特征越发明显,内心里需求越发隐秘。内心里的隐性需求在外心理的强烈作用下,一般不会被他人清晰地认识到。内心里是某种愿望的真实感受,外心理是某种愿望包装出来的感受。内心里是想做某件事的心理,外心理是决定做某件事的心理。

一些心理学理论未能把心里和心理进行明确、严格地区分,两者概念模糊,容易产生歧义,如用心里的问题解释心理的问题,用心理的理论解答心里的问题。中国文化博大精深,中华文字内涵丰富,心里和心理有着许多不同,由于我国心理学观点受西方影响较多,许多理论都是从西方翻译过来的,导致心里和心理不分,缺少中国文化因素,所以以讹传讹,延续至今。

更为严重的后果是,属于社会学上的心理学和医学上的心理学不分、界限不明,导致把不是疾病的心理问题当作心理疾病,使用药物过度医疗。内心里疾病是大脑组织出现了问题,是大脑体质不健康了,遗传因素导致的内心里疾病就是很好的例证。而我们常见的心理问题不是内心里疾病,是思考、思虑、顾虑等导致的问题,不是病,是问题,要通过文化、经济、政治、信仰、劳动、勤奋、沟通、思考、方式、方法等解决。而大脑体质出现的内心里问题,严重时不用药物治疗,就会贻误时机。

毋庸置疑,心里和心理相辅相成,心理问题也会导致心里疾病,正如不良的生活习惯也会导致身体疾病一样。把心里和心理,心理问题和心里疾病区别开来,对人类历史发展和人们身心健康的影响不可小觑。心里和心理要从激发人的语言和行为的作用和性质上,从思索问题和思考的方式、方法及产生的源头上加以区分,本书把心里定义为内心里,把心理定义为外心理,这样,在日常生活中,就会方便地把心里和心理区分开来。内心里往往表示出生理性和自发性的动机,如饥、渴、冷、热等。"喜、怒、忧、思、悲、恐、惊"等情感、情绪和激情通常是内心里的反映,不同的人,外在表现不一样,表现形式和程度有区别,但内心里反映差距并不大。心里感受是内心里反应,外在表现是外心理反应。内心感受一般通过外心理表现出来。同样地,情绪、情感、激情等内心里反应,外心理表现出来的形式就有了很大差别。内心里注重的是主观内省,其中,家庭成员的影响和父母的教养方式对内心里影响也较大,遗传因素影响较大,大脑体质起到关键作用。外心理注重的是随着客观条件变化而改变,社会环境、职业特点及受到的文化教育对外心理影响较大。

外心理植根于内心里,又宽于内心里。比如想走进一个超市买白糖,买几袋,不用动脑,根据内心需要,都由内心里支配。买哪个品牌的白糖,买了白糖怎么用就需要动脑筋了,其由外心理支配。内心里活动,很少在逻辑推理中。外心理活动,就要有逻辑推理过程。运用逻辑推理需要知识和经验。内心里没有对错,没有是否。容易分心溜号的现象,就是由外心理活动和内心里活动偏离引起的。内心里反映问题有可能不伦不类,比如做梦、天马行空、速度快、不精确,这不是个人的思想;而外心理有一定的范畴,能够产生思想洞见。成人从旧事物和熟悉事物的角度理解新事物,需要很大的认知能量,源于外心理活动。对婴儿来讲,每个事物都是新事物,只需要很少的认知负荷,多源于内心里活动。通过一定认知策略的外心理活动,才能形成思想,所以成人比婴儿有思想。如一个人看到桌上餐具都摆好了,内心里会推断马上要开饭了;看见一把椅子,内心里会推断自己可以坐在上面,而自己打算坐在哪个位置上,自己是不是宾客,自己的身份适合坐在哪,就由外心理推断。

情感意识是构成内心里的基础,思考意识构成外心理的基础。心灵深处的情感不会撒谎,内心里忠实于自己的情感。外心理充满逻辑思维,常常带有"应该"和"不应该"的思考。人的一切意识经验或心理过程都是由感觉、意象和情感三种基本元素构成的。在这三种意识元素中,感觉是知觉的基本元素,包括声音、光线、味道等经验,它们是由当时环境的物理对象引起的。由物理对象引起的感觉不受客观认识支配,这部分心理因素反映的是内心里微观世界,是自由意识。受观念的影响,意象可以通过想象存在,可以在想象的经验中找到,也可以在实际的经验中主观加工完成。这部分宏观心理意象观念反映在外心理过程。外心理与文化、经历等有关联。情感是情绪的元素,表现在爱、恨、忧、愁等经验之中。情感来源于内心里与外心理的交互作用。内心里重要的内容是"意"的感性部分,是感觉理念,用心灵去感知,但在感知的时候并不反思心灵,是反映"情"的心理活动规律,是低级神经心理活动。外心理内容重要的是"知"的理性部分,是反思理念,用心灵去感知,但在感知的时候用文化反思心灵,反映行为的心理变化规律。内心里可被视为感觉的主观经验,所有感觉主观经验都是独特的,外心理可被视为感觉的客观经验,感觉的客观经验受文化影响较大。积极的外心理活动隐藏了消极的内心里反应。反之,消极的外心理活动暴露了消极的内心里反应。内心里可通过人的自然属性观察,外心理可通过客观描述观察。与行为一致的部分多是外心理的客观展现。内心里被视为自然存在。外心理思想常常掩盖内心里思想。如"恻隐之心"来源于意外刺激,亦即同情,表现人的微观心理,是从内心里出发的,能体现人的内心里是自然伦理属性。"见义勇为"和"见死不救"是人的客观属性的外心理选择。外心理通过对环境作用、行为影响等的推测,主观构筑意识认知行为活动。人性情感方面的"欲",多是内心里的自然性培育结果,人性情感方面的"理",多是外心理的社会性培育结果。人的自然性和社会性的交融统一,作为人性和人生的基础"情"的实体和本源。内心里符合"生物心理结构",外心理符合高级神经心理活动,符合"文化心理结构",生物心里和文化心理形成人的思维意识核心。理性思维、逻辑推理、辩证思维等唯物认识论源于外心理作用。感性思维、唯心认识论侧重于内心里的"情感干预"。由"理"主宰"情"映射到情感因素与客观存在的关联中才能完成对"道德"的认识。缺乏理性的一时情绪冲动行为,便是来自生物性的内心里激情的非控制行为。控制情绪、情感思考活动,便是来自客观性的外心理理性活动。

二、元心里和跃心理

(一) 元心里

元心里是意识主体客观存在的一种精神活动、一种潜在的认识过程,是未被主体自觉意识到的意识。元心里是指个人对自我生理属性、自然属性、生物属性的意识活动,是自我意识的最原始形态。天生的运动技能和身体活动及简单模仿动作都是通过姿势和躯体进行的交流演变。利用躯体或姿势进行交流的关键是自动提示的能力。个体能够有意识地停止、重放和编辑身体运动,从而获得有义的记忆通路就是元心里。身体动作的有意复述和精炼心理,逐渐使人开始发展出有意义的符号交流和文化表征。自动提示则是自由回忆和情节记忆的元心里活动。元心里开始能够改变各种不同的环境以适应其不同的需要,最早意味着对不同食物资源的快速适应,衣着上对较冷气候的适应,以及最后使用能够满足热、光、烧和防御需要的火的意识。元心理意识具有生存性思维模仿和姿势交流。通过身体上的感受并通过观察周围的环境产生于元心里。身体感官的恐惧和惊恐会造成持续的、逐渐增加的生理和精神上的危机。元心里意识到"问题存在"这一念头,并强化这一念头时,人们就会将全部的注意力放在问题本身和它潜在的影响上,而不是花同样多的时间去思考如何解决问题。惊恐是一个元心里自动构建的反应,需要一个自动构建的内心里反应去回应。在引发惊恐的时刻,外心理作用有意识地中断惊恐模式,内心里要"逃离"某种场合,外心理避免"失去控制"。在这个过程中,外心理停留足够长的时间去关注内心的想法。元心里感受的心跳加快和头晕使内心里做出应急反应转到人的生理感官上和消极想法上,或者周围环境上。

(二)跃心理

跃心理是意识主体精神存在或精神幻觉的一种精神活动过程,是一种怪诞的思维意识。在非常时刻,常规思维解决不了的问题,跃心理可能提供一种解决问题的渠道。非常时刻行非常事。跃心理超出常见的、已知的思维圈子。生活中的具体问题或神经上的问题为跃心理提供了特殊情境,从而刺激人们突发性思考,事件中的应激源最大限度地激发大脑潜能,使之瞬间绽放异样的思维花朵。跃心理是在遇到特殊应激过程中如做梦及神经类药物刺激下产生的突发事件,竞争激烈的情境会使人思维更加活跃,冲击力更强。

跃心理是一种本能的冲动,也往往受到外力控制,比如游戏上瘾、药物刺激和"梦"。梦中的场景有的是现实存在着的,有的则难以让人想象得出来。但梦中有时能显现出现实的意义,如回忆起来的情景及意义、表现出的压抑和快乐,就是睡眠中内心里的本能冲动,不是人的有意识所为,是虚意识、浅意识、潜意识、深意识、实意识、刺意识的综合作用结果。"梦"是内心里欲望的满足,有一定的隐藏在内心的背后意义,但不是外心理的有意为之,是生活中的记忆碎片和躯体内外感觉的压抑释放。

第二节　心理类别

心理类别是心理精神处境的多范围组成结构,是人与社会相互连接的基础。心理学是在19世纪末独立成为一门科学的。现代心理学的诞生和发展有两个重要的历史渊源,一个是近代哲学思潮的影响,另一个是实验生理学的影响。1879年,冯特在德国莱比锡大学建立了世界上第一个心理学实验室,在心理学史上,人们把这个实验室的建立,看成心理学脱离哲学的怀抱,走上独立发展的道路的开端。从19世纪末到20世纪二三十年代,是心理学中派别林立的时期。在心理学独立之初,心理学家们在构建理论体系时存在着尖锐的分歧,因此学派林立。西方主要的心理学流派有构造主义心理学、机能主义心理学、行为主义心理学、格式塔心理学以及精神分析心理学和人本主义心理学等。其中以行为主义心理学、精神分析心理学和人本主义心理学影响最大,被称为心理学的三大主要势力。而心理学中的革命,在目前根据不同的理论有不同说法,比较广泛的说法是四次革命思潮,它们分别是:行为主义革命、认知心理学革命、精神分析革命、人本心理学革命。

(1)第一次革命是行为主义革命,它是从构造主义心理学到行为主义的革命,反对以内省的方法研究意识,也就是说由构造主义的主观心理学向行为主义的客观心理学进行了一次彻底的转化。

（2）第二次革命是认知心理学革命，它是从行为主义到认知主义的革命，这是第二次新的巨大的转变，它扭转了行为主义的外周论，重新恢复了意识在心理学中的地位，并且是由外部行为心理学的研究向内在认知过程探索的转化，也就是由客观心理学回归到主观心理学。

（3）第三次革命是精神分析革命，它是从意识心理学到潜意识心理学的革命，即由理性心理学向非理性心理学的转化、由表层心理学向深蕴心理学的转化。

（4）第四次革命是人本主义心理学，人本主义心理学的不同之处在于把人的本性、潜能、价值、创造力和自我实现提升到心理学研究对象的高度，因此，被认为是第四次革命思潮。

心理学虽然经历了四次革命思潮，但大多与中国的社会风俗、生活习惯、法律制度、道德观念不相容，更脱离了中国优秀文化传统和中国人的人格特征，严重影响着中国人的思维意识活动。

根据中国古代哲学心理学思想和习近平新时代中国特色社会主义思想的发展需求，本书在"十五型"人格分类的基础上，把人们的心理类别分为十五类。

一、情商心理

"情"其实包含有两种不同的含义：一是生理本能自然生成的情绪，二是社会化了的情绪，即情感。情绪是人因事而产生的，情感则为人专属。可以说通过审美的想象，以理入情，人的情绪得以发展变化为情感，开始形成人的心理属性，即人的情绪和情感构成亲切感、信任感和尊重感的心理情理结构，并使其能独立活动和发展。亲切感源于情，心之情感部分和心之理智部分相辅相成，交互作用成为情商心理历程。性情产生欲，用理智来完成性情，人生是以情为重还是以欲为主，程度不同，这个程度由情商心理支配。情感是心理支配下的情绪状态，与欲望紧密相连，区分不同层次和种类的欲望，这些内容是诠释幸福感的过程心理。跟欲望相关的所谓"幸福"，是满足自然生理需要，还是对抗这种本能需要，是人的情商心理所致。以情感为重来调节、调和、稳定各种心理状态，通过感情思考人际关系和社会结构，以情为主宰影响对事物的认知，用情感反映完成事物的关联性构思，把感情和感觉元素联结起来作为意识的主动过程，形成各种不同的情绪状态，都是情商心理元素所表现的特征。感觉元素与感情元素相互影响、相互补充，统领起综合的情商。情商心理的主要因素分为亲切心理、尊重心理、信任心理几个方面。

二、智商心理

在生活与工作中，人们不断强调记忆力、理解力、创造力等，事实上，过于专注对其分析和判断或片面专注某一元素时，人就会产生极端或偏激思维，也就是指会产生心理问题。人们在记忆、理解、创造和时间等因素间，不断寻找平衡关系，这种寻找某种平衡的过程就是智商心理。就面对某些事物而言，如果记忆太多或太深，就会产生刺意识和深意识，被过去经历的事物所困扰，如果推理或思考过多，就会因直觉或知觉引起的情绪产生不断波动。

过于追求创造力,可能忽视行动或学习,造成智商追求上的元素间失衡。在智慧的所有关联元素之间取得适当平衡的心理对于一个人的心理健康是至关重要的。一旦智商心理出现问题,在智慧的不同能力间取得平衡就变得非常困难。过于解析某些事物,忽视从记忆中吸取教训就会产生重蹈覆辙的心理问题,不能有效理解某些事物,过于追求记忆同样也会消耗有限的时间。追求创造力是好事,但如果过分关注新鲜有趣的事物,就会忽视从他人的成就中吸取营养,做无用功。对于个人而言,具备健康的智商心理才能做到敏锐地观察事物,才能通过现象看清事物本质。智商心理的多样性和复杂性不断消耗于反思或新思维的时间成本,一旦找不到智慧思维元素间的平衡关系,人们就会陷于无计划、混乱的、随机的偶然和运气中。根据事物所发生的动态变化,调整、决策、行动,我们称之为反馈或学习。解决面临的风险性、可能性问题时,通过感性到理性、从分析到想象,尝试用不同的方式思考或推理取决于智商心理的视角。智商的本质是准确找到事物情境的本质,对事物情境本质的概念描述越细,这个人就越聪明,也就更具智慧。我们每个人都在某种文化的影响下长大,而每种文化都会为身在其中的人提供无数个文化概念,通过文化概念找准事物情境的要点,擅长找准这样的要点及对这些概念的把握需要经历一定的心理路径。这个把握的过程,就是智商心理的形成历程。

情商与智商的关系:由情商心理状态过渡到智商心理状态,心理状态情景发生了转变。情商心理带有强烈的感情色彩和情绪色彩。情商心理转化到智商心理阶段,理性心理路径加强,理性认知和构思加重。智商心理更具良知,各种关联相互照应,和谐相处,是伦理中的理性凝聚,是用理智去完成性情分析与判断。可用回忆、记忆、理解、创新思路完成心理架构,调节感情和情绪。如"旁观者清,当局者迷"说的是情商与智商之间具有冲突性。事实上,拙劣的情商掩盖了一定智商的结果会把简单问题变得复杂,以致难以解决。因为情智不分的偏颇,连问题都被误解了。研究表明,在解决问题时受阻的最重要的原因就是误解了题意,也就是说调动的都是错误的心理范畴。一旦找到了分清情商与智商心理的界限,问题往往迎刃而解。

三、逆商心理

逆商心理的主要因素包含意志心理、方法心理、挫折心理、超越困难的心理和摆脱困境的时间几个方面。"自古英雄多磨难,从来纨绔少伟男"。古往今来,多少英雄豪杰都是备受磨难。从磨难中练就处事不惊从容应对的品格。在喧嚣的日常生活中,实实在在、平平淡淡的智慧,能使人驱除心中的妄念,维护一颗平静踏实的心。耐得清贫、耐得寂寞,在浮华的诱惑面前就能保持冷静,不丧失本我。开朗活泼、思维敏锐、情绪稳定、有一定的承受挫折的能力,才能对大是大非问题有明晰的判断,能有效地控制自己的情绪以及自身情绪的影响范围,能够比较好地处理人际关系是把握好逆商心理的主要因素。逆商高的人不会让不良的情绪扰乱自己的心智。

逆商的更深层次反应在积极想象和消极想象的关系中。只有高逆商的人才能在艰难困苦的逆境中,始终表现积极的想象思维,凡事往好的发展方面考虑,采取积极的行动。逆商低的人往往表现为消极想象,遇事总是先考虑到消极后果,忽视事物的转化条件和好的方面。逆商低常常忽视积极的思想和积极的现实,不利于发挥自己的智商作用,更不利于获得大的成就。逆商低的人往往缺少明确的爱好和希望,明显具有不安全感,不积极,缺少激情。逆商高的人在很大程度上能够有效控制自己的思想、感觉和行为。逆商低的人不相信事物的方向正确性的一面,多有标签化、偏见和坚持成见的倾向,缺少包容。逆商高的人遇到麻烦、困难、不幸或不公,会努力提高自己的挫折容忍度,常常尽其所能,用积极的思想更有效地应对。

四、体质心理

生物学意义上的体质是一些动物也具备的,但动物体质只有生理机能反映活动,人体则不仅具有生理机能反映活动,而且具有体现一定社会内容的心理活动。人的生命在于运动。人的运动知觉反映心理就叫体质心理。体质是身体各器官的组合体。外界刺激通过人的视、听、味、嗅、触等感觉传入大脑皮层,引起人体舒适惬意的感受,这是生理快感。引起人体不适的感觉是生理悲感。

人的气质、面貌、身材、形象给人带来情绪影响,有的带来愉悦影响,有的带来心里不快。人与人的瞬间接触,产生最直接印象,围绕着体质形象产生独特直觉心理过程。这一过程,往往不受其他心理影响,快速引起神经系统反应,获得感性认识,引起分析思考。对于接触他人较少的人来说,更关注体质心理活动。“一见钟情”就是体质心理反应强烈起到了主导作用。体质心理的积淀多源于直觉感性认识。有的人往往能对平淡的事物感觉美,产生下意识的直觉或单纯的生理感觉,容易和偶然瞬间的直觉相随相伴,不易发现思想心理内涵,常带有对感性形象的感情色彩。

一般人们认为感觉器官主要指视觉、听觉两种高级感官,这种说法是错误的,视觉和听觉本质上是一种体质的基础器官,有些动物的听觉和视觉器官比人高级得多。人通过视、听感官的自然性能接受外界声波、光波等物理信号。通过长期社会实践形成的对音乐和形式有美的感觉,能够在直觉感受的同时分辨美丑,产生审美感受能力,这种能力其实不受生理规律支配,而是更为人的心理意识规律支配,是人的自然性与社会性的统合心理作用。个人的先天的生理能力并不易分辨出好与坏,而在一定的继承基础上,经过后天心理培养能产生不同的结果。每个人审美经验的积累和文化素质的提高,对审美感官心理效能的培养有决定性意义。把握视觉、听觉对象获得美感,是审美感官及其审美能力产生和发展的根源,这些活动过程中产生的生理感受,是人的审美需要得到某种满足的体质心理状态。形、色、光、声、语言等产生的信息传入大脑,不是简单地引起感官的反映,而是通过人的生理机能使精神心理因素产生相应反应,从而在心理上形成某种感受。这说明体质心理关联着其他心理反应,一些基本生理缺陷,会极大地影响人的心理健康。

人的体质活动常常伴随着一定的心理历程,传达着更多的有效信息,肢体语言有时比说的话包含的意义更多。体质活动包括人类基本动作。姿势、手势、容貌表情、眼睛神态等,都是心灵沟通的非语言交流渠道。“心有灵犀一点通”是典型的体质心理沟通特征。通过体质心理活动,人们很容易表达各自的观点,喜、怒、哀、乐、悲、恐、惊也都能展现。当我们对别人微笑时,对方很可能也报我们以微笑。人际交往中,体质心理为人们提供了有效的沟通方式。

五、思维方式心理

思维方式心理是思维对象主体意识在直接思考的基础上,调动有关联的表象和内容,丰富、完善思维对象和创造新对象、追求思维的连续性和恰当性的心理过程。思维方式心理也是内心里和外心理同时作用,是量的积累走向质的变化过程。在形成一定的思维稳定过程中,每次刺激都会寻求一个高质量的方式,冲出低质量范畴,个体人相信哪种方式质量高,就会选择哪种方式。用外心理驱除内心里质量低的方式,是积累高质量的过程。良好的思维方式心理,往往是追求高质量的效率发生,正向的积累多起来,就会减少负向的消耗。为创造良好正向情绪,思维方式心理会让人多些良好的、广泛的爱好。如果缺少正向情绪积累,遇到问题就会想到不好的思维方式。思维方式心理不健康,引起不开心时,造成其他方面的心理负面效应多。心理负面效应多容易引起不好的思考方式。思维方式心理会考虑从多种关联因素中选择精准确定的因素再行思索。多种有关联的密切因素会相互转化和变化。其对主导因素和辅助因素做出判断。思维方式心理清晰,思路就会清晰。思维方式心理是以经验、心理、心理过程和情感、情绪、意识、思维多角度为基础,在思维之间的区别与联系中做出选择。思维模式的模糊会使人们缺乏判断力。一个人的思维方式与其情绪反应密切相关。一个人的情绪并非都由事件本身所引起,有的是由个体的思维方式所决定的,一个自卑的人和一个自信的人在面对同一种事物时,自卑的人往往会变得心情不好,悲观地看待问题,这种思维方式常常以消极的想法解读别人的行为。相反,自信的人则不会产生过多的消极想法。

《易经》是思维方式心理很有代表性的作品。《易经》创造的是一种"象思维",用卦象来解析一切。客观地讲,《易经》发源于远古的时代,卦象的使用促进了中华汉字的发轫,原始人的易学思维模式就是直观的感性思维。人在思维活动中,直接的感受对象,并不以机械消极的感受为满足,而总是积极地调动和改造由于各种信息刺激再现出来的过去记忆中的表象和理解,通过自发地展开想象活动和积极的记忆联想活动,对原有理解和意识有所补充,或重新加工组合,创造出新的意识,用以丰富、充实和深化想象内容。思维方式心理受到生活经验、审美趣味、价值观、文化修养等支配。丰富的经验积累是思维心理良好方式必不可少的条件。有些时候,适当的负情绪也会导致正向情绪递增。如果情绪没有流动,就会是一潭死水,很难有正面积累。思维方式心理的变化,导致负面情绪和正面情绪交替改变。但负面情绪和正面情绪应该保持一定的平衡,打破心理平衡结构,就会出现心理障碍。面对同一思维对象和思维目的,不同的人会产生不同的心理方式及不同的心理个性和思维风格。思维决定着事情以及与何种类的事情发生关联。思考的可能性与客观事物存在逻辑上的正确性,不能搞混。事实上,日常生活中某件事想象发生的可能性和实际发生的可能性是否符合逻辑推理,需要良好的思维方式,在良好的思维心理状态下,才应相信自己的判断,没有健康的思维方式心理就会担心自己的推理是否合乎逻辑。因为缺少健康的思维方式心理,遇事就不会经过缜密的推理,导致思维出现混乱甚至停滞。任何人的每一个想法,不论多么渺小,多么伟大,多么自发,只要是盲目的,缺少良好思维方式的,都是没有正确思维方式心理活动的产物。人们在日常生活中,会经常遇到需要谈判的事情,它的形式、方式和效果实际上已经变成人类心理活动的一个方面。所以,购物中的讨价还价、学习中的付出与回报等,其价值观、态度、行为方式方面都有其独特的思维方式心理特点。

六、意志力心理

意志力心理是内在意志受外部影响时定力调整变化的心理动态过程,主要表现在面对困境时,承受压力时的心理适应和调整状态,反映在恢复日常生活能力的过程和修复心理创伤的能力过程,反映在克服困难、战胜疾病、面对挫折、承受打击过程中。如何看待经受挫折后的结果,怎样在克服困难过程中坚持不懈地努力,抗击危险环境时的能力反应等方面都反映出了意志力心理的适应和变化过程。面对危险性事物的自我控制和保护性特征之间存在动态变化性,在身体健康、智力变化、目标改变、控制能力、胜任感觉、自尊心、成就感、效率效果等方面都有意志力心理活动。

七、人性价值心理

人性价值心理是指一个人从生物个体状态下的自然人向社会人发展过程中,思维、语言、行为等全人格要素同自然、社会和他人之间相互融合的动态心理历程。孔子说要了解一个人需要从三方面看:"视其所以,观其所由,察其所安。"要了解一个人,主要看其做事目的和动机,不能被表面的现象所迷惑。人性好坏,要看这个人的修养、品德、思想、意志品质等,通过待人接物表现出来。有良好道德修养的人,行为举止光明磊落,没有隐藏的阴暗行为。财富、地位和名声等都要通过提高品行与修养所得,通过辛勤劳动交换。人性是个体行为由内向外产生的心理定式。善良和爱心需要后天的培育。人与人之间相处,既需要互相关爱,更需要讲规则。礼尚往来是爱心的体现,市场经济规则丰富了人们的物质生活,同时也丰富了人们的精神生活。万物互联时代,互联网促进了人们思想和感情的交流。人们的精神生活更加丰富,人性的内涵也在不断地拓展。

人的行动往往受其人性制约。内心充实就会处事不惊,内心坚定就会坚定、坚强,对自己的言行负责是尊重自己的表现之一。只有尊重自己才能赢得他人的尊重和信赖。生活中,如果人心不迷失方向,人性就会经得起考验。孟子说"天时不如地利,地利不如人和。"中国人推崇"以和为贵"的为人处世准则,倡导考虑个人利益时也要考虑整体利益和长远利益,顾全大局。

八、经济价值心理

人类在经济和商务活动中的心理因素就是经济价值心理。经济学中有关价值、效用、产权、机会成本、贸易、生活质量、竞争理论等概念,在本质上都是心理现象。经济行为主要是指在经济决策和经济活动中的人的行为,它存在于经济活动中的每一个阶段。经济活动的起源、过程和结果与人类行为息息相关。如消费、选择、谈判、合同等,都和心理学有着很强的相通性。经济行为在日常生活中的表现很多,其中很多行为都离不开经济心理活动。

人类的动机、信息加工、态度的形成和变化、承诺、认知、社会关系、文化和价值观等,都与人的经济行为密不可分。经济理论更离不开心理学有关人性、人心、人情、认知和欲望的限定。经济问题是资源配置问题,如何最佳地配置资源以及资源配置的各方面关系中,个人与他人及社会需求心理的结合使得经济存在成为必然。个人、家庭或组织的行为都需要追求经济利益的满足。人如果只遵循经济理性,就会追求个人利益最大化。也可以说,每一个从事经济活动的人所采取的经济行为都是力图以最小的经济代价去获得最大的经济利益。但实际上,个人特性及社会情境等很多心理因素限制了人的经济理性思维,人的经济理性具有有限性,人的经济利益实质上是心理利益,因为它受到心理、社会和文化因素、价值观的影响。人的衣食住行都离不开消费品,工作是为了赚钱,赚了钱就要消费,这些都与经济有关。人们会有意识地思考并体会经济行为的后果,有时甚至直接进行经济行为。挑商品、找工作、做决策,这些都与经济学和心理学密切相关,而所有这一切又都是为了满足人类的心理与生理需求。因为人对客观事物的需求往往体现在经济活动中。人有一些最基本的需求驱动着人们参加到经济活动中来。人为满足其内在需求和对外部环境的需求,对社会、对他人、对自己的认识,以及人在社会环境下如何行动等,普遍受到兴趣、爱好的内在影响,更受到竞争、社会评价、金钱的奖励、社会的认可等的外在影响,促使经济活动不断发展变化。

人们生活在这个世界上,常常伴随着经济决策。例如,你要买件服装,并不是说你看到它就决定买,也不是看到价格就决定买,而是要选择自己喜欢的或者价格愿意接受的,然后做出判断和决策。面对很多商品的价格比拼,其实质都贯通着心理博弈。不是价格便宜人们就会去买,面对千变万化的市场,人们还会分析,商品为什么降价,商品的性能和价格比以及将来的趋势如何。显然,人的心理在经济活动中起到了很重要的作用。

如果你得到某物,与心理预测相同,它的价值就高。倘若失去某物,则与心理的预测相反,心理感受更强更深,失去的物品价值意义更大。同样面对某物,得到和失去的心理变量是存在很大差距的。经济心理是一个心理学变量,因为消费和市场研究的实质就是研究消费者对事物的态度取舍,研究人们对产品的认识,而不是研究产品本身的特性。不同的情感和认知对同样一种东西,人们对其评价不同,产生的经济行为的效果也不同。不同的人对同一产品的态度不同,经济行为也不一样。对事物的分析越多,态度变化就越大。比如,人们对自己喜欢的东西,随着分析增多,喜好度逐渐降低。这是因为,在分析之前,对一些小的信息没有注意到;在分析过程中,反而注意到与自己的态度相冲突的细节,从而导致喜好度降低。在日常生活中,人们常常控制着自己的经济心理以期达到一定的目的,比如出于面子,在一个较高的价位上买了并不想买的东西。

当人在面临某些特定的经济压力时,就会感到无助,控制感也会下降,压力越大造成的损害就越大。经济拮据比富有的人更容易患上抑郁症、心脏病等疾病。一个人在幼年时所经历过的贫困生活,会对其成年后的生活带来影响。当然,人并非绝对会受幼年生活经历的影响。但是,幼年生活压力造成的影响似乎难以挥去,它能对塑造人们的神经系统带来有害影响。经济心理的不健康,是以一个人对自己的命运缺乏控制感为特征的,经济不足的压力持续时间长,会导致不快乐,很难保持活力。"早年生活的压力以及留下的伤疤组织,随着年龄的增长,越来越难逆转。""你总有机会进行治疗,但你等的时间越长,积攒下的问题就越多。"经济心理压力在人的成长过程中会妨碍人取得成绩。长期以来,受教育程度和学习成绩,都和社会经济地位挂钩,例如一些较贫困的父母往往和他们的孩子说话较少或缺少热情。贫困生活的痕迹常常隐藏在神经系统中,导致孩子得到的激励程度不够,影响注意力的集中,也影响排除干扰的能力。

九、文化价值心理

人们对文化现象的学习、记忆、理解、观点意识等心理活动过程称为文化价值心理。文化价值心理对文化现象进行审美和审美评价等。不同阶级对于文化的自然属性和社会属性的感受和认识存在差异。每个人也由于文化观点、文化传统和文化阅历的不同,而对文化对象产生的认知感受标准不同。在分析、判断、评价、继承、批判的心理方面有异质性。不同的生活经历、生活环境、职业、文化教养、文化情趣、审美经验等,构成不同的心理活动结构。文化现象从不同的侧面和角度呈现在人面前,会引起人不同的感觉和心境,以及情绪等的变化。文化价值心理同政治、经济、文化、思想关系紧密相连。世界的任何部分都不可能被单独理解,除非把它看作宇宙背景中独立的部分。万事万物都以某种整体状态而存在,这种整体性体现在各种互相关联的状态,而文化价值心理是这种关联的纽带,文化价值心理伴随着整体存在而成为可能。文化为人们提供了越来越广阔的视野,并能揭示出万物各种关联的相互关系,文化价值心理把日益增多的各种事物纳入一定的系统,并且带来没有止境的发展。文化价值心理受制于自然、社会和人的各种联系。长期以来,文化价值心理对经济、社会的影响不仅是表面的,而且更多是实质性的。人类的价值观念、自我观念和思维风格都存在很大差异,因而造成了思想决策和判断上的文化差异。中国人大多重视传统文化,强调人文思想,西方人大多信仰上帝,崇尚自然。西方人重视交易,中国人更多的是宽容。在不同的时代、民族、阶级、阶层中,对同一文化现象有不同的认同心理状态。文化创造多样的美,以适应人们多样的审美需要。对于相同的文化,不同的人有不同的主客观标准。文化给人的感受、感官、感知体现在思想上,也体现在形式上。文化作为刺激物的信息,直接作用于人的听觉、视觉等感官,同时作用于人的思维、思想,引起人的多种心理形态。时间和空间的改变也引起文化价值心理由静态到动态的转变。一切文化现象都有心理活动变化的过程。文化价值心理既有对立性,又有顺从性;既有趋同性又有差异性。文化面对共同的社会矛盾,存在共同的政治、经济利益和改革创新的某些共同的愿望和要求,就有可能产生某些共同的心理状态。反之,就有可能产生对立或不协调的心理状态。把握好文化价值心理,对于文化创造和文化发展,以及正确对待文化遗产和文化交流,具有重要现实意义。

人们需要了解的事物无穷无尽。事实上,人们能够认识某种事物,而不必了解与之相关的一切,能够恰当地掌握与之关联的文化就能建立起一定范畴的认知。文化不仅可以作为认知世界的工具,而且可以直接作用于对世界的某种描绘。文化的发展往往是按心理动态模式进行的。文化在一定程度上说来源于对各种事物的敏锐观察。无论是直接表现的文化还是间接表达的文化都有显著的心理特征。

明万历年间,思想家、学者洪应明将自己的人生体会、读书心得和生活参悟付诸笔端,著了洋洋洒洒的三百多条语录的《菜根谭》。其以"心安茅屋稳,性定菜根香"为主旨,深入浅出地讲述了关于修养、处世、出世等多个方面的人生哲学。《菜根谭》的精神启发性和生活指导性历久弥新,其中包含方圆并进的处世哲学、心平气和地对待人生起伏的平常心态、修身养德的精神境界以及回归自然陶冶心性的生活之道。

文化价值心理的根本问题是真与假、善与恶、美与丑、和谐与冲突的问题。文化价值心理的问题还是精神与物质、自由和宿命的问题。事物的单纯性和复杂性、社会的混乱性和秩序性、世界的无限性和有限性都以某种形式相互联系,也都以某种形式进行分割。这些联系与分割都不是一成不变的,事实上,打破这些界限的显著特征就是文化价值心理特征。文化价值心理参与到各种活动中,主宰着交流方式,人们通过交流实现某种共同目标。在某种情况下,文化认知不同,产生心理不协调。当两种文化之间有冲突的时候,就必须改变其中一种文化认知,或者借助更高一级的文化认知来解决这种不协调。

古希腊是西方文明的源头。在古希腊悲剧中,那些被强烈的情感和热情所折磨的人们总是能得到心理认同。文化存在于社会生活的各个方面,文化观念含有思想秩序和组织形式,自然界的一些有规律的变化,如昼夜更替、四季轮换等,都被赋予了文化上的解释,带有许多人情味。人们有的按自然的力量理解宇宙,有的靠科学的方法改造社会。宗教文化和辩证唯物论产生不同的思维,对事物既有唯心主义的认识,也有唯物主义的理解。宗教是为了应付理论上的难题。不同的文化倾向对不同的生活方式具有不同的特定指导意义。例如,做一件事并不一定能获得经济利益的最大满足,但是却能引起人们极大的兴趣。如某项工作,既烦琐,工资又低,但依然有人趋之若鹜。有的是因为它所附加的社会荣誉、社会地位和权力带来的是精神的回报,而精神的回报正是文化价值心理的回报。

十、语言心理

语言心理是指对使用语言表达思想和感情加工过程及对语言表达理解判断的观察、感知、描述、分析、预测的心理状态。语言心理包含对语言的语气、意义的理解、语调的把握、语音节奏感觉等的心理感受与运用过程。语言心理是语言加工体系的重要元素。不同的语言代表着不同的意思,同样的语言,不同的人也有着不同的理解,这使得语言沟通变得非常复杂。健康的语言心理,面对因文化、情绪、社会经济地位等因素导致对同一语言表达的不同理解,仍会保持良好的心态。对语言的理解和派生语言的能力主要通过学习、总结、分析等获得。语言是思想的直接体现,语言在人际沟通中是最重要的工具。良好的语言习惯可以帮助维持良好的人际关系。不同的语言习惯,产生不同的意义。语言的心理特征不只是对单独的个体有影响,对于所有使用语言的人来说都有影响。语言是一种有着人际沟通意义的体系。人际沟通都是双向的,也是在有明确目的的情形下进行的。对于任何人来说,语言表达都处在一定的心理活动状态。语言交流的双方在什么样的场合,说什么样的话,以什么方式说话,说话者和倾听者都要展开心理分析和心理判断。用倾听者便于理解的方式说话,用他人喜欢的语言来描述,便于倾听者分析和理解,便于愉快吸收和得到回应。交流中,语言在人与人之间互相传递,思想也在相互传递。交谈时,双方不断地转换着角色,心理状态也在不断地进行调整。每个人往往都能形成一定的自己的语言模式,用基于自己独特经历的心理模式表达、思考和理解语言。相同的词句用不同的方式表现出来,其意义也有所不同。不同的语气也有着不同的含义。甚至通过不同表情表达同一句话,含义都会有细微的差别。不同的心路历程则表达不同的情感,同一句话可能产生两种不同的意义。

语义是语言沟通的基础。语义来源于它们所指的世界上不同的东西。一些固定语能表达出一种清晰的概念,但心理理解的内容并不是那么简单,因为有些语言并不是有形的物质,有复杂的、逻辑的意义。通过姿势、表情、神态、行为的综合心理活动,可无声地表现语言更为广泛的意义。不同的心理特征,能表现出不同的语言魅力,语言的魅力无处不在。更多的语言通过心理活动在有意或无意间通过肢体语言传递。交流中,有人擅长使用准确概念来直接表达个人思想,有人擅用技巧转弯抹角来表达个人思想,掌握语言心理的内在推理和逻辑思维规律才能得心应手地发掘其所要表达的意义,才会有洞察力和准确性。使用含义不断扩展的语言,有时会产生一种意想不到的效果。诙谐幽默的语言具有启发式的蕴涵概念,增强表达效果。语言心理有猜测性、经验性、直觉性、分析判断等特征。语言沟通是信息沟通,也是思想沟通,不同的心理状态表达不同的情感。语言更有灵活性和即时发挥特征。不是在生活中要说的在脑海中都有存储,在必要时常常会想出新的东西来说。新的说法往往是由心理决定的,并且这种沟通在社会生活中起到了一定作用。语言心理在协调矛盾问题、揭示核心思想等方面和思想、行为息息相关。一个语言、一个行动,能否带来矛盾,不仅在于你怎么说和怎么做,还在于别人是否能喜欢并接受。语言心理在于研究别人是否愿意听、愿意说。交流中,只有达成愿意说、愿意听,让语言表达的内容实现心理重叠才能实现心理默契。培养语言美是审美教育的一个方面。不同时代、民族、阶级对语言美要求不尽相同。语言美是指谈话内容言之有物、言之有理、言之有据。在这个基础上,讲究语言的逻辑性和表达力,使语言准确、鲜明、生动。谈吐的方式要恳切、和气、文雅、谦逊,表现出品格高尚、有礼貌,不说空话、假话、谎话、粗话、脏话,不模棱两可、矫揉造作、强词夺理。

十一、行为心理

在特定环境下的行为与事件之间相互作用,相互影响情境中的心理活动状态叫作行为心理。行为心理可以发生在某个事件之前,可以发生在某个事件之后,也可以发生在事件经历中。当某个刺激事件发生后,受到某种刺激的人,容易出现过激行为,也有过激行为连续发生的可能性。生活中的惩罚机制则能减少个别可能发生的行为。一般来讲,往往存在行为过度和行为不足两种状况。行为过度是指某个人过多地进行某种行为,例如经常发怒等。发怒的行为是通过社会的关注度和注意力来强化的,要减少发怒行为,就要改变能够引起发怒的环境氛围,避免发怒期间其他人对其给予过多关注。这种消除强化作用的行为心理,能有效减弱条件反射,对发怒行为起到缓解作用。行为不足指的是某个人的行为过分缺乏,比如不愿社会交往和拖延。拖延是个体自愿做出的一种非理性的回避行为,它不仅导致成就低下,而且会降低人的主观幸福感。拖延行为的产生既有个体内部的原因,也有情境因素的作用。从个体角度来讲,低严谨性、低自尊、低能力和缺乏动机心理是拖延行为产生的主要因素,拖延的结果会令个体感到沮丧,长期的拖延会阻碍目标的达成、降低生活幸福感。拖延是个体对情绪反应的一种应对方式,紧张、焦虑、恐惧导致害怕失败,不敢面对现实,看不到结果,因此通过放松来暂时逃避压力,但享乐式的放松过程,同时也伴随着内疚和忧虑,会对个体产生有害结果。人们通常认为书面语和口头语言是人际交往中最重要的形式,而且它们在很多人类文化中发挥着核心作用。设想用哑剧来表达完整的人类知识将是多么困难。但行为心理也是不可缺少的。肢体语言和非肢体行为的面部表情行为心理同样能表达一定简明的信息。作为交际工具,语言和行为心理在交流中起着同样作用。人们也常常用面部表情行为来表达个人的想法。面部表情的非语言沟通形式为人类的利益表现起了重要的作用。互相接触或凝视对方的面部表情的交流有时会使局外人意识不到。用芭蕾舞行为表演的剧目,其间没有一句话,然而音乐和舞者的行为动作淋漓尽致地诠释了故事的精髓。除了语言,在日常生活中,行为心理交流通过表情、姿态、触觉甚至穿着打扮来表达。

十二、思想心理

思想心理是对事物的存在及其功利价值等的特殊的心理状态。思想心理由一定的经验积累和理论产生。思想心理有两种类型,一个是确定性思想心理,第二是不确定性思想心理。确定性思想心理是充分发挥理性思维,集中注意对象的本质,关注事物主体的客观存在,关注事物的目的性,从而寻求意识和认知的稳定性一面。不确定性思想心理是不注意事物功利价值的心理状态。不确定性思想心理调动情感、想象、感性思维,不重视实用功能,适合于审美欣赏和文化创作。

思想决定人的价值观。价值观是一种长期的、稳定的信仰,它影响人们对世界的判断。人的行为受价值观的影响,经济行为也受价值观的影响。有的人认为每个人都应该勤奋,努力工作,靠能力生存。有的人认为应该靠关系、靠脑力挣钱。但常常人们不知道自己有怎样的思想。思想心理体现对价值观的认识上,价值观是相对的变量,在不同的国度,价值观并不一样。面对同样的行为会有不同的价值判断,会有不同的思想心理。例如,为了照看父母,是以家庭为重,还是把事业放在第一位,有的人为了事业不顾家庭的反对,同样的价值观,思想心理不同。家庭观念强弱表现出了很大差异。思想心理对价值观影响的相对性使得人的行为有很多不确定性。

思想心理是人的全部心理基石,思想心理是影响人们看待自我的最重要的表征之一,是人是能否完成事物目的信念和执着的动力。当人们决定做某件事时,思想是出发点,具有非常重要的作用。思想心理的实质是人的各种要素之间形成协调一致关系的过程,是最大限度地调动人的主体心理活动重要元素。思想心理影响着人们认为自己能做什么的判断。它影响动机,因为人们在准备做某事时,需要估计花费的时间以及需要付出的努力程度和设定目标。如果人们感到设定的目标难以适应想象的情景时,可能产生压抑感或焦虑感。

我们有时会遇到这样一种状态,就是我们明明知道一个逻辑清晰的理论是对的,但却不能指出其和与之对立理论的错误所在。面对这种情况往往需要深思,探究其概念,考察和权衡实际,从思想心理上弄明白事实的真实背景内涵。思想心理考虑事物活动的内在规律,是稳定思维品质的试金石,事物处于何时何地和为何目的的心理意识过程,都是思想心理。思想心理是思维的特殊状态。人的全部精神力量都浸没在思想心理中。人们通过感知、理解和创造性的想象功能,把有关事物的印象表象重新加以改造,通过感受、认知和体验组合在头脑中形成相对稳定的目的形式,思想心理不再是人的纯粹意识。随着人类思维活动的不断发展,思想心理越来越深入地渗透到人类社会生活的各个领域以至每个人的生活中。思想心理对培养和造就思维模式的创新起着重要作用。思想有深有浅,有完满有欠缺,有正确有错误,有健康有庸俗,这不仅取决于人的世界观、人生观、价值感,还与人的审美能力有关。个人自我概念在思想形成过程中起到内化作用。人把自我行为内化为原则和标准,然后用这些内化了的标准评价自己的文化模式和价值观。思想心理具有敏感性,有正确思想的人,能迅速发现美,准确辨别假、恶、丑和真、善、美。个体适应了各种社会角色,每个角色都要求个人做出适合该角色的行动,这些要求包括普遍的社会期待以及角色扮演中的个体的期待。依据不同的环境和个体扮演的不同角色展露不同的思想。任何人的每一个想法,都是思想心理活动的产物。没有思想,人的思维就会停滞。古人说:"不谋万事者,不足谋一时;不谋全局者,不足谋一域。远谋方有深韬略。"就是要人们保持长远的战略思想心理状态。

十三、心里心理

通过前文对心智层次的划分,能够厘清人们对心理概念的模糊认识。区分"里"和"理",是解析普遍心理问题的文化工具。心"里"包括元心里和内心里内涵;心"理"包括外心理和跃心理内涵。

心智心理分为元心里、内心里、外心理、跃心理。元心里有遗传型、生长型;内心里有自然型、社会型;外心理有主观型、客观型;跃心理有唯物型、唯心型。

有一些并不常见的心理问题,不能通过以往笼统的心理分析来获得对它的认知,更不能通过分享一般的故事经验解决问题,事实证明,通过一般的故事得出的结论并非有效,而更需要通过有足够的见地精确理解某个心理上的问题,找到独特的解决方法。

《周易·系辞上》的"圣人以此洗心"通过一个"心"字,奠定了《易经》心理学基础。《周易》分为经和传两部分,经文由卦辞和爻辞组成,易传的部分则包括录、象、系辞、文言、说卦、序卦和杂卦等十翼。在《周易》的卦爻辞中,有六个卦直接使用了"心"字八次,为我们留下了中国古代对心之义和心之理的最初规范,以及其所赋予的原型性的义理和内涵。这六个卦分别为:坎卦(维心亨)、明夷卦(获明夷之心)、益卦(有浮惠心;立心勿恒)、井卦(为我心恻)、艮卦(其心不快;厉薰心)、旅卦(我心不快)。属于心部的汉字在上下经的六十四卦中反复出现,如悔、惕、性、恒、愁、惠、忧、思、憧等。《易经·系辞下》中还有易之"能说诸心,能研诸虑"的总结。正所谓"圣人立象以尽意,设卦以尽情伪。"卦与象是《易经》的精髓;"意"与"情"都由心构成,属于心理学的最基本范畴。汉字"心"的心理学意义,可以在心身、心理和心灵三种不同的层次体现心理学的意义。以"心"为整体,包容着一种整体性的心理学思想体系。比如,在汉字或汉语中,思维、情感和意志,都是以心为主体,同时也都包含着"心"的整合性意义。这也正如"思"字的象征,既包容了心与脑,也包容了意识。

十四、职业心理

职业心理是指个体在职业群体中,适应组织行为而形成的符合群体化特征的集体化模式心理。健康的职业心理状态,是同组织的社会生存发展融合,个体尽可能做出应有的符合组织要求的行为反应心理。职业心理不仅普遍存在于各种社会机构,而且渗透到人文科学、社会学、政治科学、行为科学等各个领域。个人融入社会组织所产生的心理反应有普遍规律,社会组织对成员都有一定的心理的、文化的要求。个人融入组织所必须具备的条件如知识、技能、情怀、情感、心胸、格局等,都是职业心理作用和组织作用结合的产物,个人融入组织生活持续一段时间后,就会在组织中受组织气氛的影响,受到组织氛围的控制,进而与组织气氛吻合,形成职业特色。职业心理涵盖领导心理、教育心理、医学心理、工程心理、社会心理等。信仰、追求、理想、目标等都是职业心理的体现。为了同组织的思想和行为动机保持一致,语言行为习惯常常需要符合组织的规律,从而选择最有利和最有效的组织要求,而不应该影响组织对自己的看法。职业理解和职业认知长期和组织保持协调,人们就会将现实成本、经历、体验和组织保持一致。自己的源认识就会跟随组织改变,形成以职业为纽带的社会关系。人们为了自己的利益和组织利益,其行为经常表现出合作的倾向,并具有自我奉献的精神。组织因素决定人要平衡职场的人际关系、维护职场的公正平等的职业心理需要。

十五、自业心理

自业心理是指在自业准备和自业经营中适应社会、家庭环境等的心理状态。由于自业没有组织限制,受家庭、朋友、亲属的影响较大,所以,健康的自业心理应建立在良好的人性价值观、经济价值观和文化价值观基础之上。兴趣心理、爱好心理、追求自由的心理都属于自业心理。个人、家庭或组织的经济行为都是有目的的,即最大限度地追求经济利益。日常生活中人们通过获得金钱来满足个体的需求。人的职业选择受到各种客观因素的影响。比较遵循经济理性和社会规律,强调个人主动适应职业环境。个人行为要符合组织集体要求,往往与个人兴趣爱好不匹配。为满足兴趣爱好的需要,有的人往往利用职业外的时间,选择自己喜欢的事做,不受职业因素的干预,心理因素起决定作用。

自业心理关系的本质是个人的认识同物质世界的关系问题。自业是自我实现的需求,如能做自己想做的事情、实现人生的目标、充分发挥自己的潜能并完善自己等。个人的认识各有不同,受文化、修养、技能的影响。个人心理和事物相互作用,互相影响。自业靠个人的努力,更能体现人性、人情、欲望的满足感、获得感。有利于培养独立思考的习惯和不带成见与偏见的探索精神。自业是经济活动中更高层次的需求,不仅能补充人的经济需求,更能满足人的精神需求,如受人羡慕、尊重、稳固的高评价、自尊心等。自业心理突显个人能力和资源的最佳配置。自业使自我了解更多、更深。自业动机是维持躯体和心理活动的内部心理需要,是个人和事物的信息加工过程,是态度的前加工过程。包括个体对物体的提取、接受、组织、解释和加工。在日常生活中,人们的思维存在分类倾向,对于必须要做的职业,即使不愿意做,但不管花多少时间和精力也要做,因为是生存的选择。而对于那些喜欢做的事情,不追求最优化的效益,而去追求心理的满足。人对自己喜欢的事情印象深刻,对不喜欢的事情认识肤浅。自业对个人来说,不应是被忽视的,选择自业和职业兼顾,会让时间、精力、经济不再沉默。

第三节　心态维度

心态维度是心理精神处境的多层次独立特征,是人与社会连接的逻辑基础。心态维度包含意识、意象、心流、心境、情绪、情结、灵知、认识等。心态是心理态度的总称,包括诸种心理品质的修养和能力。心态表现在人的意识、观念、动机、情感、气质、兴趣等心理状态的活动中。心态对人的思维、选择、言谈行为具有导向和支配作用。人生的努力目标和快乐幸福等感受源于许多因素的影响,但心态起到了巨大作用。只有处于积极健康的心态下,才能正确看待成败得失,才能正确对待各种人和事,才能正确处理竞争、压力、情感等问题。

1. 积极心态

积极心态是以自信心为基点,相信人和事物都会向积极方面发展,身上洋溢着自信,以愉悦和创造性的态度看待客观世界,追求理想目标,做自己的主人。积极心态的人自觉主动发挥自己的力量,寻找生活的突破口,克服环境和条件的限制一往无前。积极心态的人不会沉溺于消极因素的困扰,能够以客观的态度面对现实,充满热情和冲劲,充满远大抱负和进取精神。积极心态是健康幸福、成长成功的法宝。拥有积极心态的人善于发现自己的长处和不足,正确面对事物的阴暗面,不会自暴自弃,能够以平静的态度接受失败,反思自己,精力和力量投入到正确的事物发展过程中。

2. 乐观心态

乐观心态是以豁达、宽容、包容、愉悦等良好心情看待周边事物的积极的处事态度。持乐观心态的人常常把自己的感受同事物存在状态区别开来面对。乐观心态的人认为人生是种经历过程的体验,不能跟自己过不去,有挫折和困难都是正常的。乐观心态的人不断用自己的精神力量调节自己的心情,客观面对发生的各种事情,不断把自己的心情调整到最佳状态。

3. 消极心态

消极心态是以消极的想法看待人和事,以消极的想法面对生活的一种心理。消极心态会导致人没有办法像平常那样正常思考。消极心态的人缺少目标,缺乏动力,不思进取,缺乏信心。消极心态的人对自己常有消极的评价,对客观事物的评价易持怀疑态度,往往愿意接受别人对自己的低评价,常拿自己的短处比别人的长处,自卑感强。消极心态的人往往为逃避工作不愿付出,心存侥幸,固执己见,经常为自己寻找借口和合理化的理由。一个被消极心态困扰的人,纵然时常愿意寻求成功,但缺乏正确目标,好高骛远急于求成,达不成目标垂头丧气,感情脆弱,缺少持之以恒的精神。消极心态往往藏在潜意识中。消极心态的人不仅仅自寻烦恼,还会影响到周围的人。消极心态的人如果克服自卑懦弱,克服消极意识,树立自信心,摆脱忧愁阴影,积极劳动和锻炼,也会逐步转变成一个具有积极心态的人。

4. 悲观心态

悲观心态是以自己悲观消极的想法看客观世界。悲观心态的人缺乏自信心,对未来信心不足,夸大自己的缺点,看不到自己的长处。悲观心态的人丑化客观实际,长期处于心理不平衡状态,迷失前行方向。受挫感、失败感、痛苦感占据心理中心,易导致抑郁不安、心理失衡等心理问题。一般来说,悲观心态的人总是想起倒霉的事,满脑子都是阴暗面。面对快乐来临仍然忧心忡忡。悲观心态的人对未来常常持有悲观迷茫的心理。对自己和他人的长处视而不见,甚至加以否定和歪曲,对待事物易产生挫败感。遇到阻碍无法克服,易滋生出紧张焦虑状态与不良情绪反应。悲观会使充满生机的人变得消极屈服、唯唯诺诺,缺少勇气和责任心,没有远见卓识。悲观心态的人往往牢骚满怀、怨天尤人、自暴自弃,长期陷入悲观情绪不能自拔,甚至选择自残、自杀等极端做法。

5. 平和心态

平和心态是一种以信心、尊严、刻苦等优良品格建立起来的维持良好情绪的心理持续状态。"不以物喜,不以己悲"是平和心态的一种境界。保持平和心态对身体健康和事业的成功至关重要。平和心态的人能够以平常心、积极健康的精神面貌对待人和事。对待名誉、地位、财富的欲念坚持顺其自然。不因意外之喜神魂颠倒,不因突发事件而沮丧。不会因兴奋、快乐、幸福来临忘乎所以,不会因仇恨、愤怒、压力发生而坐卧不安。平和心态的人不过于苛求什么,在自己力所能及的范围内思考问题、处理事务。平和心态并不是掩盖问题和矛盾,面对挫折和失败也不是自欺欺人,也不会轻言退缩。平和心态是一种人生境界,面对荣誉、金钱和利益能保持一种稳定包容和谦让。平和心态的人能够抵御金钱美女、财富帅哥的不良诱惑。拥有平和心态,能在私人时间里最大限度地享受个人生活空间。

6. 知足心态

知足心态是一种不贪婪、不奢求、知足常乐的心态。一个人的快乐感和幸福感往往来源于不贪婪、不奢望。"比上不足,比下有余"是知足心态的普遍形态。人的欲望是与生俱来的,能够把握好欲望的"度"才不会陷入欲望的泥潭。该得则得,不得则舍。知足心态的人能在得与失之间建立好平衡点,使得膨胀的欲望得到控制,压抑的心理得到释放。知足的人能气静神安,心若止水。不知足的人常常过分贪心甚至无理取闹,烦恼自己,危害他人,常常饱受精神上的煎熬。健康的知足心态并不是随遇而安,寡欲无求,而是在追求中自得其乐,相对满足。平常说的"不知足常乐"是指在事业进步上的不知足,是指对自己努力的程度不知足。知足心态是面对生活的微笑态度。在知足心态的人的意识上,方法总比困难多。大肚能容天下难容之事,"世上本无事,庸人自扰之"。在知足的人的眼里,一切过分的纷争和索求都显得多余。只有对他人宽容,对社会包容,对自己能容才会得到相对宽松的生存环境和发展空间。

7. 浮躁心态

浮躁心态是指无法静下心来,耐不住寂寞,稍不如意就想放弃,急于求成、渴望结果的迫切心态。浮躁心态的人追求梦想不想费力就想成功。三心二意,朝三暮四,浅尝辄止。很难专心去做一件事,精力分散,从来不肯为一件事倾尽全力。在各种各样的诱惑面前很容易丧失理性。浮躁心态强的人贪图安逸,回避矛盾,常常有不切实际的梦想。浮躁的人投机取巧,攀比心强,有不切实际的追求。说大话、说空话和说假话的浮躁心态会使人在歧途上越走越远,越陷越深。一个人的成功和失败都不是偶然的,只有专心、专注于正确的事业和方向,不屈不挠地努力打拼才能取得成功。只要遵循事物的客观规律,树立良好动机,面对事物冷静思考、清醒认识,浮躁的心态也能慢慢得到改善。

8. 享乐心态

享乐心态是一种超出现实需要和现实条件,浪费时间、金钱,以追求物质享受和精神刺激为乐趣的需求状态。"今朝有酒今朝醉"是享乐心态的现实写照。享乐心态的基本特征是趋乐避苦。享乐心态认为人生的目的就是追求享乐。凡事以自我为中心,利益至上。有的为了自己的欲望和自私的享乐常把自己的快乐建立在别人的痛苦之上。更有甚者,在行动中常表现为自私自利、唯利是图、损人利己、损公肥私和厌恶劳动。持有享乐心态的人追求特权和地位,不珍惜别人的劳动和血汗,置他人的生活于不顾,只知道自己享乐。享乐心态者认为人生的价值是为满足享乐的欲望,片面强调感官的快乐。享乐心态者不可能为他人的幸福而付出。

9. 宽容心态

宽容心态是以宽阔的胸襟和担当的胸怀面对人和事。只有具备海纳百川,有容乃大的度量,才能学习别人的长处,克服自己的短处,不断充实完善自我。宽容心是一种良好思维品质。虚怀若谷,诚实谦逊才能与人和谐相处。一个人追求成功,就要设身处地宽容别人。针对不同的观点和不配合自己的人,应拥有宽容善待之心,采取正确友好的态度面对。对别人的轻视和不容也会给自己带来烦恼,伤害别人的感情也会给自己带来危害。宽容心态是自身发展的有益精神食粮,打击和排斥他人只能徒增烦恼。宽容心态的培育主要在于把自己看作平凡人和普通人,不能盛气凌人。宽容别人的同时也会得到他人更多的宽容。

10. 自闭心态

自闭心态是为把自己的真情实感和欲望掩盖起来,过分强调自我防御和自我克制的状态。在人际交往中,自闭常常导致人陷于持续的心理紧张。面对挫折和打击无法释放不良情绪。往往有意把自己封闭起来,用自己的缺点和别人的优点做比较。对周围的事物缺乏兴趣,缺乏信心。长期的自闭心态会阻隔个人和社会的融合,影响正常人际交往。在遇到挫折和打击后,自闭心态独自忍受孤独和自哀自怜,认知狭窄、思维僵直、情感冷漠。自闭带来紧张和焦虑,甚至精神萎靡和人格障碍。自闭是一种排他心理,难以同别人有效沟通,情感压抑。自闭心态导致过于紧张,缺乏心理承受能力,损害身心健康,影响其他事物。自闭心态常常导致抑郁。自闭的人常常拒绝别人的帮助,甚至用各种方式惩罚自己。自闭的人存在各种复杂情绪,如愤慨、悲哀、焦虑、自责、自卑等负面情绪。自闭的人会表现为无精打采,态度冷淡,对生活感到鼓噪,缺少优良动机和热情。自我封闭的人,需要身旁的人用真诚感动,产生信赖、尊重和敬畏感,才能消除戒备和敌意,敞开心扉。自闭心态的人需要理解和关爱。

11. 孤独心态

孤独心态有两种状态,一种是内心世界同生活世界在心理上产生距离感而导致孤独,一种是因为受客观条件的制约产生脱离人群的孤独感。孤独心态是脱离人群感到长期压抑的心理状态。远离亲人和朋友,在闲暇之余缺少与人交往的机会,缺少丰富多彩的精神生活,难免感到寂寞孤独。生活在人群中,却常常在心理上感觉到孤独是不利于身心健康的。大多有孤独感的人都是在经历坎坷或磨难的情况下产生的。困难重重、离群索居、孤掌难鸣都会引起孤独感。长期有孤独感的人往往在心理上和情感上有一定的缺失。怀才不遇,知音难觅,得不到别人的理解,一些人很难去理解别人,一些人悲观看待自己,缺少自信,不愿与人交往。一些认为自己高人一等或有超世之才的人也常常感到孤独愤懑。满腔热血和优良禀赋得不到他人认可也会导致孤独心态。因为关闭自己心灵的窗口,个人的优点没机会得到他人认可,情感得不到满足都会产生孤独感。培养乐观主义精神,改变自己的不良习惯和环境,融入大众,孤独心态就会扭转。

12. 执拗心态

执拗心态是对自己钟爱的事物孜孜以求,不顾别人的质疑和反对意见,直到达到自己的目标得到心理慰藉为止的心理状态。执拗心态常常表现为对已有的现状不满足,还要坚持有所提高或改进。一旦确定了某个目标,轻易不言放弃。执拗心态做事专注而不分心。找准目标善于坚持,容易取得成功。目标不对、方法不对时,听不进不同意见,也容易出现大的失误或失败。有目标、有理想、有追求且持有执拗心态的人,能够把全部智慧和力量集中到某一点上想办法去做,不管别人的评论。如果执拗于正确的事物上,不会为其他势力所屈服和左右,坚持真理,勤奋刻苦,顶住压力可取得成功。如果执拗于个人偏执的观点,选错了方向也可导致一败涂地。不管是在事业上或是爱情上,只有执拗心态是远远不够的,面对一切事物更应该讲科学,重道理,在压力下科学思考。执拗的人如能自信而不傲慢,执着而不盲目,善于面对事实,接受不同观点,挑战新思维,寻找新方法,将会在生活和工作中过得更加轻松、自如。

13. 完美心态

完美心态的人常常为自己制订很高的标准,不断提出更高的要求。长期生活在紧张疲惫中。不管做什么事,首先要对自己满意。爱钻牛角尖,刻板,不灵活,不善于随机应变,固守原则,缺少通融性。对自己要求高,对别人要求也高。常常处于自我束缚中。完美主义者的最大特点是不能容忍任何缺陷,他们有一股难以遏制的冲动,必须要把事情做到让自己满意。为此,他们不惜花费大量的时间、金钱,仍然乐此不疲,但结果往往不尽如人意,这样的目标常常是不可能实现的,他们也会因此陷入深深的矛盾之中。

14. 好胜心态

好胜心态是在生活中认为自己比别人强,认准的目标决不轻易放弃,对任何事不容易产生满足感的一种心理状态。争强好胜是一些人从小就具有的常见心理特征。年龄越小其表现越强。争强好胜的人在事业上容易取得成绩,遇到困难不逃避,不达目的不罢休。

争强好胜的人往往整天处在竞争和压力状态下,把握不好容易走向反面,容易进入不正常的竞争状态,雄心勃勃脾气暴躁。好胜心态的人追求的目标往往过高,也易导致行为极端化。在日常生活工作中,即使已经拥有了别人羡慕的收获和成功也不易满足,其中不乏爱攀比、爱炫耀的人。良好的好胜心理有利于事业上的成功,但是把握不好也会适得其反。凡事量力而为,追求事业、创造生活有个平常心非常重要。

15. 贪婪心态

贪婪心态是为实现一定欲望而缺少理智和平衡关系的一种状态。贪婪心态是在获得一定地位、权利、声望、情感等条件下仍不能满足的心理。贪欲膨胀的人有永不满足的欲望,一旦事非所愿就会感到煎熬焦躁。"欲壑难填"是对贪婪者的写照。贪婪的人对精神境界的追求都是流于表面,为了取得一点蝇头小利也会斤斤计较,甚至沾沾自喜。一般的情况下会被利益所困扰,一旦遭到重大损失则难以接受。生活也好,工作也罢,一些努力都是为了一己私利。常常因为患得患失承受一定心理压力。面对意外收获往往怦然心动而忽视来源、渠道。贪婪心态常常伴随冲动和焦躁,对生活很少节制。贪婪的人往往有利益纠葛,也常常伴随担心失去什么的恐惧感。

16. 逆反心态

逆反心态是对在一定范畴内的人和事物经常持有相反观点,做出相反行为的心理状态。逆反心态容易引发逆反心理和行为产生。受好奇心和标新立异思维的影响,逆反心态表现为不信任、不赞同、不适应等特征。只做出指令而不做出解释的情况,很容易导致逆反心理的产生。猜疑、揣摩、推测、缺少尊重等都是逆反心态的表现。逆反心态是对不信任想象的反思和纠结。某些特别经历和情感困惑都会让人产生怀疑和好奇,如果总是发生缺乏令人信服枯燥的说教,更能加固逆反心态的形成。逆反心态是追求个性表现和自我认可的反映过程。通过逆反行为寻找自我优势,通过标新利益得到社会认同。逆反心态的人看不惯循规蹈矩,与世无争。逆反心态也有对社会、家庭、学校环境不适应的情况。逆反思维一种是单向、偏执、固执的思维习惯,一种是求新、求变、科学的反向思维习惯。正确的反向思维是一种创新和视野的开阔。对于错误的逆反心理可以提倡,对于正确导向的逆反心理应该避免。

17. 逃避心态

逃避心态是对许多事情都采取逃避的态度,尽量躲避别人的眼光视线才能够感到放心。避免与别人对视,害怕别人的目光。很少与人接触,不知道和别人打招呼应说些什么。生活工作中与别人有了意见分歧也不愿争辩。回到家庭环境的时候,也多是一个人闷着。害怕出丑,不愿在别人面前表现自己。人际交往中采取回避态度,缺乏感情交流。做什么事都感到没劲,没兴趣,不愿参与他人的事情,担心卷入纷争中。生活中遇到不如意的小事会感到委屈。不愿独立思考,害怕承担责任。自我评价低,容易接受负面信息。过于敏感,轻微的打击都不能承受。怀疑自身价值,缺乏自信。对生活和工作持以和为贵的观点。敏感羞涩,不愿卷入各种纷争中,不愿参与别人的意见。做事夸大风险,在社交场合保持缄默。

18. 感恩心态

感恩心态是一种对社会、对自然、对人和事怀有感激之情的心理常态。感恩是一种对自然、社会、他人的尊重和理解，是对自然规律、社会发展规律和生命价值的敬畏。常怀感恩心态的人，一般都具有真诚、忠实、坦诚和赤诚的优点。感恩是一种不求回报的付出，一种责任担当。感恩心态是一种处世哲学，一种做人的境界。一个有感恩心态的人就是知足常乐且善良的人。具有感恩心态的人乐于传递善意，乐观向上，勇于面对失败和损失。感恩心态体现在勤奋劳动，珍惜时间，诚实守信，讲究道德，知行合一等良好精神面貌。持感恩心态的人能够孝敬老人，尊重他人，重情重义，爱集体、爱国家、团结友善，愿意付出，勇于奉献。

19. 务实心态

务实心态的人耐心细致、严谨认真、自律自觉，喜欢规范明确、秩序井然的工作，偏爱条理性比较强的活动。尊重权威和规章制度，喜欢按计划办事，喜欢关注实际和细节情况，通常较为谨慎小心，不喜欢冒险和竞争，富有自我牺牲精神。有责任心、稳重踏实。

20. 忧虑心态

忧虑心态的人想法中不安定的成分太多，似乎总在为得到某种形式的安全感而努力。在情绪、责任感、意志力等方面缺乏良好的素质，停留在不成熟的阶段，缺乏解决问题的能力。一遇到问题就会感到束手无策，很容易发脾气、生闷气。常以一种不成熟的，甚至很幼稚的方式去解决问题，不知道怎样和别人说话，一说话就紧张。改变忧虑型性格的关键，在于克服内心的恐惧感，与他人建立信任感。

21. 偏激心态

古今中外，有人的地方就会有矛盾，有矛盾就难免催生偏激情绪。偏激心态是心理失衡、评判偏颇的反应。偏激心态，往往源自片面地从一个角度、一个层次看问题，过于强调主观感受的合理性和正当性，要么无视其他见解和主张，要么将不同意见说得一无是处，在极化的情绪中丧失了对客观世界的正确把握，容易产生极端认识和主张。防止激愤心态不断堆积沉淀，伤害和割裂社会共识，就应站在整体角度，理性分析问题，不能单纯以一己之得失作为评判社会的标准。只有兼顾事物正反两个方面，才能找到一个最佳平衡点来调整心态、面对困境、化解怨气。面对各种矛盾应该放眼全局，以"危中有机""变压力为动力"的辩证思维，保持理性平和的心态，凝聚正能量。与理性心态相比，偏激心态及其衍生的极端思想，由于逻辑简单、立场偏执、态度纯粹，颇有破坏力。

22. 受虐心态

受虐心态是指处于一定的某些方面自信和某些方面自卑交替的心理状态下，受有宗教意义或特殊意义的神圣感和使命感驱使，相信命运的安排带给自己的处境，由衷地产生出一种令人同情的悲壮感和自尊心。这种内心深处的悲壮感和表面的坚强之间的反差造就了自信和自卑的强烈反应，促成了集受虐者与施虐者为一身的心理倾向。在这种心态中，保持自尊心的完整是所有行为的最高目标，对外来的嘲笑和批评极为敏感，哪怕是微小的或善意的批评也会被认为是对自己人格的侮辱。受虐心态的人有两种表现：要么是化嘲笑为动力，不断地提高自己的力量，以使他人"惮忌"其力量而"不再敢于"嘲弄；要么是放弃努力,在怨恨中自我折磨或折磨更为弱小者。

23. 抗衰心态

抗衰心态是指面对容颜、青春、身体功能的消逝持有克服困难、战胜过去、重塑自我、继续前行的潜在心理韧性的心理。伴随年龄的增长,相比肉体与容颜的衰老,心理衰老对人的负面影响更大。如果一个人年纪不大,却失去希望、缺乏温暖、没了活力,那么从心理的角度看也是衰老的。心理上衰老,主要表现在学习兴趣不高,排斥接受新鲜事物或没有了好奇心和探索欲;活力下降,心态变得因循守旧,自我提升愿望不强,对人生、生活热情和希望降低,变得空虚无聊,不再考虑成长,仅仅维持现状。持有抗衰心态的人乐观,对未来抱有希望,认为明天又是新的一天,可能会有美好的事或者转机发生。持有抗衰心态的人自信心强,能够接纳自己的不完美,包括随年龄出现的衰老迹象,同时相信自己的内在价值不会因外在变化而减少。持有抗衰心态的人积极应对困境或身体的变化,采取积极的应对方式,包括善于利用周围人的支持和社会资源来解决问题,也能从正面角度看待困境,能肯定自己的价值,注重生命的充实和发展,且生活的意义和目标也是明确的,善于从挫败中发现成长机会。

24. 忍让心态

隐忍克制是中国传统处事智慧中一个重要的组成部分。韩信的"胯下之辱"、刘邦的"青梅煮酒"无不大智大勇、虚怀若谷,体现了忍让心态,成大事者无不是"忍"字当先。一个具有忍让心态的人,往往善于营造良好的人际关系氛围,能够获得较高成就。一个幸福感强的人,通常善于驾驭自己忍让的心态,面对各种诱惑善于忍让克制,保持清醒头脑。遇事急躁、沉不住气的人是不容易成就大事业的。具有良好的忍让心态,才能控制自己的感情和情绪,面对金钱、权利和感情,能有足够的忍让控制心态才能抵制住各种诱惑。忍让心态并不代表懦弱、胆怯,它是心胸宽大、富有内涵、修养良好的体现。

25. 抑郁心态

大多数人在不同的时期都可能或轻或重地陷入抑郁。抑郁是焦虑、自责、冷漠、羞愧、愤怒的多种情绪组合体。抑郁是一种广泛的负面情绪。抑郁也是特殊情况下的正常反应,抑郁超出正常范围、正常程度就会导致抑郁症,形成一种病态。对于抑郁心态强的人,可能用不健康的方式惩罚自己,也可能拒绝他人正常的帮助。根据每个人的心理素质差异,具有抑郁心态的人,抑郁状态有时间长短之分,有程度强弱之分。抑郁容易导致对周围事物的错误感觉,有孤独、有痛苦。抑郁心态严重将影响思想和行动,使人无精打采、萎靡不振,对待事物和人态度冷漠,缺乏兴趣,更不愿意投入精力和热情。凡是生活在抑郁阴影中的人,常常对他人、对社会、对自我持歪曲的态度和不切实际的幻想。往往以曲解和偏见看待事物和人。对事物的认知能力降低,态度消极、情绪低沉、悲观失望、自我责备、自我贬低。抑郁常使人的各种能力降低。

26. 自强心态

自强心态是珍惜自己,尊重自己,热爱劳动的心态。自强心态是一种内在品质的考验,需要勇气和力量。没有经过劳动创造就像享受,靠别人的努力装扮自己,是自欺欺人的表现。自强心态与坚定的意志和坚定的决心密不可分。《易经》中说:"天行健,君子以自强不息,地势坤,君子以厚德载物。"自强精神之所以可贵,就是依靠自己拼搏奋斗,奋发进取,不懈追求。人们一般要面对许多困难,旧的问题解决了,新的问题又出现了。一个人的成功在于是否具有明确的目标和坚定的意志。只有脚踏实地,自强自立,一步一个脚印地向着理想目标迈进,才不会空虚,才会有所成就。

27. 自信心态

自信心态是相信自己通过一定努力,能排除各种障碍、克服种种困难、取得事业成功和实现一定愿望的心理状态。拥有自信心态的人都有远大的志向和非凡的自信心。自信心强的人往往认可自己的魅力、相信自己的能力。常能有胆有识地沉着应对各种棘手的问题,宽容、开朗、活泼。一个人取得成功,一般要敢想敢当,敢于行动和勇于行动。一个自信心很强的人,绝不会对生活失望、消极,会在各种行动中充分展示自己的才华,保持坚定的信念和健康的心理。缺少自信心的人即使有出众的才华、优良的天赋也难以成就伟大的事业。缺乏自信心就会缺乏上进的勇气,会被自卑情绪笼罩,自暴自弃,缺乏自我调控的能力。依靠自己,相信自己是每个人应有的鲜明优势。自信不是自大,自信也不是轻视困难,而是面对逆境的一种良好心态。充满自信心的人,能够从容面对各种压力。

28. 衰弱心态

衰弱心态是指对容颜、青春、身体功能持弱化心态。相比肉体与容颜的衰老,心理衰老对人的负面影响更大。衰弱心态的人对学习兴趣不高,排斥接受新鲜事物,缺少好奇心和探索欲;自我提升愿望不强,得过且过,活力下降,因循守旧,仅仅维持现状,对人生、生活、社会失去热情和希望。

29. 冒险心态

冒险心态是对于目标实现的过程愿意冒险,追求目标享受的是过程,善于从事危险的活动,重点关注风险偏好,猎奇心理较强,把实现目标关注点放在趣味和快乐上面,对行为所产生的后果缺乏考虑。

30. 防御心态

防御心态试图做到安全、保障、稳定,防御心态的人只有感到平稳、有了保障之后才感觉轻松、自在、放松。防御心态的人警惕性高,把避免危险放在第一位,充满警惕,为出现最坏的可能性做了充分准备,常把友谊看成互相利用,把不好的一面想到前面,凡事都从开始阶段采取防备措施。

31. 正直心态

正直心态的人公正无私,就事论事,对事不对人。富有强烈的正义感。遵守规则,严以律己,宽以待人。注重自身修养,富有理性。在混乱的事态中能做正确的判断。不迁就事物,缺乏融通性。在职场上很容易和上司或部属有意见上的冲突。头脑清晰、富有强烈责任感。容易在社会上成功。

32. 豪放心态

豪放心态的人具有创造力,开放不羁。用浪漫、带有梦幻的话题作为交际的润滑剂。胸怀远大,热情奔放,积极豁达,有相当开放的思想。具有缓和对方情绪使人亲近的能力。对于美或高尚的事物感觉灵敏,具有对艺术的理解及艺术方面优越的才能。具有向崭新事物挑战的气魄。看待理论或行动有自己的观念和精神。对宗教或学问、艺术不轻信他人之说。具有拓展才能的素质。擅长与人交际,而不受形式束缚。能扩展自己的视野并思索未来。舍弃无谓的拘泥,信守自己的信念而勇往直前。非常喜欢新颖事物,对流行敏感。

33. 浪漫心态

喜欢追求浪漫的目标和浪漫的过程。对展示才华和形象充满激情。对待成功欢欣鼓舞,愿意尝试新事物和使用新方法。设定目标时积极地思考过程情景,幻想实现目标美好的一面,总是期待着最美好的事情和情境出现。浪漫心态的人感情丰富,善于发现身边美的事物。能够体验到身边人美好的感觉。有一定灵感,目光敏锐灵活。重视幽默感。

34. 谦逊心态

不夸大自己的能力和价值。做事一丝不苟,愿意总结自己的不足,遣词用句非常客气,做决定和行动前能够主动向他人请教或征求意见。

35. 傲慢心态

自高自大,目空一切,爱慕虚荣,畏惧权势又喜欢受人吹捧。过于自信,妄自行动,容易失败,抱理想主义,自负,喜欢轻易许诺,满口应承。

36. 自尊心态

心理细腻,自尊心强。有时也会顽固、神经质。不服输的性格有时容易树敌。也有嫉妒、偏颇的一面。

37. 自满心态

忘乎所以,旁若无人,显得通情达理,其实同别人交往时常令对方感到费力或不适。如果无法顺遂己意会感到焦躁。擅长花言巧语。不考虑旁人的感受。无视对方的解说而滔滔不绝。喜好浮华,爱出风头,自以为是,树敌多。炫耀自己,危言耸听。很难听取旁人的意见,不注意别人的看法,对他人不太放心,很难唯才是举。心胸不太开阔,考虑问题常以自己的喜好判断出发,先入为主。愿意建立绝对权威。敢想敢干,不拖泥带水。自信心强。

38. 孤僻心态

长期缺少与人沟通。不愿与人交往,独来独往,离群索居。事事漠不关心,厌烦他人。自我禁锢,缺乏热情。对事漫不经心,敷衍了事。对自己的内心不够肯定,勇气不足。认为自己不如别人,在交往中害怕敞开心扉。担心被嘲笑、被讥讽和被拒绝。胆小,多疑,怕事,适应能力差。

39. 暴躁心态

遇事急躁、鲁莽,沉不住气。对下属或年幼者以不逊的言辞指责过失时会勃然大怒。不拘泥于小节。在职场上显得不亲切而缺乏体贴心。缺少所谓的情调或典雅。

40. 狭隘心态

心胸狭小,见识不宽广,气量狭窄。遇事想不开,常为细微琐事牵挂。情绪起伏大,动辄发怒。不知道所谓的妥协或协调,观念想法脱离现实。对于粉饰自己,说奉承话感到难以启齿。

41. 坚强心态

意志坚强,不畏困难,即使碰到困难也不气馁,耐性强,不服输。不畏任何障碍,一旦决定的事情一定贯彻到底。自信心强,独立心旺盛。不论工作或游乐都要贯彻到底。对于耗费时间、需要耐力的事情,只要有体力,必可慢慢地处于优势。不会为一点挫折而气馁。坚强型心理性格不惧压力,在困难面前从不轻易退缩。生活有规律,行动讲效率。身体不适也会坚持劳动,把事做好,不懈怠。在困难面前能控制自己,有耐心,有韧性,轻易不会因为身体因素而放弃目标。

42. 懦弱心态

意志较为薄弱,似乎一直畏惧什么。不敢主动去做某件事或去尝试。欠缺勇气与决断力。个性温和又意志紧张。缺少自信心。缺乏从困境中振作起来的气力与努力,浑浑噩噩地生活。具有不负责任、怠惰的倾向,往往会临阵脱逃。缺少个人的主张,做事常常瞻前顾后,思前想后。逆来顺受,多愁善感,有时显得优柔寡断。

43. 敏感心态

在意别人对自己的看法。周边的人一个眼神、一个动作都可能引起自己情绪波动。把别人与己无关的谈话都有可能当作对自己的嘲讽。心理比较脆弱。在乎负面的信息。关注正向的事物少。常认为别人有意让自己承担问题和责任。心理负担越来越重,感受不到生活的乐趣。对别人说过的话念念不忘,充满敌意。

44. 仗义心态

建立在积极思想下,为了讲情谊或主持公道毫不吝啬地帮助别人。建立在消极思想下,则有所谓的"老大气质",为朋友两肋插刀的勇气。仗义不等于正直。仗义型心理性格具有强烈的攻击性。生性顽固,毫不知所谓的妥协、任性、好胜。时有鲁莽插手行事的缺点。

45. 脆弱心态

脆弱心态用消极的观念诠释世界,更多地受到负面例子的启发。在追求成就、荣誉和利益时表现为悲观主义。脆弱型心理性格一旦遇到失败就会怀疑自己的价值。追求快乐幸福的目标却缺少确定性,不愿投入更多的时间、精力和热情。心理承受能力弱,不能承受挫折或艰难困苦。面对很小的挫折和打击都会退缩。不坚强,不稳固。虚弱,懦弱。经受不起挫折。遇到问题常感到力不从心,说放弃就放弃,经受不住打击和批评,缺乏坚持的力量。

46. 幻想心态

幻想心态不能坦诚地对待真实的世界、彰显自己的存在,防止他人轻易地看透自己,拒绝真实的自我,不愿直抒己见,忽视他人的意愿、态度、观点和评价。

47. 攻击心态

攻击心态对人对事常常咄咄逼人,幻想自己有资格控制别人的行为,在人际关系中存在暴力想法,给他人带来威胁和攻击性。

48. 自卑心态

自卑是由于过多的自我否定而导致的消极情绪体验。在和别人相处的时候,自我评价低,看不到自己的能力。很在意别人对自己的看法,有时因过于在意别人对自己的看法而显得有些神经质,心理承受能力差。平日忧心忡忡,心情低沉,郁郁寡欢生闷气。一遇到问题就感觉到束手无策,不知道怎样和别人说话,不愿意与人来往,没原因的自责和内疚。过于在乎自己的不足,害怕挑战,害怕风险。做事犹豫不决,不敢追求成功。

49. 善变心态

多愁善感,机智机灵,不墨守成规,花言巧语。做事容易半途而废。对某事感兴趣显得积极即愿尝试,有时甚至不顾后果盲目地行动。心情起伏不定。常因不同的状况改变心情。缺乏执着心,对事物容易放弃,容易厌倦而转移注意力。不擅长有条理地思考事物。个人的主见情绪起伏较大,缺乏耐力。能敏感地察觉到机会。对于大家感动的事物心生感动,认为美的事物会坦率地赞美,悲伤时自然地落泪。

第六章　心　理　情　绪

第一节　心　理　需　求

一、心理需求的内涵

本书认为人之初,性本"自然"。把人的本性说成是抽象的、天赋的、不变的,都是错误的说法。"自私""善""恶"都不是天赋的、抽象的、不变的。长期以来,人们对人之初到底是"善"还是"恶"、遗传和后天学习对人的影响谁重要一直争论不休。人身上不可能学到、不可能人为造作的东西,即为本性;人的最根本的特性是人的社会性。

人既有自然属性又有社会属性。所谓自然属性是指人的肉体存在及其特性,所谓社会属性是指在实践活动的基础上人与人之间发生的各种关系。自然属性是人存在的基础,但人之所以为人,不在于人的自然性,而在于人的社会性。人之初表现的是人的自然属性,还没有社会属性。随着自然人的成长,其社会属性才逐渐显现。

《三字经》是中国的传统启蒙教材,"人之初,性本善"意思是人生下来的时候都是善的。荀子说"人之初,性本恶"意思是人的本性是邪恶的。如果一个人在长期与文明隔离的情况下,尽管其生理构造是正常的,但是其心理与行为却完全被环境所同化了,尤其是儿童。狼孩的例子说明,对于人来说,后天所处的社会环境对一个人有巨大的影响。在人没有走向社会化时,人的属性是自然的。社会化是个体出生后,由自然人成长、发展为社会人的过程,个体同他人交往,接受社会影响,学习掌握必需的社会技能,形成自己的社会角色、人格、心理,适应社会环境。这是一个社会化的过程,也是自然人转变为社会人的过程。狼孩因为没有在社会中长大,从发展心理学来说,他的婴儿期和幼儿期的心理发展被阻滞了,因此他根本没有机会"社会化",自然也无法掌握"人"的习性和理性。

人有社会价值和自我价值。在人与周围事物和现象的各种关系中包括价值关系。所谓价值关系,是指外界事物所具有的满足人的需要的特性和功能。个人的社会价值是指个人通过自己的实践活动为满足社会或他人物质精神的需要所做出的贡献和承担的责任。人的社会价值的大小,取决于个人对社会所做的贡献的多少。个人的自我价值是指社会对个人的一种肯定,即社会对个人的尊重与满足。人的社会价值与自我价值是不可分割的。自我价值是社会价值的必要前提,社会价值是自我价值的外在体现。一方面,社会应提供必要的物质条件、精神条件,为个人发展自己的个性和才能、实现自我价值提供保证。另一方面,个人应对社会尽责,尽可能地奉献自己的才智,为人类造福。人的价值是权利与义务、享受与贡献、消耗与创造的统一。只讲权利不讲义务,只讲索取不讲贡献,只讲享受不讲创造(或者相反),都是片面的。在社会主义社会中,人的社会价值与自我价值具有一致性,但也有相矛盾的一面。当自我价值同社会价值发生矛盾时,自我价值要服从社会价值。人的价值由潜在变成现实,唯一的途径是参加社会实践。

马克思在《关于费尔巴哈的提纲》中指出:"人的本质不是单个人所固有的抽象物,在其现实性上,它是一切社会关系的总和。"马克思关于人的本质的界定,简单概括为劳动、一切社会关系的总和及人的需要。马克思从人的劳动与社会关系本质的角度出发,来关注人的需求下的自我形成、自我发展和自我塑造。在现实生活中,人的各种需求本身形成欲望和动机,欲望和动机是人的活动内在要素,构成人格的最初基础。人的具体需求确定了人的具体活动和日常行为目的,构成了人生价值的最终基础。现实社会中的人必然具备以下本质特性:人客观上是自然存在物,因此具有自然属性,人是意识存在物,具体的人具备有意识的生命活动,人是社会存在物,本身具有社会属性。人类或个体的需要具有多样性,一般具有与其他动物相似的直接生理需要,关键还具有社会性。人的需要与动物的需要主要区别在于,突出表现为人的社会性需要。关于人的需要发展问题,主要表现为一种理想的境界,也表现为一个动态发展过程。

人有社会交往的需要,认知的需要,精神生活和文化生活的需要,表现和实现自己独特个性的需要,等等。人的需要无论在量和质、横向和纵向方面都是不断发展变化的,呈现出一种不断上升的趋势。从量上说,人们对生活必需品的需要随着生产的发展和文明的进步而不断地扩大。从质上说,人的需要范围,和满足这些需要的方式一样,本身是历史发展的规律,人一旦满足了某一范围的需要,又会产生更高的需要。即使一个人的消费和享受就其绝对量来说是增长了,如果这种增长低于一般社会文明的进步水平,那么他仍然会产生"需求攀比"和"心理消费"。就任何一个特定的历史阶段来说,人的需要构成了一个"需要的社会体系"。人的需要是多方面的,但是这些需要从根本上说又都是社会性的,人的社会关系这种"内在联系"把各种不同的需要结成一个自然的体系。就人的需要的发展过程来说,人的需要又构成了一个"需要的历史序列"。人的需要是变动的,但是这些需要的变动总体上呈现出一个向上发展的趋势。就整个人类历史来说,人的需要体系体现为一个不停地由"较低的系统"向"较高的系统"发展的过程。最后,人的"需要体系"以能"劳动的体系"或"生产的体系"为基础,并随后者的发展而发展。人的需要尽管构成了人们劳动或生产的最初动因,但从根本上说,它却是受后者制约的。因而归根结底,人的所需要体系的形成和发展,是建立在劳动体系的创造性本质这一结论上的。

二、心理需求的类型

心理需求一般分为以下八个方面。

(一)生存自由需求

生存需要是指维持人体生理存在和生理平衡的基本条件。人以生命存在为导向。生命需要食物、水、睡眠、空气等。这些需要的满足使人们得以生存。如果一个人长期处于饥饿、干渴或睡眠不足的状态,那他所有的行为就会直接指向能满足这些需求的活动。个体必须设法首先满足这些紧急需求。对一个社会的个体人而言,自由是指一个人希望、要求、争取的生存空间和实现个人意志的空间,这个空间包括社会的、政治的、经济的、文化及传统的外部条件,同时也包括个人体质、欲望、财富、世界观、价值观及理想观的表达欲望等个人内在因素。一个人如果长期受到歧视、虐待或忽视,就会产生不安全感。每个人都希望能够做自己的主人。自由是人类在获得基本生存保障的前提下,渴求实现人生价值,提高生活质量进而提高生命质量的行为取向和行为方式。作为主体的人的需求在不侵害别人的自由前提下,在意志上不受他人的强制,在行为上免于强制和干涉。

(二) 安全保障需求

安全保障需求包括生理安全和心理的安全。人的整个机体是一个追求安全的机制,人的感受器官、智能器官是寻求安全的主要工具,满足安全需要是人生观的重要部分。人们需要安全、有序、稳定的生活,安全感让人远离恐惧和焦虑。人类的整体与生存环境资源的和谐相处,互相不伤害,不存在危险和危害的隐患,是避免损害、降低风险的安全状态。安全需求是在人类生产生活过程中,将系统的运行状态对人类的生命、财产、环境可能产生的损害控制在人类能接受水平以下的状态。安全需求是指不受到威胁、没有危险、没有危害和损失。保障生存生活安全和自由,不受侮辱和诽谤等是每一个正常人的需求。人的人格尊严、个人隐私、身份权、物权、债权、知识产权、继承权、个人信息等安全保障是基本的人生需求。人应该珍惜自己的生命,避免因为困难、挫折、失意而自杀。轻生或自残等行为都与社会道义相悖。当然,人们在享有生命健康安全的同时,负有不得侵害他人生命健康的道德义务和法定义务。任何人不得非法剥夺他人生命,任何人不得故意或者过失造成他人受伤、生病。珍爱生命既是人们的权利,也是人们对自己、对社会的义务。

(三) 生命活动需求

一般来说,人体具有运动的需要,当这种需要得到满足时,人就会产生愉快的情绪体验。人的健康状况良好时,食欲是旺盛的。睡眠良好,睡得很沉,较少做梦,觉醒后感到精力充沛,处于良好的工作和应激状态。在工作和生活中精力旺盛,思想集中,思维敏捷,记忆清晰,求知旺盛,适应能力强,有信心,生活能力强。有氧运动、力量型运动及伸展运动和健身操等都是生命活动需求。如果说欲望是人们"一定的、自己真正体验到了的需要",则动机就是生理活动转化的需要,是目的活动内在要素与客观相联系的一种需要。劳动即人的活动,是创造和使用价值的有目的的活动,也是生活中有用的生命活动。离开了生命活动需要,劳动本身就失去了意义。生命活动的需要构成了实践活动的原动力和原目的,赋予了活动一定的价值和意义。动物也有需要,但它与环境之间的关系并不构成价值目的。只有基于劳动实际的需要,生理的需要才上升为活动的目的,才形成价值关系。生理需要既包括吃、喝、排泄、睡眠等需要,也包括生育新的个体生命的再生产需要,这既有个人的自然生命延续,又有人群的自然血缘联系发生。这些需要是人自然形成的需要,是人作为自然存在物的需要。

(四) 健康运动需求

生命在于运动。运动需求是维持人独立生存必需的条件。锻炼身体是运动的途径之一。人们通过一定的劳动运动实现生命的意义。劳动需要是最深层次的需要,是指为实现个人理想、抱负,付出劳动取得物质利益,将个人的能力发挥最大程度,达到自我实现境界,完成与自己的能力相称的一切事情的需要。也就是说,人必须通过自己的劳动,才会使自己感到最大的快乐。丧失劳动能力的人是最痛苦的。健康运动是人们生存和发展的基本权利。人人需要拥有健康体魄。人的生理机体及其各组成部分所表现的各种正常的生命现象、活动规律及其产生机制,以及机体内、外环境变化对这些功能性活动的影响和机体所进行的相应调节,是生理功能在整个生命活动中的意义。人的每一次活动都是对外界刺激的必要反应,外界刺激与反应之间有固定的神经联系,这种神经联系体现在人的生存或生理需要中,构成了"需要的社会体系"基础,构成了整个人类发展的"需要的历史发展序列"的前提,是人的劳动体系、生产体系形成的最初动因。生命健康活动通过自身内部的调节,从而使机体与环境变化相适应。健康运动需求不仅是人的本性,也是人的内在需求。健康运动需求是推动事物发展的根本动力。健康运动表现在劳动实践、肢体活动、视觉审美、味觉感受、触觉感知、听觉兴奋、性刺激等体验过程中,健康运动的主观感觉是精神饱满、体力充沛、身心愉悦。

(五) 心理依恋需求

心理依恋需求是指对维持生存意义的心理感受。心理需求的满足,能给人以更深的幸福感的体验,心理需求得到满足,使人觉得充实、快乐。心理需求代表了一个人健康的趋势。心理需求导致更具特色、更有价值的境界和格局。在一定程度上,心理需求越高,就越少自私。从人的需要的社会构成体系和历史关系相统一的角度上讲,心理依恋是人生各种关系形成的基础。感情上的需要比生理上的需要来得细致,它和一个人的生理特性、经历、教育、宗教信仰都有关系。友情、爱情以及其他一切情感都是心理依恋的需求。情感需求是指人们渴望得到理解、关怀、接受的心理依恋需要。人人都希望求得充满深情的关系,希望被他人认可,获得亲情、爱情、友情等他人的感情和爱。感情上的需要反映一个人的生理特性、经历、教育、宗教信仰等。人与人之间,寻求健康、亲热的关系和相互依赖。自尊、自爱与被爱,接受爱与付出爱,会使人抛弃恐惧,远离孤独,是与他人发展良好社会关系的需要。

(六) 智慧文化需求

智慧是生物所具有的一种高级的基于神经器官的综合能力。智慧文化需求包括感知、知识、记忆、理解、联想、情感、逻辑、辨别、计算、分析、判断、决定等多种能力需求。智慧是大脑机能的运用。人的大脑机能是一个动态的结构,是一个复杂的动态机能系统,大脑以总体发生作用。大脑的高级心理机能形成智慧。大脑的文化机能系统即调节激活与维持觉醒状态,是信息接收、加工和储存的系统。大脑的行为调节机能构成编制行为程序,是调节和控制行为的系统。在认知科学和认知神经科学中出现的重要理论认为：人脑在结构和功能上是由高度专门化并相对独立的模块组成的。智慧让人可以深刻地理解人、事、物、社会、宇宙、现状、过去、将来……拥有思考、分析、探求真理的能力。智慧代表大脑器官的终极功能。智慧是由智力系统、知识系统、方法与技能系统、非智力系统、观念与思想系统、审美与评价系统等多个文化子系统构成的复杂体系孕育出的能力。包括遗传智慧与获得智慧、生理机能与心理机能、直观与思维、意向与认识、情感与理性、道德与美感、智力与非智力、剩意识与潜意识、已具有的智慧与智慧潜能等众多要素。

（七）物质价值需求

物质价值需求是以与一定的需要相应的方式占有自然物质的活动。物质价值这个普遍的概念是从人们对待满足他们需要的外界事物的关系中产生出来的，人之外的物与物之间发生关系，只表现为机械的、物理的、化学的、生物联系，只有当物与人的生活需要发生关系时，物满足人的需要的属性才表现为物质价值。物质价值需要构成了人的世界价值，离开了人的需要，世界就只是一种"自在的存在"。所谓世界存在的意义，正是源于"自然之物"向"为我之物"的转化，才能实现人们的生存价值。物质价值需求是自我能力实现的需要，即开发自我的潜能、充分发挥自己的天赋和才能、实现自己的人生价值并获得人格的独立和统一性的需要。有了物质价值需求才会在自我实现的层次上采取行动。有一定物质价值追求的人才能"越来越渴望成为自己希望自己成为的人"。人们通常首先希望满足较低层次的需求即物质需求，其次才会希望满足较高层次的精神需求。只有基本物质需求得到满足时，才能有条件追求更高层次的精神需求。人们在不同时间、不同条件下，个人需求会有所差异。

（八）精神价值需求

人人都希望自己有稳定的社会地位，要求个人的能力和成就得到社会的承认。一个人希望在各种不同情境中有实力、能胜任、充满信心、能独立自主。希望有地位、有威信，得到别人的尊重、信赖和高度评价。这些精神需要得到满足，能使人对自己充满信心，对社会满腔热情，体验到自己活着的价值。以注意、欣赏、认可或地位等方式表现出来的尊重，以及建立在对自己的能力、成就、才干和独立的感觉之上的自尊，是精神需要的满足。如充分实现真、善、美等理想与意义之需求等。人的自然需要本身受到了社会历史的制约和改造。这些需要已经不再是纯粹的自然需要，而是通过社会方式加以满足的、随着历史的文化水平发生变化的。人的生存从形式或满足需要的方式上，是受一定的社会关系和历史条件制约的。从事劳动和生产活动，不仅要生产出维持个体生存和家族繁衍的生存资料，更是在一定社会关系中进行的，生活资料的生产本身的发展又要求人们具有一定的精神需求。精神需求是建立在一定的社会关系基础上的。在人的精神层面上，超出了人的自然需要，构成人区别于动物的新的社会需要。人的精神需求，成了人的更重要的需要。精神需求仍然是一种作为谋生活动而出现的间接需要。人不是只通过劳动和活动本身来满足自己的需要，而是以此为手段，通过这种活动来获取精神满足。人的精神需求，是自我实现和全面发展的需要,在人的物质生活活动发展的基础上,人的精神需要不断产生和发展,社会交往需要、审美创造需要,等等。精神需求不只是出于自然欲望的驱使或外在力量的强制,而是变成人的能力和个性发展的需要,一个精神富有的人,才是有完整的生命表现力的人。精神价值需求包括对名誉、信誉的要求,是对名誉、地位、声望、赞赏的欲望。

第二节 常见心理情绪

心理情绪是心理精神处境的多方面变化特征,是人与社会连接的情感基础。

一、心理依恋

1. 感官依恋

人们来到世界上,首先建立的关系就是感官依恋。感官依恋是和依恋对象实现身体上的亲近。通过嗅觉、视觉、听觉或者触觉,竭尽所能地和依恋对象保持接触,感知对方的存在,寻找安全感。

2. 情感依恋

情感依恋是高度个性化的,更多地取决于内心里的理解,而不是外部环境。自我非常深厚的感觉,对他人来说可能完全没有感觉。爱情依恋的状态一般来说是坚定而脆弱的。情感依恋建立在深层次上的感觉是被重视。

3. 导向依恋

导向依恋引导着人们去探索,触发某种思维模式的产生。导向依恋是一种帮助人们明确方向、熟悉环境的动力。缺少导向也就缺少方向。

4. 目标依恋

目标依恋是在生活体系中对生活目标的定格。其美妙之处在于欣赏生活中的彼时彼刻。目标依恋的巨大益处是拥有一个安全、明朗、正确的方向。

5. 角色依恋

角色依恋诠释着人们在生活中扮演的角色。沉迷在游戏中寻找自己的角色,也是角色依恋。

6. 幻想依恋

人们常常善于幻想,经常性地青睐于幻想就是幻想依恋。做梦和药物刺激等,都是幻想依恋。

7. 习惯依恋

良好习惯的养成是很困难的,打破习惯也是很困难的。人们每时每刻都在依恋某种习惯。

8. 认同依恋

寻求某种认同感,通过依恋认同的事和人肯定自己。依恋关系不稳定,易导致不利因素。

二、心理冲突

两种或两种以上不同方向的动机、欲望、目标和反应同时出现,由于莫衷一是而引起的紧张情绪是心理冲突的重要原因。在现实生活中,心理冲突不仅经常发生,而且情况错综复杂,常常不能获得妥善的解决,在人的精神生活中成为某种干扰因素。心理冲突如果加剧,成为超强度的、不能忍受的,或者心理冲突不是超强度的,但长期持续作用,都会导致紧张和焦虑情绪,不利于心理健康。

心理冲突有执念心理冲突、异量心理冲突和异质心理冲突三种,心理冲突类型区分是判断个体异常行为是心理问题、精神问题还是神经问题的主要方法。强烈的或持续的不良情绪与易感的身体素质相结合,可能成为某些疾病产生的主要原因。人的生活是多层面的,有家庭的层面,有事业的层面,也有社会的层面。在不同层面中遇到的问题,都需要个人选择判断。在选择判断时,有的重在感情,有的重在理性,更有的因患得患失而不得不考虑利害关系。如此看来,日常生活中心理冲突的困扰在所难免。甚至我们也可以想象,能力愈高、条件愈好的人,在精神上愈可能感受到更多的心理冲突困扰。因为他们比一般人有更多的选择机会,更多的事务处理。同时,他们也有较多的动机和追求目标,故而在选择上心理冲突的困扰更多!

(一)执念心理冲突

1. 取舍趋同执念冲突

同时遇到两个具有诱惑性的近似目标时,难于选择确定,陷于困惑。鱼与熊掌不可兼得。两件事物都有吸引力,但二者不可兼得,难以抉择。

2. 闪躲趋同执念冲突

对两个都不愿接近的目标或两件事都有排斥力,都力求避免,但迫于形势,两难之中必须接受其一时,难以取舍,为此感到困惑。

3. 利弊趋同执念冲突

两件事物各有利弊,两者方向相反、强度相似。要达到目的可采取两种行动,因各有利弊不知如何抉择;或是要达到最后需求,有不同目标,但担心顾此失彼,不能抉择。个体遇到单一目标同时怀有两个动机(嗜酒者不得不戒酒)时,一方面好而趋之,另一方面又恶而避之;使个人的情感与理性发生矛盾而形成精神痛苦。例如,玩游戏有自由之乐,但也有误事后悔之苦。又如,在挑选工作时,一个机会是物质待遇优厚而社会地位却不高,另一机会是社会地位高而物质待遇菲薄。在这类冲突中一旦实现了某一目标,另一目标的吸引力便自动减弱。两个动机促使个体在行为上追求两个目标,两个目标无法同时兼得时,二者取其一而又不愿割舍便会产生心理冲突。

(二)异量心理冲突

异量心理冲突是大家都有的经验,但很难把握。比如人多时,就自觉浑身不舒服,呼吸都感到不顺畅,当众讲话,手会发抖,脸红心跳。人多时心理紧张,人少时表现优秀。

1. 情感距离分辨冲突

对感情距离把握不清,带有明显的道德性质,对待道德情感关系究竟怎样做才是对的,怎样做才是错的,没有量的积累无法判断。

2. 重复事件辨别冲突

人们常会遇到同一类问题,那就是事件重复。人们试图避免负面事件再次发生,也厌倦重复性的经历。但对如何避免负面事件再次发生因找不到有效方法和手段而内心纠结。对具有相似性、重复性、一致性的内容产生厌倦,价值感、目的性、结果预测摇摆不定,左右为难。力图逃避而又不能摆脱,故而产生焦虑,如喜新厌旧、审美疲劳。人们往往因追求一定的目标付出的努力过多而感受不到实现目标时的喜悦。人们对于抛出的硬币重视第一次抛出正面或反面,而对第二次或第三次抛出的硬币是正面还是反面逐渐不感兴趣。对重复事件产生的后果辨别力越来越差,内心冲突,甚至价值感前后矛盾。

3. 时间精力判断冲突

时间和精力上的冲突常常存在。一个人感到要做的事情太多、永远忙不过来。哪些事情对自己更重要,如何平衡自己的多重角色,在时间和精力上如何进行恰当的分配等产生困惑。时间和精力的冲突其实是一般表层上的矛盾,更深的矛盾是内心的角色整合的问题。面对一些本应引起情绪反应的事情,过多使用理智化的防御机制,就会使人远离自己内心的真实感受,习惯于用这些风格掩盖压力引起的焦虑,可能会给家庭和其他人际关系带来不良影响。

(三) 异质心理冲突

一些长期失眠的人,临睡前陷入吃药还是不吃药的想法冲突中,吃药怕有副作用和依赖性,不吃药怕睡不着。这种两难选择是异质心理冲突。异质心理冲突严重时看不到事务之间的本质区别,可能产生心理错乱,产生精神问题或神经问题。

1. 目标转换抉择冲突

人们的活动多数都是围绕一定的目标而进行的,但遇到达不成或只达成部分既定目标的情况时,往往忽视实现目标本身的意义,过于依恋实施目标过程中的技巧、信息和程序、经验而不愿意放弃或改变,在寻找新的目标和目标转换过程中纠缠与干扰因素和障碍因素相关,出现行为偏差和心理错位。

2. 文化倾向认同冲突

一般涉及大家公认的重要的生活事件,文化认同出现差异,纠结于哪种文化立场是对的,哪种文化立场是错的。

3. 信息辨识差错冲突

掌握不好事态发展到什么程度,才能做出正确选择。认为做多做少、管多管少似乎都不好掌握。

执念心理冲突与性格有关;异量心理冲突与文化有关;异质心理冲突与承受力有关。通过分析心理冲突的情形,意图告诉我们如何处置内心的孤独、疯狂、迷失和热爱。其实我们正常的内心冲突是不属于神经症类型的,也不至于达到神经疾病的程度,内心冲突类型多少都会出现在我们每个人的身上,只是程度不同罢了。了解这些,于我们对心理健康的认识还是有好处的。

三、心理束缚

大多数时候人们把感觉压抑在心底,心理束缚限制了人们的手脚。

1. 导向心理束缚

评价导向在一定程度上限制人们的手脚。人们受到某种消极评价的心理暗示,导致留下某种心理阴影。如对一个人的内向性格的评价。内向与外向的评价导向是在人际关系中存在的一种歧视与偏见。对一个人不恰当的评价导向存在一定的人性破坏性。

2. 惯性心理束缚

人们对于自己所熟悉的事物,往往产生惯性依恋,因惯性依恋产生束缚。在现实生活中,本来存在改进和变化的空间,根据以往的经验产生惯性心理束缚而不去多想,很难敏锐地感受到其他新的信息。在现实生活中,人们最愿意走容易路线的倾向,出于让生活更轻松的目的而服从群体。为了群体的共识而忽视个人的偏好。在公开场合做出明显不符合内心需求的表述,就是受制于外心理的惯性心理束缚。冲破惯性心理束缚就是一种机遇。

3. 概念心理束缚

一般而言,对于某种事物,人们常常根据以往的概念判断其主要功能和主要作用,而忽视其他功能和作用。对于耳熟能详的概念,一般都是建立在简单的规范上,很少顾及前因后果,受惯性概念的束缚,很少有人愿意做大多数人不敢做的事。概念心理束缚固化了自己某方面的能力。克服概念心理束缚,失败就会变成人生的教训。

4. 从众心理束缚

从众心理往往忽略事物的动态变化,受制于一定的时间、空间和经验意识。从众思维往往都是平面化的,缺少立体化。群体体验会影响人们的感觉和知觉,降低人们的责任感。处于大众之中往往满足于现状。突破从众心理束缚,能让群体的力量完全颠倒过来,从群体抑制行动,变成个体促进行动。

5. 背景心理束缚

背景环境对自己的思想和行为有着巨大的影响。在不确定的环境里,人们更喜欢与有相似背景的人在一起。受背景心理束缚,人们愿意用对立的观点面对陌生人,用积极的眼光看熟悉的环境、人和事,用消极的眼光看待不熟悉的环境、人和事。在背景心理束缚下,人们常为熟悉的一切提供合理化辩解,常因不熟悉环境产生歧视。

6. 角色心理束缚

受到角色习惯的影响,人们首先用角色的眼光看待遇到的问题,设想用角色影响、解决问题,往往因为角色习惯掩盖了问题的根本原因,缺乏对问题深入分析、透过现象看本质的能力。

7. 理念心理束缚

问题的表现形式是多种多样的,但人们往往根据已有的思维理念,推断事物的本质,根据固有的理念把握事物的本质,而偏离事物真正的本质。在理念心理束缚下,人们会变得迟疑和踌躇。当人们持有某种理念的时候,往往忽略掉接近性和熟悉性,理念影响到吸引。理念心理束缚诱发义务感和责任感。同时,理念心理束缚易使人的心态偏离公正和公平。

8. 执念心理束缚

承诺是一种执念,人们一旦答应了某种事情,就不愿意食言。保守秘密也是一种执念。承诺和保密关系对一个人更加难忘,很有吸引力,积极的执念带来诱惑,共享的秘密带来陶醉。在执念心理束缚下,人们经常不假思索地回应他人直接的请求,往往忽视事物的本质特征,把自己期望的结果看成事物的本质,受制于事物发生、发展的表象上面,忽略其暗藏的本质特征。

四、心理抑制

1. 情感心理抑制

情感缺失会使人感到孤独,孤独感会使人没法像平常一样进行清晰地思考,它让人们产生心理抑制。当人们把注意力放在情感因素上面时,往往关于态度、观念、决策、是非的许多信息,带有一定的情感压力,在情感时间点上构建起来的选择缺少内涵、稳定与真实,自己的感觉和做出的选择缺少背后的原因,容易产生对自己的错觉从而失去真实的自我。情感心理抑制往往导致建立在自我感觉基础上的情感依赖。情感心理抑制的人,对自我评价往往缺少客观标准。

2. 观念心理抑制

观念心理抑制的人刻板僵化,缺乏弹性,忽视自我独立性和与众不同的东西。遏制了自身潜能的发挥。刻意追求人际凝聚力是观念心理抑制的产物。

3. 环境心理抑制

外界环境的特别影响,如气候、天气环境、家庭环境等导致心理抑制。

4. 身份心理抑制

人们在思考自我时,首先关注自己与众不同的地方。用看待自我和思考自我的方式影响、感知他人。自己的优势和局限性时时抑制着与他人交流的方式。对社会知觉和认知的焦点受身份感受的影响。

5. 经济心理抑制

经济条件影响一个人在群体中的思想表达和表现,故而心理活动受到一定抑制。

6. 体质心理抑制

将挫折归咎于无望改变的身体能力,体质不好的状态严重影响心理健康。

7. 经验心理抑制

凭借一定的经验面对自我,受到很多心理暗示的影响进行自我洞察,缺少动态性的认知。经验性的偏好和念头制约着真实的动机。潜伏在内心世界里的经验,成为影响偏好和行动的主要因素。经验性的检视与自省往往导致遇事犹豫不决。经验性心理抑制有时会成为影响人们做出正确选择的潜在原因和真正因素。

8. 语言心理抑制

常常受别人说过的话影响。因说话者的动机扭曲对事物真相的认识。对语言过于挑剔,影响自我判断。自己所说的话,多数时候并不能很好地反映自己内心深处真实的想法。

五、心理激励

1. 情感心理激励

把握将自己的情感和积极情绪联系在一起的倾向。

2. 观念心理激励

对于自我评价通常不太强调准确性,而是关注自我提升和自我抚慰。自信心和积极观念将会帮助自己渡过难关。

3. 环境心理激励

在遭遇失败或其他挫折的时候,用对自己有利的环境看待世界。对自己所处环境做出及时调整和较大改善。在不同的环境里,你是不同的人。不同的环境,人的表现并不一样。人们遇到事情,首先注意到的是唤醒的感觉,而不是吸引的感觉。心情不好的时候,独自身处优美的环境中时,可能感觉心情更加不好。只有能唤起美好回忆的人和物才能改善情绪。

4. 身份心理激励

从自我提升的角度看待世界。当面对自己的短处和失败时,以及在面对日常生活中那些羞辱和威胁的体验时,用一整套策略能够维持积极的自尊。将自己坎坷经历融入成功人士的坎坷故事中,躲避闲言碎语与谴责。面对未能实现的期望值,缓冲负面威胁,寻求恢复性契机。为取得一定的进步,避免与不成功的人士做比较,坦然面对自我身份带来的问题。

5. 经济心理激励

通常来讲,能让人们心安的是健康的经济价值观。良好的经济价值观能让我们从挫折中站起来,超越失败,砥砺前行。

6. 体质心理激励

体质健壮会为心灵带来积极转化,锻炼身体有助于抚平负面情绪和悲伤带来的伤痛感。

7. 经验心理激励

避免不切实际的高度自我评价,克服盲目乐观倾向,避免夸大对自己身边事物的控制能力。

8. 语言心理激励

语言偏好受临时情绪的影响,语言不能锁定自以为是的事物,追求结果才能赋予一个人无穷的力量,语言不应让人惶恐不安。若周围的事物充满了语言威胁,需要用合理化的方式驱散。

六、心理回应

在人际交往中,存在亲近和疏远、喜欢和嫌弃、依恋和憎恨等对立、统一的关系,人际关系常常处在和谐、分歧的不断变化中,人的思想因素、语言因素、行为因素等是决定人际关系的本质原因,而直接影响其本质因素作用的在于心理回应。建立牢固的人际关系,需要有高质量的心理回应,而不是依赖心理施压因素。依赖心理施压因素是低质量的心理回应手段。面对低质量的心理回应,在关联人中,无法做到互相理解和信任。心理施压因素在关联人中,会产生心理操纵、心理控制和心理利用的压抑感、疏离感。

(一)心理回应概念

心理回应是指人们在心理上对待人际关系的情感态度。

(二)心理回应分类

在思想层次上,心理回应分为真目的性心理回应和伪宗旨性心理回应两种。高质量心理回应表现在思想的积极性、语言的上行性、行为的主动性、感情上的关爱性;低质量的心理回应表现在行为上的被动性、语言上的下行性、思想上的消极性、感情上的冷酷性。

1.真目的性心理回应

(1)偏激回应

①认知错误;②理解偏差;③想象离谱;④记忆有误;⑤方法不当;⑥情绪感觉。

(2)中正回应

①目标直接;②注重实际;③强调理性;④崇尚自然;⑤讲究逻辑;⑥遵循法则。

2.伪宗旨性心理回应

(1)实意图回应

①目的不纯;②巧用心机;③摆脱责任;④意象模仿。

(2)虚意图心理回应

①因循守旧;②忘乎所以;③情感脆弱;④意识习惯。

(三)心理回应的意义

心理回应是人际交往运转的基础,忽视这一基础会让各种关系陷入心理困境。在关联人中的心理回应效率不高,会弱化人们的感知能力,造成情感上的麻木不仁和冷酷无情。心理回应是人与人亲近的纽带,表现出关心与被关心,尊重与被尊重。高质量的心理回应能够让人们迅速进入到人际关系中的主要角色中来,提高责任感、义务感和权利感。低质量的心理回应容易产生冲突、对抗或拒绝。主动的心理回应产生爱与接纳,被动的心理回应产生恨与放弃。心理回应的质量不高,数量不够,容易削弱存在感和影响力。在人际关系中,自信心不足导致心理回应迟缓,目标浑浊。如心理回应的数量不足,质量不高,原本无比亲近的人,依恋关系疏远,带来沮丧甚至痛苦。人与人的接触、交流、互动其实质是心理回应,高质量的心理回应能有效增强情感上的亲近感,角色的重要性。高质量的心理回应能有效促进思想、行为、兴趣和价值观的一致性,促进人际关系的和谐发展。

第七章　心理认知与心理活动

第一节　扭曲认知

认知是心理学术语,是指人们获得知识、应用知识的过程,或信息加工的过程,这是人的最基本的心理过程。它包括感觉、知觉、记忆、思维、想象和语言等。一般来说,人们对客观事物的感觉、知觉、想象、联想、思考等都是认知活动。

在日常生活中我们可能都遇到过下面的情形:怎样也想不明白,自己说的话为什么给别人造成那么多误解。有人明明很想帮我们的忙,结果却帮了倒忙。为什么会出现上面的情形呢? 这都跟我们的认知扭曲有关。认知扭曲包括认知失调、认知偏差和认知谬误三种。无论在社会大范围还是小环境,到处有这类荒谬的意见以真理的面目在流行,许多人无法辨别其是非,但这类难以自圆其说的推论经不住推敲,社会真实情况被否认,甚至被否认是客观事实,脱离实际。扭曲认知是个很深的哲理问题,也是信仰偏激化的产物。

一个人的行为与自己先前一贯的对自我的认知产生分歧,从一个认知推断出另一个对立的认知时而产生的不舒适感、不愉快的情绪,也就是认知失调。人们在感知自身、他人或外部环境时,常因自身或情境的原因使得结果带有选择性知觉,出现失真的现象,也就是认知偏差。认知谬误是指有缺陷的推理,它不是指一般的虚假、错误、荒谬的认识、命题或理论,而是指推理或论证过程中产生与客观实际不一致的认识,违反思维规律或规则。

结合以上三种情况,我们将扭曲认知归纳为以下 9 类。

1. 谬理认知

利用专家或有影响力的人物讲的片面的或不正确的道理证明其事物正确的认知叫作谬理认知。

2. 谬解认知

妄解,对胡乱的想法理不清楚就下结论。单单挑出一件负面细节反复回味,最后眼中的整个现实世界都变得黑暗无光。这就像一滴墨水染黑了一整杯水。容易混淆结果和选择标准。

3. 谬传认知

对妄传、误传信息信以为真,乱贴标签,以偏概全。

4. 谬得认知

在日常生活中,人们更容易看到成功、看不到失败,往往根据某种侥幸得到的成功,证明其他成功都是靠这种侥幸得来的。守株待兔就是典型的谬得认知,导致系统性地高估成功的希望。

5. 谬赞认知

由得到错误的赞美产生的认知。用谬赞认知进行无原则地调和纷争。愿意接受错误赞美的人,不愿面对自己的错误,拒绝正面体验,坚持以消极信念和这样或者那样的理由暗示自己"批评自己的人都是不对的"。

6. 谬恩认知

根据受到过分的恩典和借助情感产生的谬误。用高度情绪化、充满感情色彩的语言来描述事物。在论证的过程中不去探求理性和逻辑上的真假对错,而是根据人们的情感支持程度推断事物的是非曲直。

7. 谬惑认知

根据荒谬、模糊、迷乱的想法妄下结论。将弄不清楚的问题赋予实际意义。对没有任何象征性意义的事务,所有的内涵都是感受者乱想出来的。

8. 谬舛认知

根据发生过的意外的事以偏概全。只要发生一件负面事件,就表示失败会接踵而来,无休无止,觉得事情只会越来越糟,对这一预言深信不疑。认为只要有负面情绪,就足以证明事实确实非常糟糕,认为自己感觉得出来的,肯定就是真的。

9. 谬量认知

根据数量判断本质。用非黑即白的思维模式看待整个世界。只要你的表现有一点不完美,你就宣告彻底失败。喜欢用数的理解方式下结论,即使没有确切的实质证明也如此相信数字说明问题。

第二节　心流与意象窨

人类的心理活动似行云漂浮不定,五谷杂陈;似流水文理自然,姿态横生。一个人思路的清晰度、注意力的控制能力、思想水平与技能的运用、精力的充沛与耗散等,决定了生活的内涵和品质。一个人全身心沉迷于自己所喜欢的活动中,并且能连贯流畅地持续下去,其精神体验使个人生活质量达到最大化和最优化时,便形成心流。

一、心流

1. 心流概念

心流是指一个人为实现一定目标,高度集中注意力,不懈努力,思维意识执念体验达到连续流动的状态。

2. 心流体现

①注意力集中于正在做的事情当中,目标明确,有刺激感;

②自觉自愿,乐在其中,迎接挑战,达到忘我的状态;

③超脱日常现实杂念,避开是非,战胜自我,产生完美自我控制欲;

④感受到一种舒心、喜悦,处于令人沉醉与沉迷的状态;

⑤全神贯注表现自我的内心思维世界。

3.心流特征

（1）心流内涵特征

①思想的决定性：目标明确，蕴涵思想；

②文化的领悟性：潮流时尚，挑战刺激；

③精神的集中性：全神贯注，完全沉浸；

④神经的敏感性：感觉灵敏，反应快速；

⑤时间的控制性：忘掉时间，控制高效；

⑥技能的挑战性：充满挑战，技能匹配；

⑦体力的坚持性：消耗体能，持之以恒；

⑧心理的愉悦性：乐在其中，趣味无穷。

（2）心流表现特征

①完全沉浸，注意力高度集中，感觉对自己正在做的事情充满热情。

②感到狂喜，觉得自己从日常现实的琐事中脱离出来，进入另一种现实状态中，类似于宗教人士在宗教场所所感受到的喜悦，或普通人在剧院/舞台等所感受到的喜悦。

③内心清晰，知道什么是需要被完成的，以及目前为止自己做得怎么样。了解自己的目标，并且清楚地认识到当下与目标之间所需要做的努力。

④力所能及，知道尽管这件事情可能存在挑战，但仍然是自己所能胜任的。

⑤平静感，毫不担心自己，甚至丧失自我觉察，连自己的基本生理需求都无法意识到，例如，有些人在全神贯注地写作/打游戏时，进入一种废寝忘食的状态。

⑥时光飞逝，由于全身心地投入在当下的事情中，时间便在不知不觉中飞速流逝，比如专心致志地做某件事情时，猛然抬头发现窗外早已从白天到黑夜。

⑦内在动力，觉得自己做这件事情源于内心的渴望和对该目标的认同。并且，一种"心流"的状态又能帮助你完成这件事情、实现该目标。例如，一些作家在创作过程中，对于新作品的渴望，令他们进入一种"忘我"的境界，而这种境界又使得他们的创作充满了创造力。

4.心流形态

①上位心流：心流波谱处于乐观愉悦状态。以获得荣誉与赞赏为满足。

②下位心流：心流波谱处于悲观消沉状态。用药物刺激、低俗娱乐、过度游戏等麻痹心灵。转移注意力，回避问题，逃避责任。

③平位心流：心流波谱处于平静平和常态。自得其乐，以自我享受为满足。

二、意象窖

1.意象窖概念

意象窖是指分散一个人注意力的杂乱思维意识。意象窖影响一个人思维意识的愉悦体验，消耗一个人的心理能量，引起一个人犹豫、退缩、怀疑、担忧、惊恐等。比如一个人在看书，脑子里却在想别的事。人们的大脑都处于分辨好坏、对错和利弊的活动中，大脑活动时，一般都伴随着意象窖。

2.意象窘成因

谬理认知、谬解认知、谬传认知、谬得认知、谬赞认知、谬恩认知、谬惑认知、谬舛认知、谬量认知等可导致意象窘的形成。

3.意象窘特征

①意象窘常给人的以往经历造成消极后果；

②意象窘易导致对未来缺乏信心；

③意象窘分散人的注意力；

④意象窘使人郁闷、焦虑,影响人的情绪；

⑤意象窘让人付出不必要的心理能量。

三、心流与意象窘的关系

心流具有挑战性,具有自我体会性。心流体验发生在技能表现阶段。技能高于挑战目标时,会产生厌倦。挑战目标高于技能时将产生焦虑。心流消耗一个人的体力与脑力,在技能练习阶段很难体现到心流;提高技能的心流,产生快乐感觉,伴随成长乐趣,幸福感强。目标太高,持续挑战,易产生厌倦、抑郁和恐惧。心流产生清晰目标。心流产生于技能匹配所从事的活动。进入心流产生自信。进入心流感觉时光飞逝。意象窘值高,价值感低,空虚感强。意象窘消耗心理能量。减少意象窘就能减轻脑力负担。缺少新的价值型刺激易产生意象窘。符合心愿的规则与控制因素产生心流,不符心愿因素产生意象窘。缺少自信心导致心理能量消耗在自我保护和克服恐惧的意象窘上。

四、消除意象窘的方法

(1)厘清价值观等心理界限纠缠；

(2)进行正向心理执念迁移；

(3)提高心理流变分割率；

(4)预设心理能量波谱跃迁阻隔层；

(5)建立好心理能量波谱平衡线。

第三节 心理能量构成要素

一、心理能量波谱谱系

(1)意识波谱系由虚意识、实意识、浅意识、深意识、刺意识、潜意识等波点元素构成。

(2)生物波谱系由视觉、听觉、嗅觉、味觉、触觉等波点元素构成。生物波是人体及一切生物体自身发出的一种生物信息场,它是电磁波的一种形式。人体放射的生物波波段为3~45微米,而生物波功能材料所反射的生物波波段集中在4~20微米,与人体自行放射的生物波(3~45 微米)重叠(根据有关资料整理,不代表医学观点)。

(3)心理波谱系由元心里、内心里、外心理、跃心理等波点元素构成。

(4)精神波谱系由智商、情商、逆商和体质、思维方式、意志力等波点元素构成。

(5)神经波谱系包括 12 对脑神经和 31 对脊神经等波点元素(根据有关资料整理,不代表医学观点)。

(6)时间波谱谱系包括记忆时间、理解时间、方法时间、兴趣时间、激励时间、自省时间、批评时间等。

二、心理能量波谱层次

心理能量波谱层次分为平位波谱、上位波谱、下位波谱。一个人心理能量所处波谱层次取决于其人性价值观、经济价值观、文化价值观,心理能量波谱层次决定一个人的性格和人格。

三、心理流变分割率

心理流变分割是对人们心流活动时间和意象窬活动时间交替变化时间域的界定。如在一个小时内的绘画过程中,集中精力画幅山水画,想象山水的美丽进入心流二十分钟,考虑其他杂事进入意象窬四十分钟,那么,对进入心流二十分钟的界定和进入意象窬四十分钟的界定过程就是心理流变分割。心理流变分割率是指在单位时间内人们进入意象窬活动时间和进入心流活动时间的比值。心理流变分割率高,也就意味着一定时间内,进入意象窬的时间相对较长,进入心流活动的时间相对较短。心理流变分割率高,情绪变化快,情绪波动不稳定。心理流变分割率对人们的心理健康评估具有一定的象征意义。

四、心理能量控制力

心理能量波谱震荡是指同一波谱波点元素之间的变化及不同波谱谱系之间的变化引起的情绪波动。情绪波动频率可用心理流变分割率衡量。心理流变分割率决定一个人的情绪控制力。控制力强则注意力集中,情绪更稳定。一个人的情绪变化快慢取决于其心理能量控制力,心理能量控制力可根据心理流变分割率判断,分为一级控制力、二级控制力、三级控制力、四级控制力、五级控制力。

五、心理能量波谱跃迁指数

心理能量波谱跃迁指数是指引起波谱层次质变的量的单位,是心理能量控制力变化的衡量值。心理健康人的心理能量波谱跃迁指数和黄金分割率相当。心理能量波谱跃迁指数等于黄金分割率时,人的心理达到健康状态。

六、心理能量波谱图坐标系构成

心理能量波谱波点元素、心理能量波谱平衡线和坐标轴构成心理能量波谱图坐标系。

坐标系包含波谱平位线、波谱上位线、波谱下位线、心理流变分割率、心理能量波谱跃迁指数和时间节点等。

七、"十五型"人格对心理能量波谱的影响

思维方式和思想决定意识波谱系。行为方式和语言决定生物波谱系。人格和性格决定心理波谱系。意志力和价值观决定精神波谱系。体质决定神经波谱系。

第四节　常见心理问题

一、焦虑

(一) 被动焦虑

被动焦虑是指由环境因素引起的焦虑,主要包括以下几方面。

(1)由可抗力因素引起的环境改变因素。如因为某种巧合或不注意产生的错误或失误。人们会因此产生后悔、懊恼等焦虑情绪。需要把痛苦经历转化为积极教训,认清责任和勇敢面对。

(2)由不可抗力因素引起的环境改变因素。如遇到地震、洪水、疫情、不可避免的战争等天灾时,人们都会有惋惜、恐惧等焦虑情绪。因不可抗拒因素引起焦虑应准确把握信息,破除迷信思想,把被动因素转化为主动力量。

(二) 主动焦虑

主动焦虑是指由自我主观因素引起的焦虑。引起焦虑的自我因素有以下几方面。

(1)思想性格

持有负向消极思想性格的人,常常因为看待事物或看人时,在思想观点上是消极的,看不到好的方面或好的转化方面,为此常伴有焦虑情绪。一般追求完美的人,思想性格不一定是积极的,不能乐观面对出现的问题,认为自己不可以失败,担心出现失败情况,或者担心不如意或犯错误,希望取得完美结果,认为自己是完美的,不能给他人留下坏印象。因思想性格问题产生焦虑的人,常常把自尊建立在别人的赞美上,而不是建立在自己的信心上。

(2)心态波动

随着情境的变化改变心态。极力逃避自己害怕的事情发生。看不清事物的本质,也看不到事物的动态变化规律,遇事来回想,重复思考,往往导致焦虑情绪出现。缺少平稳的心态,看人看事缺少一定的依据,人云亦云,没有主见,跟着别人的情绪走,这样的人情绪波动大,心态不稳,容易产生焦虑。

(3)意识模糊

意识层次不清(浅意识、虚意识、潜意识、实意识、深意识、刺意识)。

人们之所以感到焦虑,是因为在刻意逃避那些让人们恐惧的事物。亲身经历的恐怖事件产生刺意识,刺痛感强,记忆深刻。通过道听途说得到的信息,产生虚意识,需要认真辨别,转化为现实中的实意识,辨别真伪。经历或看到过而没有产生认真思考和深度记忆,产生的是浅意识,需要把浅意识转化为实意识深入思考,分清界限。

(三)情感焦虑

情感脆弱的人会害怕冲突,也害怕包括愤怒在内的消极情绪。过度忍耐和善良。遇到令人沮丧的事会将情绪隐藏起来,害怕情绪牵连到其他人。刻意讨好他人,将消极情绪隐藏起来会自然而然地形成焦虑、担忧和恐惧。如能把自己的情感情绪真实地释放出来,直面问题,焦虑感自然消除。对情感关系的牵挂和担心都是焦虑。一个善良的人,往往比不善良的人更焦虑。担心情感疏远是焦虑情绪的核心。情感疏远是抑郁情绪的核心。

(四)认知焦虑

杞人忧天,不知道所要面对的问题是什么。当改变思考方式的时候,焦虑感得到改善。认知产生九大扭曲,导致焦虑。思维方式影响一个人的感受。认为得到多数人的认可才是成功。扭曲的缺少逻辑的想法是一种自欺欺人的骗术。害怕被拒绝,认为被拒绝就是自己无能。掩盖自己有缺陷的事实,担心暴露缺点。对自己缺少正确的评价和认可。放大自己在别人心中的重要性。对羞耻感、荣誉感、安全感的担心产生焦虑。羞耻感、荣誉感、安全感的缺乏容易引起抑郁。

(五)经验焦虑

有经验的人对事物的情境善于动态把握,只以静态经验处理面对的问题,缺少动态了解,就缺少勇敢直面心中的恐惧的力量,只有自我具有战胜恐惧的力量,才能化解焦虑。

(六)体质焦虑

担心身体的变化,害怕变老,害怕生病,害怕形体巨变产生焦虑。担心身体缺陷产生焦虑感,也容易导致抑郁。寻找解决问题的办法的过程中容易产生焦虑情绪,如最终没有找到解决问题的办法则容易产生抑郁情绪。

二、抑郁

(1)依恋疏远型抑郁:经受意外打击,依恋关系遭到破坏。

(2)心理束缚型抑郁:长期处于心理束缚状态。

(3)自我关注型抑郁:对自己关注度过高,十分在意他人对自己的看法。

(4)精神遗传型抑郁:有家族神经病史,担心有一天发病。

(5)游戏痴迷型抑郁:痴迷于网络游戏不能自拔。

(6)体质衰弱型抑郁:睡眠不足,精力不够,体力差。

(7)完美缺失型抑郁:追求完美,事业压力大。

（8）生理压抑型抑郁：生理抑制过久。失去味觉、嗅觉等。

（9）信心不足型抑郁：没有能力、缺少克服困难的勇气。

（10）空间环境型抑郁：空间狭窄，环境郁闷。

三、强迫症

（一）强迫症概念

强迫症指虚意识和浅意识出现在内心里时不受外心理控制，导致不断做出主观想象或被动重复行为的现象。强迫症是一种虚幻感觉反复出现的神经症，其特点是主观意识的自我强迫行为和客观意识的逆强迫心理产生冲突，反复想一个问题或重复某个没有意义的动作，力图摆脱却摆脱不掉，引起自己情绪焦虑和痛苦不安。强迫症行为冲动和意识控制都来源于自我，但强迫行为违反自己的意愿，虽极力抵抗，却无法控制。患者自身也能意识到强迫症状的异常性，但无法摆脱。强迫症可涉及心理活动的各个方面，包括感知觉、注意力、记忆、思维、情感、动作和行为以及人际关系等。其基本症状包括强迫观念和强迫行为。

（二）强迫症类型

（1）恐惧强迫型：重复想象恐惧事物出现，恐惧感不能自控。

（2）安全强迫型：穷思竭虑，害怕人身、财产安全得不到保障，丧失自控能力。

（3）疑心强迫型：对毒物或细菌，对他人的用意抱有不必要的怀疑态度。

（4）依恋强迫性：对某人或某事物产生经常性的不能割舍的依恋情感。

（5）目标强迫型：异想天开地不断想象，脱离实际目标的实现。

（6）导向强迫型：不能自主思考或行动，离不开他人的指引。

（7）经验强迫型：缺少方法，总以以往过时的经验思考处理问题。

（8）观念强迫型：以固有的思维观念面对实际问题而不变通。

（9）习惯强迫型：习惯性地重复不必要的行为。

（10）完美强迫型：对不完美的事物产生厌恶情绪沉浸其中不能自拔。

（11）仪式强迫型：经常重复自己认为不必要的仪式而不能克服。

（12）动作强迫型：不断重复某个动作，不能自控。

（13）语言强迫型：重复性的语言力图控制而不能自控。

（14）回忆强迫型：经常陷入同一美好或痛苦的回忆中不能停止。

（15）想象强迫型：天马行空不着边际的想象挥之不去。

（16）计数强迫型：逢事物默念数字控制不住。

（17）形体强迫型：超出正常的形体期待，依旧加深完美愿望。

（18）美容强迫型：沉迷于美容带来的颜值变化而乐此不疲。

（三）强迫症特征

强迫症状时重时轻。当患者身体欠佳、杂事多、疲劳体弱时较为严重。女性患者在生理期期间,强迫症状可加重。在患者心情愉快、精力旺盛时,强迫症状可减轻。患者因主观控制强迫症状会导致原强迫症状反而愈演愈烈,深感焦虑,从而容易对日常生活事件发生强迫性质的心理对抗和行为举止对抗。患者越追求完美越会导致自信心更加不足。强迫症伴随反强迫同时出现。患者对自己强迫思维虽有明确认识,希望改变或消除它,但实际上难以自行改变。强迫症的具体症状复杂多样,相当一部分人对自己的症状缺少自知力和自控力。强迫症状以强迫意识出现,包括强迫观念、回忆或想象,强迫性对立观念等;强迫症的临床特征是反复想一个问题,力图摆脱而摆脱不掉。强迫症的基本症状是强迫观念和强迫动作,患者可仅有强迫观念或强迫动作,或既有强迫观念又有强迫动作。患者能充分地认识到这种强迫观念和强迫动作是不必要的,但却不能用主观意志加以控制。由于强迫症状的出现,患者可伴有明显不安和烦恼,但有强烈的求治欲望,自知力保持完整。

强迫症一般表现为三种情况:①强迫观念为主,无明显强迫行为;②强迫观念为主,有明显强迫行为;③强迫观念为辅,伴有明显强迫行为。强迫观念包括强迫想法、想象和冲动;强迫行为指重复出现的仪式动作。

(四)强迫症成因

①心理界限纠缠不清;②意象窘异常增多;③神经衰弱引发;④执念沉醉问题;⑤意识刺激情绪失调;⑥条件反射情境映射;⑦情感认知能力不足;⑧精神活动缺少规律;⑨过高估计风险;⑩崇尚完美,理想化。

(五)克服强迫症

①厘清界限纠缠;②清除异常意象窘;③增强体质,锻炼身体;④不良执念迁移;⑤意识转化,调整情绪;⑥适应环境,善用积极思维;⑦提高记忆力,增强理解力;⑧崇尚逻辑思维,养成好习惯;⑨正确面对风险问题,勇于挑战;⑩降低期待,踏实做事。

四、自卑

1. 以消极心态回应社会反馈意见

自卑的人并不会主动地接受他人所表达的积极内容,反而对某些人的消极意见更为重视。自卑的人在理解他人的评价时,会受到自我消极认识的影响。所以他人对自卑的人应慎用赞美词,对其错误行为适当给予平和地回应。自卑的人会通过消极的滤镜看待来自社会的反馈。自卑的人会过滤他人的赞美,只关注那些批评和拒绝的信号。自卑的人倾向于把很普通、很轻微的批评认定为对他们的全盘否定,因此有可能一下子陷进极度痛苦的羞耻感当中。

2. 感到不满时有过度不良冲动反应

对人对事感到不满意时,缺少自信,用过激言行证明自己。

3. 创造不利自身情境作为失败借口

面对非常重要却没有把握完成的任务时,人们有时候会故意不努力,而且有意创造一种场景,让事情本身注定会失败,并为这个失败准备好一个借口。

4. 沉浸在自身评价中,质疑自身价值

过于看低自己,悲观情绪占上风。对自卑的人适合低调地表扬。

5. 自我排斥,过度关注自身缺陷、不足

常和他人比较,对自己的缺点念念不忘。

6. 质疑正面评价,强化负面立场观点

自卑的人往往否定自己受到的表扬,否定赞扬者的判断。

7. 通过指责他人转移目标,自我防卫

只有成长型语言才能对自卑的人有积极影响作用。

8. 对自身成长和进步的看法不稳定

总能找到自己的缺点和不足,悲观失望。

9. 常用负面体会压抑自己的心理感受

有自虐倾向,用伤害自己的想法给自己施压。

10. 表情紧张,身体动作不自然、不放松

在陌生环境中感到紧张,表情行为拘谨、不放松。

五、拖延

(一)拖延概念

拖延是指在完成必要做的事情上所表现出来的一种惰性和消极行为。拖延是一种有害的习惯。在没有人监督的情形下,很多人很容易把马上应做的事搁置一边,拖延的事屡见不鲜。但追求做事有所节制,将事情有意延后处理的情形不是拖延。拖延不等于拖延症,拖延症是指因拖延导致内心里产生恼怒、后悔、挫败、绝望和自我谴责等被情绪折磨的状态。有了拖延症状的人,从外表上看似埋首业务、紧张忙碌的人,因为拖延导致自己无法完成自己认为有能力完成的事情在内心里备受煎熬。拖延症不仅会引发内在痛苦,也会产生严重后果。有了拖延症的人,情绪起起落落,有时很想让事情有节奏地发展,但下定的决心不能坚持,做事节奏又慢了下来,情绪和行为处于长期的波动中。人们拖延的时候,压力就会被放大。因为不能及时完成任务,做事所必需的创造性能量就会大幅降低,还极有可能在极限时间内冒险。因为拖延耽误了重要的事就会引起懊恼和内疚。当身体承受一定压力的时候,因压力又会产生拖延。

(二)拖延类型

1. 体质障碍型

身体状况、遗传基因、大脑反应引起的拖延属于体质障碍型拖延。天生的生物倾向性导致懒惰。体质状况会对一个人做事形成阻碍。

2. 能力障碍型

能力障碍型的人记忆力差,理解力不足,注意力涣散,想象力和创造力不够,没有竞争优势。

3. 完美障碍型

担心付出努力做得不够完美。不去脚踏实地做事,追求和向往某种完美主义。认为自己是做大事、成大器的人,一般小事不愿或不屑去做。认为学历、文化、地位优于他人,普通人能做的事自己不愿亲力亲为。用自我评价的能力水平当作社会价值,而忽视自我行动。寻求每件事都能吸引别人的赞许,担心在一些小事上产生漏洞。在追求完美的事情上,寻求完美的过程。往往通过拖延安慰自己,相信给自己更多的时间会把事情做得更好,肯定自己的能力,好于表现。完美障碍型拖延者,不愿意表现出能力平平,不习惯去做平凡而踏实的工作。常担心自己被人看成无能或没有价值的人,认为自己达成远大目标没有问题,常常对自己有不切实际的要求。在未找到完美途径之前,不愿采取任何行动,也不愿承担任何风险和责任。惧怕在竞争的环境中失败,所以尽量避免参与到竞争的环境中。完美障碍型拖延者,往往对自己的期待过高,脱离现实。

4. 恐惧障碍型

害怕自己不被别人接受。逃避可能遇到的不舒服、不安逸的感觉。缺少自信,不愿冒风险,害怕达不到要求,恐惧失败,恐惧人际关系,回避在交往中亲近或疏远的不良感受。缺少战胜遇到困难的勇气。害怕自己的行动陷入某种麻烦。

5. 逃避障碍型

缺少雄心壮志和对卓越的追求。逃避面临的挑战。逃避障碍型拖延往往避开被拖延的事,对其他事情可能忙得不亦乐乎。拖延者往往通过网络游戏分散注意力,努力让自己自得其乐,打发时间。对逃避的事情留下的阴影始终挥之不去,产生负疚感、厌烦、担忧的情绪。逃避障碍型拖延者外心理看上去不是争强好胜,不愿和他人竞争,而内心里则憎恨竞争中失败,表面上尽量避免参与到公开竞争中,实际上要把注意力转移到没有危险的竞争氛围中,寻找到胜利者的感觉。

6. 逆反障碍型

不堪忍受舆论压力,也不愿忍受被控制的感觉。别人对自己的担忧到了令自己感到厌烦的程度。他人的干预打乱了自己计划好的事情。自己的努力达不到别人想要的结果。把别人的要求看成对自己的一种折磨。别人期待自己有完美的表现,但认为自己无法及时应对,对成功信心不足,讨厌被控制。

7. 选择障碍型

去做的事项和期望值不符。信息泛滥让人无所适从。太多的选项让人抓不住重点,弄不清时间上的排序。对工作上的选择感到厌恶或者无聊的时候,就会产生拖延。对于不喜欢的事情会让人感到很费力,容易产生焦虑。

8. 情感障碍型

情感障碍型拖延是指因对某事的预期感到不适、焦虑、犹豫和焦灼而产生的拖延。花费很多时间和精力,躲避与被拖延的事相关联可能产生的更深的情感不适。心中忐忑不安,注意力分散。受到焦虑情绪的影响,如工作压力大和一些不良习气导致的情绪波动,做事看心情,情感控制能力差。只有管理好自己的情绪,面对有难度和挑战性的任务时才能平静下来。

9. 自尊障碍型

担心失败的结果让自己的尊严受损。在社会角色和文化角色中的顾虑以及对家庭背景和社会关系的理解构成拖延的一个因素。拖延者害怕自己的不足被人发现,自惭形秽,想方设法掩盖自己经历的窘境,制造不断进取的假象,躲避揭示真相的接触,编织谎言掩饰错误。内心深感虚伪和心术不正。自尊障碍型拖延者对自己的要求和自己的表现之间存在着对立的矛盾。容易产生自责和消沉,处于较低的自尊水平。

10. 时间障碍型

对自己可以花费多少时间做事缺少合理预期。时间感比较差。时间预期和目标不吻合,对完成任务所需时间估计不足,对自己可以用多长时间把事做完没有概念,目标与时间发生冲突。虽然对拖延感到内疚和惭愧,但始终抱有还有时间完成的希望,保持一定的乐观态度。

第八章　情绪与压力管理

第一节　情绪管理

一、情绪

情绪是指人对一切事物和现象内心感受和内心体验的表现形态。如人对某件事情的态度,是高兴或是厌恶,是愤恨或是喜欢等。人们日常所熟悉的恐惧、紧张、惊异、苦恼、耻辱等,都是情绪表现。人的情绪各种各样,从对人体健康影响的角度来看,可分为积极情绪和消极情绪两种。人的所有心理过程几乎都和情绪有关。积极情绪使人振奋而有勇气,消极情绪使人悲观和萎靡。

二、情绪指标

依据情绪发生的强度、速度、紧张度、持续性等,可将情绪分为心境、激情和应激三种指标。

1. 心境

心境是一种具有感染性的、比较平稳而持久的情绪状态。当人处于某种心境时,会以同样的情绪体验看待周围事物,具有弥散性的特点。平稳的心境可持续几个小时、几周或几个月,甚至更长时间。

2. 激情

激情是一种爆发快、强烈而短暂的情绪体验。激情常在两种相反意向严重冲突时产生。激情往往使行动带有冲动性。

3. 应激

应激是在意外紧急情况时的适应性情绪反应。当人面临危险或突发事件时,人的身心会处于高度紧张状态,引发一系列生理反应,如肌肉紧张、心跳加快、呼吸变快、血压升高、血糖增高等。应激状态常能动员身体全部力量去行动。在应激状态下,人的外部行为表现比较明显,生理的唤醒程度也较高,因而很容易使人失去理智,甚至做出不计后果的鲁莽行为。

三、情绪表现形式

情绪表现为隐性情绪、显性情绪、原生情绪、衍生情绪、次生情绪等五种。

四、情绪来源路径

情绪来源包括慧源、体质源、经验源、认知源、体验源、环境源、年龄源、信息源等。

五、控制情绪五阶段

(1)情境选择阶段。在这个阶段可以通过选择有利情境来控制情绪。比如可以通过静一静的方式,选择有利于改善情绪的环境。

(2)情境修补阶段。在选择的情景并不理想时,可以重新选择更好的环境做情境修补。

(3)注意力分配阶段。可以将注意力转移分散到其他的事物上来控制情绪。

(4)认知改变阶段。当情境基本稳定时,可以通过将情境赋予不同的意义而控制情绪。

(5)行为调控阶段。在冲动行动产生后对这种行动影响进行弥补式的调节。

六、情绪控制能力

情绪控制是一种能保持自我激励、自我调整的能力。情绪控制能力包含五个主要层面的能力:情绪自我认知、情绪自我调整、情绪自我激励、认知他人情绪、人际关系改善等能力。

七、情绪管理步骤

(一)认识情绪

正常情绪是一定行为下的合理反应。人们受到某些刺激或在特定情况下,都有各种不同的身体和心理感觉,或轻微或强烈,应以更开放的态度察觉他人与自我的情绪。

(1)情绪是由适当的原因或刺激所引起的。

(2)情绪反应的强度,应和引起它的刺激相称。

(3)情绪的反应时间,应随着客观的情境而转移,不应该漫无止境地延长。

(4)情绪恐惧主要表现在:害怕被伤害或被拒绝、害怕失败、害怕被注意。

(二)接纳情绪

(1)把自己与他人均视为完全独立的个体,允许彼此拥有属于自己的感受与想法,不管这感受与想法是正向还是负向。

(2)正视现实。接纳想法或情绪,并不等于同意或赞成。

(3)若情绪是正向的,就接纳、分享和维系。正向情绪有喜爱、高兴、快乐、自信、期待、敬佩、羡慕若、同情、关怀、欲求、接纳等。

(4)若情绪是负面的,则应在情绪舒缓后,进入较理性的思考。在自我肯定中,不回避自己的情绪,察觉、接纳自我情绪。在尊重自己、也尊重别人的前提下,表达自己的意见、想法、感受。负向情绪有恐惧、生气、紧张、怨恨、哀伤、挫折、害怕、自卑、嫉妒、失望、忧愁、羞愧、罪恶感等。

（三）抒发情绪

抒发情绪不是消极逃避问题，而是面对问题、解决问题。抒发情绪方式：暂离情境、转移注意、转换情绪、身心松弛、找人倾诉。抒发情绪的关键即在调整自身的想法与自我语言对话。把对引起个体情绪事件本身的注意力，转移到对事件的看法和自我语言对话上面来。抒发情绪要摆脱以下几种想法：认知偏离、追求完美、以偏概全、逃避现实、计较过程、信念不足。

（四）抒发情绪的原则

清醒、冷静、平和，保持开阔的胸襟和乐观开朗的性格。

八、情绪正常标准

（1）持久的情绪基调。能够保持健康。自己能控制由于身体疲劳、睡眠不足、头痛、消化不良、疾病等引起的情绪不稳；能管理好自己的健康，对疾病有合理的处理能力。

（2）对别人情绪的态度。能正确面对他人的情绪。能够适应环境。能预想并掌握社会可能出现的活动。了解对于自由活动的限制条件，能预料后果再行动。

（3）对于感情的接受能力。使人际关系情绪紧张消解到无害方面。能做到不抑制情感表达，能将压抑的情绪转换、升华和优化到社会接受的高度，消除不健康的方面。

（4）保持舒畅、快乐的能力和表示拒绝的能力。能洞察、理解社会。随着智力的发展和社会经验的扩大，应能不依靠他人洞察、分析事态，并由此谋求自我稳定。

（5）对自己的情绪的态度认知客观、公平、透明。掌握表达情绪的技巧。注意身体发出的信息、确定自己的情绪、对自己的情绪负责、选择适当的时间和场合表达情绪。

九、情绪与情感

情绪和情感是对客观事物是否符合人们需要而产生的主观体验。情绪是与生理的需要满足与否相联系产生的一种心理活动。情感是指人的内心感受，其内容包括情绪和心情。当某人高兴或生气或害怕时，都会引起情绪的变化。情绪和情感的区别主要表现在以下两个方面。

第一，情绪具有较大的情景性、激动性和暂时性，它往往随着情境的改变和需要的满足而减弱或消失；一般情况下，人的一切活动都带有情绪的色彩，而且以不同的强度、速度、持续时间和外部表现体现出来。心境是一个比较持久影响人的整个精神活动的情绪体验。一般人的情绪表现有生气、害怕、悲伤、高兴、厌恶和惊奇等。激情是一种强烈而短暂的、爆发式的情绪状态。这种情结状态的出现，通常是由对人们生活有重大意义的事件引起的。如重大成功之后的狂喜，遭遇失败时的绝望，以及危险所带来的异常恐惧等，这些都是激情状态。应激是人们在出乎意料的紧急情况下所产生的情绪状态。情感则具有较大的稳定性、深刻性和持久性，是对人、对事稳定态度的反映，因而情感是个性结构或道德品质中的重要成分之一。

第二,情绪是情感的表现形式,通常具有明显的冲动性和外部表现,如高兴时手舞足蹈,愤怒时暴跳如雷等。情感通常以内心体验的形式存在,比较内隐,如深沉的爱、殷切的期望、痛苦的思虑等。情感往往深深地埋在心底,不轻易外露。稳定的情感是在情绪的基础上形成的,情绪的变化往往反映在情感的变化过程中。因此,情感离不开情绪,情绪也离不开情感,二者是不可分割的两个概念。

情绪与情感可以影响和调节人的知觉、记忆和思维等认知过程。轻松、乐观、愉快的情绪可以使人肌肉放松、心情平静、精力集中、记忆力强、思维敏捷而活跃,可以保持大脑活动的高效率。情绪不愉快可以引起心率加快、紊乱、垂头丧气、注意力难以集中,从而干扰整个认知过程,降低智力活动水平。愉快而热烈的情绪,能使人的大脑处于最佳状态。人在愉快的心情下学习与工作,精力集中,记忆效果好,学习和工作效率高;相反,在痛苦、烦躁不安的心情下学习与工作则注意力涣散、记忆效果差、效率下降。乐观、愉快的情绪对身体健康十分有利。情绪不好,心情不佳,悲伤、焦虑、恐惧、愤怒、暴躁等不良情绪都可能是产生疾病的原因,影响人的身体与心理的健康水平。经常处于悲伤、焦虑、恐惧等状态的人,就容易患上抑郁症甚至出现自杀现象。因此,对情绪进行自我控制、引导、调节和适当地发泄,既有利于人们适应当今复杂的社会生活,也有利于身心健康。

十、动机与激励

1. 动机

动机是推动个体活动的内部动力。动机指明了个体行动的方向以及它由什么引起,又如何保持不变的原因。动机是个体行为的方向、幅度、持续性或关联性的变量。动机是保持工作能力、技能、理解能力的个体操作。工作动机是影响与工作背景有关的行为产生和保持的条件。工作动机也是把时间和精力用于组织中管理任务的一般兴趣和意愿。动机包括推动成分、引导作用、维持作用等几个大的方面。

2. 激励

激发人寻找目标、朝向目标、实现目标动机的过程叫作激励。人的行为开始于情绪感受,感受产生动机,推动目标达成。伴随目标达成,需要得到满足,动机逐渐减弱,行为驱动力随之减弱,活动趋于停滞。只有受到激励,寻找新的目标,才开始新的活动。

十一、个性与共性

1. 个性

个性就是个别性、个人性,就是一个人在思想、性格、品质、意志、情感、态度等方面不同于其他人的特质,这个特质表现于外就是他的言语方式、行为方式和情感方式等,任何人都处于一种个性化的存在中。每个个体都有自己的生活方式、理想目标、奋斗历程、失望经历和痛苦与快乐的体验。每一个人都是一个整体存在。其言行举止、音容笑貌、肉体欲望、精神追求、理性思维和情感冲动、心理体验、生活经历等都是统一的。之间互相渗透、互相影响、互相制约形成一个完整的具有特殊性的人格。

2.共性

共性是对个性的抽象概括,是一种抽象化的存在,是相对化的概念。共性存在于个性中,是大众相似的相貌、身材、走路的姿势、说话的腔调和思维方式、生活态度、情感表达方式、心理活动方式等。人们常说的"人同此心,心同此理"指的就是共性。共性在一定的社会条件和教育影响下互相渗透、互相影响、互相制约形成一个人的比较稳定的共同性人格。

十二、境界与格局

事物所达到的程度或表现的情况叫作境界。境界是个体心理认识或接纳事物的思想觉悟、文化修养和精神修养等。接受优秀文化的熏陶比较多,认识事物的程度就会深刻,境界就高。内心里与外心理和谐统一,形成心理境界;外心理健康也称为高心理境界。外心理不健康形成低心理境界。具有一定心理境界的人,才能保持良好心情,心理境界形成素质。内心里和外心理与文化结合形成思想境界。接受优秀文化比较少,认识事物的程度比较浅薄就是低思想境界。心理境界和思想境界和谐统一叫作格局。高思想境界的人有大格局,低思想境界的人有小格局。有一定思想的人才有思想境界,才能保持良好心态。思想境界低,心态不稳。以不同的心态看待身边的事物就会收到不同的结果。

十三、天赋与经验

有天赋的人能持续地表现某些方面优秀,没有这方面天赋的人往往表现一般,或者不能持续地表现优秀。天赋通常表现为一种学习的能力。拥有某种天赋,在学习该方面的知识时就能比一般人快,甚至无师自通。这就是中国人常说的"悟性好"。天赋更多地体现在接受事物的速度上,天赋强接受事物快,天赋差接受事物慢。天赋的提高也可以通过长期训练获得。例如,语言的表达能力往往能体现出一种天赋,经过长期有效训练,语言表达能力就会提高。天赋几乎表现在所有的领域或行业中,表现在与人打交道、与物打交道及各方面的学习方面。天赋是一个人能力的最基本元素,一种天赋可以适用多种不同职业。假如你有很强的空间图形辨认力,你就有成为一名成功的画家的潜力,也可能有成为一名成功的雕刻家、建筑设计师、室内设计师的潜力。空间图形辨认力就是以上这些工作所需要技能的最基本元素。一个人的兴趣、爱好往往蕴藏着自己的天赋,但兴趣、爱好不等于天赋,所以,我们可以从众多的兴趣、爱好中寻找自己的天赋,但不能把兴趣、爱好当作自己的天赋。了解自己的天赋能力,选择能充分发挥天赋优势的职业,避开自己性格天赋弱点的职业,才能更好地扬长避短。经验是在直接经历和间接经历中获得的,若在某领域天赋强则获得经验快,天赋差则获得经验慢。

十四、命运与勤奋

命运并不是一成不变先天注定的。每一个人成长的生活环境、自身的调整决定人的命运。如果我们积极锻炼身体、培养自己的兴趣爱好,主动寻找快乐,那么就可能改变自己的命运。经常看一些积极的书、听一些欢快的音乐,情绪也会被调动起来;如果我们经常与开朗、热情的人打交道,这样不知不觉地,我们会被他们积极乐观的性格影响,内心也会变得阳光起来。个人的性格是在遗传、成长的环境与经历、后天的学习的共同作用下形成的。由于每一个人的遗传、成长环境和社会经历各不相同,所以人们的性格特点也会大相径庭。正是这个原因,生活中我们几乎看不到性格完全相同的两个人。但毫无疑问,自身的努力可以改变我们性格,让你变得更阳光、更开朗,在生活中得到更多的幸福和快乐。一个有价值的人生,就是靠自己奋斗与拼搏,从自我做起,不断超越自己,最终获得成功的人生。只有懂得珍惜和完善自己,才能真正有能力去帮助他人。

第二节 压力管理

一、压力

压力是指促使一个人的精神、思想以及身体状况处于紧张状态的心理反应。造成压力的原因可以是持续积累的行为或事件,也可以是突发的极端行动、事件或情景,超出了人的心理或生理的需要。这些行动、事件、情景称为压力源。压力是一种作用于身体、使人紧张的力量。这种紧张具有两重特性:积极的紧张会增加干劲,使人兴奋,及时行动,而消极的紧张使人感到不安。压力的来源常常是复杂的,对压力的反应又是因人而异的。压力大时,就会对人们适应环境的能力造成威胁。

二、压力来源

1. 环境压力

环境压力包括生活或工作环境中的噪声、污染、光线不足、卫生较差等。在现实生活中还有许多压力来自生活事件的改变,亦即外在环境的改变。积极的社会和家庭关系能够缓和或减低压力对个人的影响;反之,没有人际关系的支持,或是缺乏外来资源的补助,会使得压力更加尖锐,同时削弱个人处理压力的能力。

2. 时间压力

时间压力是指生活工作中的时间不足、时间限制等造成的压力。

3. 职业压力

职业压力包括职业任务不清,职业角色复杂冲突,职业稳定感、安全感差。职业中的权利义务不明确,组织机构管理人员素质低劣的压力。职业中道德矛盾对抗及任务量超负荷等。

4. 个性压力

个性压力来源于社会价值观与个性之间的冲突,个人利益与集体利益的冲突,个性与环境不适应的压力;生活工作中所担负的责任大,其压力也大;个人能力与参与事物之间的匹配不当造成压力。

5. 人际关系压力

人际关系压力来源于人际关系不好, 感情疏远, 缺少相互信任与支持, 遭遇是是非非等。人际关系压力会带来工作效率和人际关系的退步, 其带来的焦虑情绪会影响我们在工作和生活中的行为表现。

6. 心理主观压力

压力也是一种心理主观的现象, 取决于当事人面对挫折、冲突、逆境等如何想、如何解释与如何应付。当这些心理因素产生时, 压力也随之而生。

7. 体质带来的压力

压力对人体的负面影响是很大的, 可以从轻微的不适到严重的疾病。身心连带的、心理的压力可以引发身体的疾病。而生理的问题也会带来心理的困扰。研究证实, 多数的身心疾病与压力有关。

8. 其他方面带来的压力

受突发事件的干扰, 情感纠葛不清, 经济拮据或经济损失, 健康安全受到威胁, 荣誉受损, 睡眠障碍, 休息不好等。对于生活事件即外在环境改变带来的压力, 不同的人对同一事件的反应可能会截然不同。

压力给我们带来的好处: "没有压力就没有动力"。适度的压力有助于解决问题。在感知压力后, 会集中全部的精力来解决压力问题。压力可以满足人类寻求刺激的需要, 这种需要往往会在克服压力之后得到满足, 因为没有任何压力的事件是不具备刺激性质的。适当的压力可以增强调适能力, 在承受压力的同时, 也在探寻解决压力的方法, 提高应对压力的能力。

三、压力后果

1. 意识反应

焦虑、攻击、冷漠、厌烦、压抑、疲劳、挫折感强、热情消退、自尊下降、神经质、感到孤独, 等等。

2. 行为反应

易出事故、酗酒、滥用药品、情绪爆发、过量饮食、行为冲动、神经质地大笑, 行动缓慢。

3. 认知反应

无力做出正确决策, 注意力不集中、对批评过分敏感、心理郁闷。

4. 生理反应

血糖增加、心跳和血压上升、口干、出汗、瞳孔放大、时冷时热。

5. 职业反应

迟到、旷工、效率低下、与同事疏远、工作不满增加、对组织的忠诚程度降低、不愿承担义务。

一般来讲, 五种表现不一定都出现, 但一种反应即可能标志着心理健康正受到威胁。

四、压力管理步骤

1. 目标整理

预算时间与资源是进行目标整理成就事业的关键因素之一。通过合理利用时间和资源谋求成功。明确眼前目标、短期目标和长期目标，保证对时间的整体把握和全程控制。

2. 调节身心

扔掉散发消极情绪的物品。放弃不切实际的追求。正视现实，用理智支配自己的情绪。摆脱无畏的思想束缚。纠正不良饮食习惯。锻炼身体，改善睡眠，通过自我宣泄有效放松自己。

3. 正向激励

在气馁的时候及时进行自我激励，才能有效地增加正能量。接受正向引导和正向心理暗示，积极反省，增加自信心。

4. 改变思维方式

思想钻进死胡同做什么事都想不开，遇见难题总爱往坏处想，在自己心中就会形成错觉。如果换个角度换个思维模式考虑问题，灵活地看待事物就会豁然开朗，心情舒畅。

5. 提高效率

厘清繁杂事物的头绪，对焦虑情绪进行清理，不逃避，不回避问题，提高效率，想尽办法把问题及时化解。

第三节　失败心理实质与赢家心理境界

一、失败心理实质

(一) 替经历

如果人们不愿意实验，不愿意尝试，惧怕失败，就不会成长。没有经历苦难的考验，人生永远品味不出幸福生活的意义，只有经过挫折的锤炼，才会珍惜得到的收获。所以勇敢者需要在不断的失败中获得经验，善于挑战才能走出阴影和黑暗，拥有光明的未来。在生活中人们面临许多成功的机会，有的人不去尝试，结果当然不会成功；有的人尝试后失败了，但是没有继续努力，所以也没有成功。事实上，在经历失败后能找出失败的原因、换个角度去思考，善于抓住有利时机，也会迈向成功。懒惰是成功的绊脚石，懒惰的人习惯于等、靠、要，从来不想去求知、去经历、拼搏和创造，最后只能是一事无成。只有勤奋、刻苦、好学、上进，朝着预定目标孜孜以求，才会达到光辉的顶点。

(二) 代经验

学习别人经验的出发点是好的，但是对于一些他人经验不能完全模仿，用他人的经验代替自己的体会,是盲目行为。每个人的经验都是根据自身特点积累出来的,别人的不一定适合自己,盲目地效仿可能会"画虎不成反似犬",得不偿失。成功的道路都差不多,但每个人的失败之处可以说各有各的不同。只有直面自身脆弱点,练就强大心理,面对一些负面能量,及时吸取前辈经验,学会平和地对待困境,才能掌握好自己的情绪和心态,坚守自己不动摇的信念,离成功才会更进一步。只有在学习别人优秀方法的同时,能够真正身体力行,砥砺前行才能避免失败。

(三)取认知

不能清楚地认识自己,就不能清楚地认识世界。取用他人的观点,缺乏严密求证过程容易误入歧途。新生事物不断涌现,信息社会千变万化,从形式主义出发很难找到落脚点。学习对于每一个人来说是非常重要的事。明确为什么学习,怎样学习,会学习是提高认知能力的关键因素。知识是一个人迈向成功的有力根基,也是取得成功的内在因素。有比较才有鉴别,只有善于推陈出新,突破固有僵化的思维模式,才能深层次解决遇到的各种问题。取得成功需要清楚认识自身肩负的使命和职责,对不会的、不懂的、不擅长的要虚心学习、善于请教,通过各种方式提高业务技能和综合素养,不能不懂装懂,也不能东拼西凑、照搬照抄。大到战略谋划部署,小到心得体会、工作总结,都需要用心去思考,紧密结合自身实际情况,突出重点、要点、特点,取长补短、扬长避短,坚持问题导向,把情况摸透,把问题搞清。学习并不等同于可以抄袭,借鉴并不意味着可以照搬,不管是哪个单位的哪项工作,都各具特点、各有侧重,简单地奉行"拿来主义"并不适用,不但无助于工作,甚至会闹出笑话。"拿来主义"的危害不可小觑,不仅不利于成长成才,更有可能在不劳而获的歧途上越走越远。

二、赢家心理境界

(1)消除偏执:回避、退让、妥协、合作、竞争。
(2)超脱恐惧:放松心态、直面问题、转移注意、英勇顽强、创造生活。
(3)摒弃妄想:科学意识、正确理解、逻辑思维、善于学习、勇于实践。

及时纠正偏执心理,要克服多疑、敏感、固执、不安全感。消除过分自我为中心的人格缺陷首先应提高认知,建立人际信任关系,加强情感交流,提高正确客观认识事物的能力,改变自身缺陷。积极主动地进行交友活动,学会信任别人,消除不安全感,真诚待人,以诚交心。要相信大多数人是友好的且可信任的。在交往过程中尽量改变偏执的心理,首先就得分析自己非理性的观念,做出更好的改变。学习、工作、事业成功不可偏执于爱、恨、嫉妒的夸张状态中。学会与他人合作,在合作中慢慢消除自身不合理的偏执行为。在竞争中看到自己的努力,发掘自己的优点,给自己确定目标去努力。一直向着自己的理想努力。逆境不消沉,绝境不绝望。只要有理想做指引,懂得感恩、学会宽容,始终微笑面对生活,始终坚守自己的承诺,就一定能成功。敢于正视问题。敢于直面问题、勇于修正错误,尤其是要发现带有苗头性、倾向性的新问题,发现带有复杂性、根本性的大问题要积极调整心态,放下担心和焦虑。在遇到困难的时候不退缩,百折不挠,有担当、有责任心,勇敢果断,不拖泥带水。用勤劳的双手、智慧的头脑创造精神世界。在深刻认识科学的本质、功能、发展规律和机制的基础上积极勇敢地进行改造社会和自然的有意识的活动。实际去做，去履行，而不是空想。正所谓理论与实践相结合，就能合理地改造世界。

第四节 生涯能力

1. 执行力

执行力是各级组织将战略付诸实施的能力。执行力的强弱直接反映战略方案和目标贯彻程度的高低。执行力是竞争力的核心指标。用人单位很重视对求职者工作效率和方法的考查。一个人要想事业成功，必须具备强有力的执行能力。

2. 分析能力

分析能力是人对事物进行剖析、观察、分析和研究的能力。分析能力可以使人抓住事物的主要矛盾和矛盾的主要方面，把握具体事物运动的客观规律。分析能力较强的人，往往在自己擅长的领域里，有着独到的见解和方法，抓住影响事物本质的关键因素，面对压力能够冷静地分析问题、解决问题。

3. 沟通交流能力

沟通交流能力是指个体在事实、情感、价值取向和意见观点等方面采用有效且适当的方法与人进行沟通和交流的能力。沟通与协调能力是现代职业人士成功的必要条件。

4. 自我管理能力

自我管理能力就是能约束自己有效地管理个人工作时间，有效地规划各类资源。能够有效地管理自己的日常工作，能对自己的工作按重要性和时间紧迫性进行排序，确保工作效率。能保证工作质量、生活成本和承担工作生活带来的风险。

5. 学习能力

学习能力指学习的方法与技巧，学习能力是不断更新知识和技能的基础。提高学习能力有利于构建新的知识体系，能有效总结、观察，学习到经验、技巧、方法等。有利于改进提高自身的技能水平和文化素养。

6. 适应能力

适应能力指个体在不同的环境中求得生存、发展的能力。适应环境是发挥才能的前提，只有具备良好适应能力的员工才有可能为组织创造良好的业绩，有良好适应性的人都具备良好的人际交往能力、处理良好的人际关系能力、协调组织关系的能力。适应性良好的员工更能有效面对组织的变革，使组织更好地在创新中发展。

7. 创造力

创造力是一种综合素质，通常由知识、智力、思维方式等很多因素构成。创造力可以产生新的思想，发现和创造新的事物。创造力是一种高水平的心理活动，创造力是勇于挑战和尝试的精神。这种敢于创造能突破固有模式，使思维变得更加开阔。

8. 充满工作激情

一个成功的职场人,一定是在工作中始终保持激情的人,无论从事什么样的工作,做了多久,他们都不会厌烦。充满工作激情更容易进步,始终焕发勃勃的生机,感染着身边的人,带来快乐和高效率的工作成果。一个热爱自己的工作,快乐、乐观、积向上的员工才是一个合格的员工。

9. 应变能力

应变能力是指在外界事物发生改变时,人们所做出的反应,可能是本能的,也可能是经过大量思考后做出的决策。应变能力是当代人应当具有的基本能力之一。应变能力是人们把握信息、处理事务、看准方向、把握时代脉搏、跟上时代潮流的关键。

10. 抗压能力

抗压能力就是抵抗压力的能力。在职场上能承受各种压力的人,能保持工作热情和情绪稳定。减少心情烦躁、郁闷。

11. 领导力

领导力是指一种能够激发团队成员的热情与想象力,并且能够与员工全力以赴去完成一定目标的能力。领导者面对冲突时,根据具体情况果断采取适当的处理方法,趋利避害,使获益最大或损失最小,并且愿意为下属承担错误和责任,深受下属的拥戴。善于沟通,及时为团队确定目标,并能采取各种激励方法帮助员工克服障碍。善于运用个人领导魅力有效影响下属,并能够劝导下属配合组织工作。

12. 独立工作能力

独立工作能力是指在没有他人帮助的情况下,能够运用有关资源独立分析和解决问题的能力。独立工作能力强的人在工作中有较强的独立性、自主性、创造性。独立工作能力强的人一般都具备丰富的理论知识及沟通、协调技巧,有丰富的经验和良好的实际操作能力,常常能保证他们在遇到问题时,第一时间形成解决问题思路,做出正确反应。

13. 个性品质

员工的素质视为一切的根本。面试官会根据机构组织的宗旨和价值观,建立起一套测试应聘者品质的面试题,这也是招员工的核心策略之一。

14. 敬业

如果一个人能够把本职工作当成自己的事业来做,那么他就成功了一半。同一件事,对于工作不等于事业者而言,意味着出于无奈不得已而为之。对于工作等于事业者来说,意味着执着追求,力求完美,进而将从工作中收获到比薪水更宝贵的东西。目前,对于大多数人而言,拥有一份真正属于自己的事业还只是一个理想而已,因此,一般意义上的成功还是要建立在团队成功的基础上。对工作的目的和本质有一个清晰的整体思路,这对我们做好工作有着至关重要的意义。

15. 宽容

宽容,就是说人的心宽、肚量大,能容事,能忍事,能让人。俗话说得好:退一步海阔天空。人与人交往必须学会宽容,宽容能使人与人之间加深了解,宽容能使人与人之间化解矛盾。不仅生活中需要我们宽容,同样职场上更需要宽容,一个有志于事业成功的人,宽容对他来说是一门不可忽视的人生必修课。胸襟博大、心宽志广,他就会上下和睦、左右逢源。以充沛的精力投入工作之中,使自己的事业大有作为。

16. 交际能力

交际能力就是在一个团体、群体内与他人和谐相处的能力。每个人都是社会的一分子,当我们走上社会的时候,我们会与各种各样的人打交道,在与人交往的过程中,你能否得到他人的支持、帮助,就会涉及自身能力的问题。能够作为集体的一员参与工作,向别人传授新技术,诚心为顾客服务并使之满意,坚持以理服人并积极提出建议,能与背景不同的人共事,能够与人有效沟通,是现代人职业素质的重要组成部分。在当今竞争激烈的市场环境下,求职者要想求得理想的职位,并在职场中站稳脚跟,除了加强专业技能的学习外,还必须加强交际与口才方面的训练,尽可能提高自己的沟通能力以积累更多的人力资本,获得更多的生存与发展空间。

17. 自信心

自信就是一个人对自己能够达到某种目标的乐观充分的估计,自信对一个人来说非常重要,自信是事业成功的根本保证。拥有充分自信心的人往往坚忍不拔、奋发向上,因此比一般人更易获得各方面的成功。可以说自信意味着已成功了一半。遗憾的是,缺乏自信的人随处可见。研究显示,人们缺乏自信、甚至自卑的原因很多,但有一点可以确定,这完全是后天形成的,与先天无关。因此可以这么说,是人们自己把自己变得没了自信、从而影响了自己的成功与前途。还是那句话,最大的敌人是你自己。

18. 忠诚度

人才作用的发挥首先在于人的忠诚,然后才能谈到发挥人才的作用,只有拥有忠诚,才能拥有机遇和成功。就个人而言,忠诚是高尚的人格力量。员工对机构组织忠诚,表现在员工认认真真地工作,踏踏实实地做事。表现在工作态度积极,不仅对自己的工作充满热情,能够积极主动,甚至能带动或改变身边人的工作态度,这些因素有利于机构组织的快速成长,提升机构组织的凝聚力,能够产生的价值和财富也是可以预见的。员工对机构组织的忠诚程度,直接决定着机构组织人力资源优势能否持久,决定着机构组织是否会在现今日趋激烈的人才竞争中脱颖而出。员工的忠诚是机构组织最大的财富,忠诚是一个人的安身立命之本。忠诚是一种美德,更是一种能力,是其他所有能力的统帅和标志。一个人缺少了忠诚,他的其他能力便失去了用武之地。

19. 乐观心态

人生在世不如意事十之八九,这是一种客观规律,是不以人的意志为转移的。悲观就像一个幽灵,假如一个人能征服自己的悲观情绪,那么他便能征服困难。人们对事物的看法通常都有两面性,即正面的和负面的。很多事情并不在于这件事本身到底是好是坏,而是人对事情的看法决定了事情的好与坏。我们每个人的人生都不会一帆风顺,总会遇到各种困难与挫折,这是不可避免的,这就要求我们要用乐观的心态来看待一切。凡事都要尽量看正面影响,即使一件事本来是坏事,但也要看到,因为它的失败和不成功,而让你得到了更多的人生经验和处理困难的办法,这对于个人成长来说是非常宝贵的财富。现代社会,随着竞争的不断加剧,压力无处不在。这就更需要我们保持乐观的心态。心态的好与坏影响着生活的方方面面,如在求职过程中,每个人都会或多或少地经历一些挫折,如果不能保持乐观的心态,那么可能一次次地与机遇擦肩而过。大部分机构组织在招聘员工时都会非常注重对员工心理素质的考查,有没有一个良好的心态是关注的重点。这就要求求职者一定要树立乐观的心态,唯有如此,才能把自己最好的一面展示出来,才能达到求职成功的目的。

20. 正直、诚信

正直、诚信是每个人的立身之本。所谓正直,是愿意为了理念或原则来牺牲、放弃短期或自身的利益;所谓诚信,就是诚实守信,能够履行承诺而获得他人的信任。在激烈的市场竞争中,正直和诚信是机构组织立足、发展的根本,是一个机构组织健康发展应具备的首要素质。有鉴于此,很多大型机构组织都把正直和诚信作为考核员工的一项重要标准。

21. 坚持不懈

要取得事业的成功,没有什么捷径可走,需要我们踏踏实实地走好每一步,需要我们坚持不懈地做好每一件事,需要我们付出很多艰苦的劳动,世界上从来没有一蹴而就的事情。如果你以前有过失败,检查一下,是否因为没有全力以赴地行动而使你的目标未能实现。因为未能全力以赴地行动而失败的人很多,看看你周围的一些失败者,他们行动散漫,一心多用,不能有效抓住机会,不管他们多聪明,如果不能全力以赴地行动,他们亦终生平庸,难以成就大业。如果你想在事业上有一番作为,你就要把自己所有的力量都拿出来,全力以赴地去行动,一个目标一个目标地去攻克,一个小问题一个小问题地去解决,直至实现你的大目标。

22. 充满爱心

我们生活在这个世界上,离不开别人的帮助,别人同样需要我们的帮助。所谓爱心,就是始终用一颗感恩、宽容的心,去关心爱护他人与自己,用真心对待周围的每一个人、每一件事。我们干事业也需要付出一定的爱心。工作不仅让我们获得工资,更重要的是,教给我们经验、知识。通过工作能够提升自己,从而变得更有价值。

23. 社会公德心

人类的力量来自群体的团结与合作。群体中个人必须遵守规定的生活准则。社会公德是个人素质水平的体现,也是全民族文明程度的标志。如果人们连最起码的公共生活准则都不遵守,就更谈不上用道德来自我约束了。经常听到有人说现在的人越来越没有社会公德心了,那么什么是社会公德心呢? 要弄懂什么叫公德心,首先要弄懂什么叫公德。什么是社会公德呢? 社会公德就是:一个国家、一个民族或者一个群体在历史长河中、在社会实践活动中积淀下来的有益于社会人群的道德准则、文化观念和思想传统。我们每个人所具有的能遵守这些道德准则的决心,为社会谋安宁,为人群谋幸福的精神,就叫作"公德心"。

24. 价值观

价值观决定一个人看待事物的标准。如果一个人的价值观有偏差,就很难要求他具备忠诚、正直等品质;如果一个人的价值观与机构组织提的价值观有很大差别、就很难融入机构组织的整体。也就是说,如果机构组织在选人时,没有充分考虑人才的价值取向,那就很难指望招聘的人会为机构组织做出贡献。尽管他们在用人时非常重视工作成绩和专业技能,但他们更注重的还是员工的价值观。人们的价值观引导着他们的思想和行为,一个员工即使有着出色的工作成绩,但如果不具备良好的价值观也不会被重用。

25. 思维方式

新的思维模式或解析社会问题和人的问题的思考方法,以清晰明了的概念,消除歧义。它不是扎根于科学,而是扎根于社会。随着时间的推移,思考问题的方法也会慢慢地进化,思考方式能力不是让人们实际上做些什么和应该怎么做,而是要揭示人们生命价值的运行规则方式。判断人们运行的角度和运行产生的结果。

26. 行为能力

人类的利他主义行为是亲缘选择的结果,也就是说,是通过基因而得以演变和发展来的,尽管利他主义行为的形式和程度在很大限度上是由文化决定的。利他主义通常分为两大类,无条件利他主义和有条件利他主义。前者指的是不图回报地替别人服务,后者指的是为别人服务时期待着某种回报。

27. 意志力

意志力是人格中的重要组成因素,对人的一生有着重大影响。人们要获得成功必须要有意志力作保证。孟子说过:"天将降大任于是人也,必先苦其心志,劳其筋骨,饿其体肤,空乏其身,行拂乱其所为,所以动心忍性,增益其所不能。"这段话,生动地说明了意志力的重要性。要想实现自己的理想,达到自己的目的,需要具有火热的感情、坚强的意志、勇敢顽强的精神,克服前进道路上的一切困难。

28. 其他能力

(1)合理利用与支配各类资源的能力。在时间上选择有意义的行为,合理分配时间,计划并掌握工作进展;在资金有限的情况下制定经费预算并随时做必要调整;获取设备、储存与分配利用各种设备;合理分配工作,评估工作表现。

(2)获取信息并利用信息的能力。获取信息和评估、分析与传播信息,使用计算机处理信息。

(3)综合与系统分析能力。理解社会体系及技术体系,辨别趋势,能对现行体系提出修改建议或设计替代的新体系。

(4)运用特种技术的能力。选出适用的技术及设备,理解并掌握操作设备的手段、程序;维护设备并处理各种问题,包括计算机设备及相关技术。

第九章 集合园心理学应用技术

中国自古就十分重视人才选拔和人才测评,从上古到春秋战国为起始期。这一阶段对人的评价以荐举和观察为主要方式。如先秦时期实行的乡举里选,《诗经国风·鄘风》中记载了通过贵夫人衣着的华美与行为反差,来揭示其本质的诗篇。春秋战国时期,百家争鸣,人才辈出,诸子从不同的角度阐述了对人才的见解,这些理论和方法散见于诸子百家典籍之中。从汉到隋为发展期。汉朝首次确立了"察举""征辟"制度,为国家选拔人才。到了魏晋南北朝,特别是魏国为了吸引人才,创设了九品中正制,以此作为任用官吏的依据。这一时期的最重要成果即是形成了以刘劭的《人物志》为代表的人才测评的理论和方法。从隋唐至清末为成熟期。隋朝确立的科举制度,在唐代得到发展完善,一直延续到清朝末年,成为我国封建社会选拔人才的主要途径。各朝在考试的内容上各有所侧重,唐重诗赋,宋试经策,明清以八股取士。这一时期,人才测评的制度已相对完善和稳定,不同领域的学者在前人的基础上进一步发展,但都没有形成系统的理论体系和方法。

人才乃制胜之本,王安石认为"人才难得亦难知"。庄子进一步阐述说:"凡人心险于山川,难于知天。天犹有春秋冬夏旦暮之期,人者厚貌深情。故有貌愿而益,有长若不肖,有顺懁而达,有坚而缦,有缓而钎。"意思是说人的心理比山川还要险恶,比苍天还要高深莫测。自然界的春秋冬夏和旦暮的循环往复还有定时,而人却善于掩饰,不显露于外表,把情感深埋在内心深处,故难以测度。而以用人为长的诸葛亮也认为:"夫知人之性,莫难察焉;美恶既殊,情貌不一,有温良而为诈者,有外恭而内欺者,有外勇而内怯者,有尽力而不忠者。"人本身具有复杂性、隐性、善变的特点,对人才的评价不是一劳永逸的事情。白居易在《放言·其三》诗中说:"试玉要烧三日满,辨材须待七年期。"孔子在《论语阳货第十七》中说:"能行五者于天下,为仁矣"。请问之。曰:"恭,宽,信,敏,惠。恭则不侮,宽则得众,信则人任焉,敏则有功,惠则足以使人。"孔子认为看一个人是否具备"仁"的品性,要从五个具体的角度观察。要想对人做出真正客观的评价,只有一个方法就是用时间进行考验。但在实际工作中,这个要求往往难以办到。对人才需要的紧迫性,就要求创造出相关的方法和技术,并能够快速地辨别良莠,识别人才,这样人才的可测量思想就应运而生。

识人之术从古至今受许多人喜欢与推崇。在中国先秦时期就有了最早的人才选拔测评技术——"知人"。《道德经》言"知人者智,自知者明;胜人者有力,自胜者强;知足者富,强行者有志。"老子把善于"知人"看作智慧的象征。在人才的识别、甄选历史发展过程中,中国古代人创造了许多人才测评的方法和手段,进行了广泛和卓有成效的实践和建设,积累了丰富的思想和操作经验。但这些方式主要是通过观察去了解一个人的日常行为举止,以作为判断其个性特征的依据,并不是现代意义上的心理测评技术。当下,心理测评技术主要是应用于四个方面,一是职业技能类测验,岗位胜任力、智商等;二是心理问题症状类测验,抑郁、焦虑、压力、情绪等;三是人格测验,个性特质、职业兴趣倾向、潜能等;四是社会人际交往能力测验等。

说起前人的识人之术,很多人会想到曾国藩,曾国藩非常擅长识人,为清朝招纳人才立下汗马功劳,他的识人之术非常实用。例如,通过一个人的坐姿和站姿判断人的性格特点,如果一个人坐立的姿势特别挺拔、庄重,说明此人是个较为坚定的人,遇到事情时也会保持镇定,不会心慌意乱。如果一个人站姿歪歪扭扭,东倒西歪,说明此人的心神涣散,性格比较急躁冲动,遇到事情也不懂得如何妥善处理等。在《淮南子》卷二十泰族训中,刘安也认为:"故仁知,人材之美者也。所谓仁者,爱人也;所谓知者,知人也。爱人则无虐刑矣,知人则无乱政矣。"《荀子》不苟篇说:"君子大心则敬天而道,小心则畏义而节","小人则不然,大心则慢而暴,小心则淫而倾"。君子扩大仁心,就会尊敬天而行道,即使小小的仁心也会敬畏礼义而加以节制。小人则相反,心意扩大就会傲慢而暴躁,心意细小就会淫邪而偏侧。不同情况君子会做出适当的应变,表现的是道德价值,和小人表现的个人利益价值是不同的。管仲在《管子·立政第四》中说:"君之所审者三,一曰德不当其位,二曰功不当其禄,三曰能不当其官,此三本者,治乱之原也。"按照管子的观点,对人才的考察要从德行、功劳和资历三个主要的方面展开。诸葛亮在《将苑》中解释了测试人性的"识人七法":一曰,问之以是非而观其志;二曰,穷之以辞辩而观其变;三曰,咨之以计谋而观其识;四曰,告之以祸难而观其勇;五曰,醉之以酒而观其性;六曰,临之以利而观其廉;七曰,期之以事而观其信。诸葛亮"识观人七法"从智慧、语言、行为等多方面对一个人进行心理测评。

从以上论述中可以看到,中国古代识人之术的本质都没有离开一个人的道德修养、思想智慧和价值观等人格准则。一个人的道德修养、思想智慧和价值观等决定一个人的本质。本章介绍的"博士帽"心理测评方法建立在中国古代心理测评思想的基础上,遵循社会主义核心价值观的原则,把人放到各种社会关系中做综合考察,通过道德修养、思想和价值观等人格特征把握人的本质,揭示人们在生产实践中所发生的本质性联系,注重人的整体性、人际关系的协调性、群体的和谐性等条件。

第一节　"博士帽"核心素养测评构成

一、核心素养含义

"核心素养"不同于一般意义的"素养"概念,它包括以下几方面:

(1)"核心素养"指人才应具备的适应终身发展和社会发展需要的必备品格和关键能力;

(2)突出体现个人修养、社会关爱、家国情怀,强调自主发展、合作参与、创新实践;

(3)从价值取向上看,核心素养反映了人才终身学习所必需的素养与国家、社会公认的价值观;

(4)从目标取向上看,核心素养既注重学科基础,也关注个体适应未来社会生活和个人终身发展所必备的素质;

（5）核心素养不仅反映社会人才发展的最新动态，同时反映人才注重历史文化的特点和接受教育的现状。核心素养反映出人才的可培养、可塑造、可维持、可发展前景。

二、"博士帽"核心素养测评含义

博士是指博学多闻，通达古今的人士。博士也是现今学位的最高一级。中国古代将有特殊技能的或专业人员尊称为博士。博士帽是学校礼帽，表现它的学术含义，更有书卷气。15 世纪，博士帽成了很多地方标准学位服的一部分。博士帽象征着学业所成、端庄沉稳，还象征着即将踏入新的起点，也预示着自己需要担当属于自己的那部分责任。博士往往具有探索、开拓、创新精神。大多数科技人员的最终人生目标都是在博士时期形成的。

核心素养实质表现在人的人文底蕴、科学精神、实践创新、责任担当和学习能力上。"博士帽"核心素养测评包括人们在学习、理解、运用人文领域知识和技能等方面所形成的基本能力、情感态度和价值取向，包括人文积淀、人文情怀和审美情趣等基本要点。还包括人们在学习、理解、运用科学知识和技能等方面所形成的价值标准、思维方式和行为表现等。"博士帽"核心素养测评含义是在学习意识形成、学习方式方法选择、学习进程评估调控等方面的综合表现，包括乐学善学、勤于反思、信息意识等基本要点等。博士帽象征在认识自我、发展身心、规划人生等方面的综合表现，具体包括珍爱生命、健全人格、自我管理等基本要点。核心素养表现在处理与社会、国家、国际等关系方面所形成的情感态度、价值取向和行为方式，包括社会责任、国家认同、国际理解等基本要点。在实践创新方面，核心素养体现在日常活动、问题解决、适应挑战等方面所形成的实践能力、创新意识和行为表现。具体包括劳动意识、问题解决、技术应用等基本要点。

三、核心素养测评目的类型

(一) 选拔性测评

通常在人力资源管理与招聘或职业晋升中所使用的测评为选拔性测评，选拔性测评的目的是区分和选拔优秀人才，这是最常用到的一种测评，这种测评特别强调区分功能，要求过程客观，结果明确。在人力资源管理招聘中，常使用智力测验、能力测验或人才评价。选拔性测评注重的是个体差异性，即对测评结果进行比较和价值判断，如考试成绩在一定程度上能反映出学习效果的好坏。

(二) 配置性测评

配置性测评是以合理的人职匹配为目的，以人职匹配内容为测评重点，接近人尽其才，人尽其用。通过职业兴趣测验、技术能力测验、特殊才能测验重视测评要素与岗位的相关性。当任职者的能力、兴趣和价值观刚好吻合职位的要求时，可以达到最佳的人力资源使用效果。配置性测评最大的特点是必须结合职业要求，不同职位的测评标准明显不同，并且不能由于人员的原因降低标准，强调宁缺毋滥。

(三)考核性测评

考核性测评又称鉴定性测评,目的是鉴定和验证是否具备某种素质,或者具备的程度和水平。考核性测评经常与选拔性测评和配置性测评融合进行,主要是对测试者素质结构与水平进行鉴定,考核性测评关注绩效成果,寻求公平公正性,测评得分只根据测评要素水平的高低,要求测评结果具有较高的信度和效度。

(四)预测型测评

预测型测评是以评价对象的状态、基础、程度、水平为依据,对其发展趋势所进行的价值判断。考虑未来各种因素变化,这种测评有一定实际应用意义。即使不考虑未来各种因素变化,这种测评也具有一定的警示意义。

(五)开发性测评

开发性测评以开发人员潜能为目的,所以这种测评的报告并不强调好坏之分,而是强调通过测评来勘探个人的优势和劣势,尤其是潜在的发展可能。通过开发性测评能结合明确的开发目的,提升团队的沟通效率和质量。

(六)诊断性测评

传统教育过于注重筛选的功能,诊断性测评应转向参照性测验以深入研究,测验应当更加注重人才的发展,并展示更多的相关信息。诊断性测评是鉴定人才在某一学科学习方面的优缺点或工作中遇到困难时而进行的一种测验方式。通过诊断性测评主要了解与分析人才对知识和技能的掌握程度,对心理健康和身体健康等做出比较全面和细致的探究。

四、"博士帽"核心素养测评内容类型

①价值观测评;②道德操守测评;③体能智慧测评;④人格性格测评;⑤兴趣爱好测评;⑥理想信念测评;⑦人际关系测评;⑧心理健康测评;⑨职业素养测评。

五、"博士帽"核心素养测评功能

人才测评的目的,不是测评人的表面,而是对人才的内在素质进行测试,判断其在心理适应力、工作能力和自身特长等方面是否符合人才要求。如果人才自身素质不够硬,就需要根据测评的结果适当进行改变和调整,使得自己更加符合条件。"博士帽"核心素养测评功能主要是实现量才录用、因材施教、人适其事、事得其人。素质测评与工作分析是人力资源管理的两大基础工程,是人事决策的基本工具和主要信息来源。人才素质测评的功能涉及人才选拔、培训开发、人员配置、提拔晋升、团队建设等多个方面的管理应用。

1. 有利于理性选拔人才

单凭少数个人经验和选人用人态度,无法对人做出科学、准确的评估。人才素质测评综合运用管理学、心理学、系统科学、信息科学等方面的知识,既有定量描述,又有定性分

析,能够促进人事决策的科学化、民主化和制度化。

2. 有利于定向培训、开发人才

随着技术变革日新月异,人们工作所需要掌握的技能变得越来越复杂。对人才培训的质量要求越来越高,只有提高培训效率,使培训有的放矢,才能事半功倍。核心素养测评通过分析每个人的素质优势与不足,可以有针对性地制订人才培训开发方案,定向开发人才、实现"学以致用"。

3. 有利于合理配置人才

将合适的人放到合适的位置上发挥合适的作用,才能做到人力资源优化。采用"博士帽"核心素养测评方法,了解人才的能力、性格、兴趣、动机、气质类型与职位发展的匹配性,了解个人工作风格与团队风格的匹配性,能够使人才配置扬长避短、优势互补、提升效能。

4. 有利于提高人才晋升质量

许多组织在做人力资源晋升决策时,单纯看拟任职位的任职资格条件,过于注重过去的业绩,而忽视人才的发展潜力或忽视新职位胜任能力。所以,在做出晋升决策时,需要根据拟晋升职位的新要求标准进行测评,才能确保晋升有效。

5. 有利于人才团队建设

优秀的团队不是成员的简单叠加,而是取决于成员的匹配性和凝聚力的强弱等,这些都与人力资源管理的各种活动(如领导、沟通、激励等)密切相关。"博士帽"核心素养测评可为人力资源管理的各种活动提供科学依据,有利于对人才团队实施动态管理,打造出高绩效团队。

六、"博士帽"核心素养测评法流程

价值观是衡量真、善、美的标准,在人生领域,如以个人价值为中心,衡量事物的是非、善恶、美丑,其本质是个人主义。如以社会价值为中心,衡量事物的是非、善恶、美丑,其本质是集体主义。评价人生价值观的方法主要应以客观、公正、准确为原则。一般通过问答题的方式是很难得出正确答案的。评价社会成员人生价值的大小,除了要掌握科学的标准外,还需要掌握恰当的评价方法,需做到以下四个坚持原则:①坚持能力有大小,与贡献须尽力相统一;②坚持物质贡献与精神贡献相统一;③坚持完善自身与贡献社会相统一;④坚持动机和效果相统一。"博士帽"核心素养测评法流程如下所示。

(1)前期准备阶段,分析需求确定测评的目标;明确测评背景目的、意义和原因。明确测评的基本方向和类型,确定测评主体和受众范围,明确测评对象、测评方式、测评时间周期、地点工具、注意事项等。

(2)建立测评工作小组,明确成员组成及职责分工。根据测评需要,设计测评指标体系,建立素质模型。对测评的相关参与人员进行指导和培训,使之能够正确地运用测评工具并按照一致的标准确定量化指标。

(3)组织实施阶段。"博士帽"核心素养测评法遵循直观、客观、逻辑原则,其测评流程还需配合"180"职业倾向测评法、"1440"性格分析法、"十五型"人格分类、"灵知述情"心理疏导法、"五旋风"心理疏导法、"意象会意"心理治疗法等多方面多角度进行。

①根据个体心理机理构成测试题,分析"八大心理依恋"关系。

②根据八大心理依恋关系测试题,测出"1440"性格类型。

③根据兴趣爱好取向测试题,测出"十五型"人格取向。

④根据"十五型"人格取向测试题,测出职业梦想倾向,判断个体人职匹配度。

⑤根据"博士帽"三角形测试题测出思想类型和价值观取向。

(4)统计分析阶段。对测评过程进行协调和监控,收集、记录测评的原始数据,将原始数据录入统计模板,进行数据的汇总和综合,及时纠正可能发生的偏差,将测评误差控制在一定范围之内。

(5)结果报告阶段。对数据进行分析,判断测评的有效性和可靠性;根据数据对测评结果进行定性的评价;将被测评对象与测评结果进行对照,并按照标准加以区分。撰写或自动生成相应的测评报告;提出管理的对策与建议;将测评结果反馈给被测评者本人,并应用于具体的管理实践当中;跟踪检验和反馈,总结经验,完善测评工具。

第二节　"灵知述情"心理疏导法

一、"灵知述情"心理疏导法简介

(一)"灵知述情"心理疏导法概念

"灵知述情"心理疏导法是以启智、育心、匡德为本质进行情绪自我调整的心理疗法。情绪问题严重通常伴有相应的认知、行为、心理、生理以及人际关系等方面的改变或紊乱,甚至引起躯体症状。情绪问题严重会形成情感障碍。情感障碍又称心境障碍,是以情感或心境改变为主要特征的一组精神障碍,情感障碍的表现有很大差异,较轻的能引起对某种负性生活事件的强烈情绪反应,较重的则可导致为一种慢性甚至致残性的身体疾病。情感障碍在临床上表现为抑郁和躁狂两种截然相反的极端,因此既往又称为躁狂抑郁性障碍或躁狂抑郁性精神病。情感障碍包括抑郁发作、复发性抑郁障碍、躁狂发作、双向情感障碍及持续性心境障碍等。与情感障碍相伴的严重情绪问题还表现在述情障碍上。

本书为了明确心理咨询活动中的主客体地位与权利关系,把心理咨询活动中的主客体关系确定为心理咨询者和心理自询者。咨询者与自询者身份的确立,将建立起新型的人际沟通主客体关系,成为缓解咨询者与自询者之间的诸多矛盾和问题的有效途径,也将提高人们对心理咨询活动重要意义的认识,促进两者间的平等交流。通过咨询者与自询者对心理咨询活动中的各自承担的责、权、利的意义上的理解,促进人际关系的和谐发展。

(二)述情障碍分析

述情障碍可能由多方面的因素引起,如基因、神经系统、成长环境等。述情障碍临床特征主要是描述感觉有困难。不管是自己的感觉还是他人的感觉,述情障碍者对情绪运用和理解的表达极其有限,很难将各种情感、情绪与身体感觉区分开,如在描述忐忑不安的感觉时可能会说:心跳加速、出汗、头晕,但不知道其是感到了紧张。述情障碍者无法接受心理认知方法进行治疗,因为其自以为没有感觉、没有幻觉,甚至做的梦也是没有色彩的,无法谈论内心情绪感受。述情障碍的人并不是没有感觉,而是他们无法用语言准确地表达自身的感觉。当某事或某人触发了他们的感觉,他们对这种体验感到困惑和压迫,并想方设法加以避免。述情障碍者对情绪产生最根本的困惑,常常会抱怨自己的身体出现了这样或那样的毛病,但其实他们是受到了情绪的困扰,把情绪的不适误认为是身体的不适。述情障碍者的困境在于无法用语言来形容感觉。

述情障碍者给人的印象是与众不同、格格不入,好像来自完全不同的世界,但述情障碍者身体的感知能力没有问题,能够接收到外界的信号,产生感觉,只是这些感受无法进入他们的大脑,大脑意识不到情绪的存在,更不能处理和思考这些情绪,常伴随有社交焦虑。虽然绝大多数有社交焦虑的人并不存在典型的述情障碍,但从其表现看,大都缺乏恰当描述和表达自己及他人情绪的能力,此外,从积极方面看,良好的人际交往也离不开情绪表达。因而,要想解决自己的社交焦虑,还有必要对自己进行情绪表达训练。情绪表达训练所要达到的目标是能感受并辨别自己和他人的情绪,并能用准确的语言加以描述,能理解自己和他人的情绪,并用恰当的方式加以表达或调节。

(三)"灵知述情"心理疏导步骤

①自问"灵知";②厘清"界限纠缠";③分清"心理五旋风";④学会"畛域对冲";⑤运用"执念迁移";⑥上手"冲、破、立";⑦记住"生涯优化法则";⑧了解集合园心理学术语。

(四)"灵知述情"释梦案例

自询者梦境叙述:

自询者在哥哥家哄自己的侄子玩,哥哥说要招待几个人,并且这些客人关系比较近不能不招待,但哥哥有事需要临时出门。于是,自询者在家与侄子嬉戏玩耍,在哥哥还未出门前,孩子就躺在床上玩儿,自询者突然看到孩子腮部鼓个包并越来越大,开始淌血,在自询者急忙喊来哥哥时,孩子的鼻子也开始出血,脸上的包突然变成四个,眼神也马上低垂下来,自询者喊哥哥快点去拿纸,但哥哥拿纸擦了也没有止住血流,又擦了一次,血还是不停地往外冒。自询者心里想:"麻烦了,麻烦了,赶紧去医院。"自己在手足无措的情况下,发现车不在身边,就这样急醒了。

以下为咨询师与自询者的对话:

咨询师:通过你刚刚的叙述,我会问你一些问题,好方便我们对整个梦境做完整的解析。

自询者:好。

咨询师:你和梦里的孩子是什么关系呢?

自询者:我从小哄过这个孩子,孩子长大后见面时候少,经常想念这个孩子。

咨询师:关于梦境中的哥哥要招待客人,这些客人关系比较近不能不管。能让你想到什么呢?

自询者:近来发生一件事,我有个朋友的母亲病重,朋友的舅舅来了,朋友借走了我的车接其舅舅。

咨询师:你的朋友和他的舅舅是亲人关系,你和你的哥哥也是亲人关系,在你的梦境中,这是一对亲人关系,最近你和你的哥哥有联系吧。

自询者:我的哥哥离我比较远,我也很想他。我的朋友接他的舅舅,我联想到了见我的哥哥。

咨询师:按此思路想一想,看是否经历或看到过和听说过与脸上起包或受伤有关的情景呢?

自询者:嗯,对了。我的那个朋友,前段时间其母亲因甲状腺结节病情严重,我看了他母亲的照片,看到他母亲脖子的位置鼓起来一个大包,朋友介绍说对呼吸都造成了影响。我还嘱咐我的朋友,让他和医生沟通给其母亲用药并抓紧做手术,提示我的朋友,这样的大包如继续发展下去,当做手术时有可能止不住血。

咨询师:你是否还经历或看到过与血有关的事件发生或相近的场景?

自询者:提到血我想到的是,昨天白天我朋友的母亲检查结果显示出的是长的良性肿瘤,因为这个大家心情相对轻松起来,我就在办公室和另一个同事一起喝了一瓶啤酒,菜吃的是西红柿炒鸡蛋,不经意时柿子汤撒在了桌子上,同事擦过之后,我感觉不干净,又拿纸擦了两遍。

咨询师:你再回想一下关于血,关于孩子,关于床,还能再想到哪些有关情景事件?

自询者:我想起了一件很久之前的事,我的手曾经被斧子严重划伤过,这次梦里的紧张与恐惧感和当年手被严重划伤的紧张感很相似。昨天桌子上的柿子汤也沾到了我的手上,擦手时的那一瞬间,我脑子里想到过被斧子划伤的事,对人的健康和生命产生些感慨。

咨询师对梦境解析

首先,梦境是由人们所经历事情碎片的组合,再加上一些似是而非的想象和联想等因素,在睡眠质量不高时会形成梦境。由我们的对话可知,你的碎片化记忆、回忆、想象都在这个梦里呈现了。

梦里的哥哥要招待客人和你的朋友要接其舅舅的情形有相似性,因为都是相近的关系,梦里着急送孩子去医院没有车急醒了,现实对应的是,朋友去接他的舅舅借走了你的车,可能当时你担心自己用车时找不到车。

梦里的侄子脸上鼓包出血,对应的是你看过朋友母亲脖子的照片上也有鼓出的包显示出血状。

至于侄子脸上、鼻子、耳朵的血。对应的现实是,昨天你与同事一起吃的柿子炒鸡蛋,红色的柿子汤并没有引起你的注意,但勾起了你曾经手被斧子严重划伤的事件。

用集合园意识层次理论解析这个梦境,便不得不提到意识。你曾经被斧子严重划伤过,这件事情虽然已经过去很久了,但这个记忆是你的刺意识,刺意识就是有深刻的刺痛感,虽然好了伤疤,但哪怕只是一点点小事情,也可能引发你对刺意识的回忆。而朋友发给你他母亲的照片,你认真看照片的画面,进入了你的深意识。深意识能引发你的一些回忆和联想。梦境中你让哥哥去拿纸心里着急,是现实情景在梦里的置换。在你的潜意识里,有你替朋友有着急和提供帮助的心理反映过程。

做梦也与我们的休息状态有关系,假如你这段时间休息不好,精神状态不佳,有太多杂事在脑海中形成意象窜,意象窜扰乱了我们心理,伴随各种纷繁复杂的事物出现,也会导致我们做一些恐怖离奇的梦。

一个梦境,可能会触动你的全部意识,包括虚意识、浅意识、潜意识、实意识、深意识、刺意识等皆可入梦。无论什么离奇古怪的梦都不可怕,没有经历,只要身体健康,精神饱满,一般不会做噩梦。我们要以科学的眼光和心理学智慧理性地看待所有梦境。

(五)"灵知述情"心理疏导法认知内容

1. 九大启智行为

(1)锻炼记忆力

有记忆才能对某一个问题或某件事产生思想、认知及观点。善于记忆才能用语言把心中的想法表达出来。一个人的能力水平,只有通过记忆才能实现飞跃。记忆力人人皆有,只不过记忆能力有大小。能够不断提高记忆力,才能"说清楚、讲明白",让人"听得进、记得住、用得上",不至于一只耳朵进一只耳朵出。锻炼记忆力对一个人的一生都非常重要。

(2)增强理解力

生活智慧的提高离不开理解力的提升。缺少理解力就是心中无数,就是对情况了解不清楚。心里没有底,往往一问三不知。有的人总是显得很漂浮、不踏实,对很多事情和问题满足于"也许""大概""好像""仿佛""差不多"等,不管"到底""究竟"和"实质",只求"过得去",不求"过得硬",只管"差不多",不管"差多少"。对实际情况不做深入的调查研究、不做科学的分析研判,却心无主意点子多、情况不明决心大,习惯于凭经验办事、想当然做事,对事情不理解就拍脑袋拍胸脯,结果胡乱决策、瞎折腾,工作盲目蛮干。

(3)提高创新力

"百舸争流奋楫者先,千帆竞发勇进者胜",奋力划桨的人才会走在最前面。为什么有的人也"醒得早、起得快",可后来却渐渐"走得慢,飞不高",以至于"掉队了""落伍了",就在于他都是走的"老套路""老路径",产生了"路径依赖",缺乏走新路的勇气和胆略,也缺乏走新路的方法和探索,缺少创新意识,于是裹足不前了。创新既是一种精神状态,又是一种本事和能力,既需要勇气,又需要办法。创新是一个人的智慧体现,善于创新的人才能走在他人的前面,成为佼佼者,遥遥领先。

(4)改善思考法

一个人学习或走上社会开启新的事业,既要有目标方向、成长路径,更要有方法、步骤和措施等。缺乏有效的思考方法,人则容易失去方向感和方位感。人生好比下一盘棋,要下好、下赢这盘棋,得心中有局,如果是无目的、无"棋路"、无章法地落子,走一步看一步,进一步算一步,迟早得输。方法是一个人分析、观察、思考问题的眼光和视角。方法实际上也就是眼光,它是对未来的一种预测能力。能不能独具慧眼,能不能入木三分,就看眼力是否犀利和方法敏锐、独到。

（5）养成好习惯

好习惯是一种恒心、一种坚持和一种韧劲，是那种能够"一如既往、一以贯之、一抓到底"的决心和勇气。日日行，不怕千万里；常常做，不怕千万事。滴水穿石也好，铁棒磨成针也罢，贵在有好的习惯，能坚持，始终不放弃、不抛弃。有了毅力就能坚持、坚持、再坚持，就能走出人生的沼泽地，锲而不舍地一直向前。然而，毅力从何而来？非天上掉下来、地里冒出来，而是内生出来的习惯。有好习惯的人没有那么多杂念，更没有邪念，心里像秋水一样透明纯净。没有眼力看不到未来、看不清方向，没有魄力成不了大事；没有毅力就养不成好的习惯，成不了大器。成功多半属于那些敏锐发现问题、很快做出决定，却又不轻易变更的人。

（6）管控好时间

管控好时间，既是一种担当，又是一种责任。利用好时间才会有"坐不住""闲不下"的紧迫感，才会全身心地投入，会急着干、争着干，就会时时刻刻"脑中有事、眼里有活"，甚至会寝食不安、废寝忘食。把责任举过头顶，把只争朝夕的紧迫感扛在肩上，就会一丝不苟、精益求精地把工作做好、做精、做实、做周全。"坐不住"的是责任感，"闲不下"的是使命感，而"等不起""慢不得"的是紧迫感，管控好时间是做工作、干事业不可或缺的精神状态。

（7）理顺好关系

一个人的成长进步，个人努力是关键、是内因，起着决定性作用，而我们走在人生路上，也会遇到这样那样的人。理顺好各种关系，才会一路顺途、爬坡过坎。真正的幸运是往来有高人。而在各种各样的好人中，最离不开的是高人指点、贵人相助和家人支持，更离不开友人扶持和他人监督。理顺好高人、贵人、家人的关系是真正的财富，有一种人，工作上呱呱叫、很能干，但因为个性强、太自负，往往自以为是，结果是不合群、难搭伙，此谓"能干"不"能处"。个人能力再强，也很难一个人完成所有的工作；成就一番事业，必然是大家齐心协力、相互补缺的结果。如果说，生活的最高境界是宽容的话，那么，相处的最高境界是内心的尊重。

（8）注重高效率

《孙子兵法》云：兵贵神速。神速之要义在于一个"先"字。先的要义则在于人无我有、人有我快、人快我优、人优我新。芸芸众生、茫茫人海，形势千变万化，机遇稍纵即逝，要"醒得早、起得快"，对于机遇要见事早、出手快。心中无数、脑中无事、手里无牌，这样的人即便是有想干事的美好愿望，也终归干不好事、干不成事。脑中无事的人，脑袋不装正事、公事，而是装着歪事、私事，不把心思和精力放在工作上、事业上，"做一天和尚撞一天钟"，眼里不见活儿，整天不想事、不记事，好比坐诊不号脉、出工不出力、挂帅不出征，他们往往像个"稻草人""空心菜"。空空洞洞地成了一个"思想懒汉"。

（9）积淀新文化

学识指的是一个人在学术上的知识和修养，学历往往是它的一个标签和标识。人应当有一定的学识，即便是草根却不可以草包，而要避免成为草包，就得努力学习，掌握知识。学识学识，只有学习了才有知识，知识永远是学来的，而人的文化则是修来的。知识未必能改变命运，但可以给你改变命运的机会，而学识则可以改变你的人生。人未必都能做到学富五车、才高八斗、学识渊博，但一定要去追求做一个有学识的人。"胸藏文墨虚若谷，腹有诗书气自华"，有学识就有气度和高度，也有深度和厚度，就呈现出一种文雅、儒雅、优雅和高雅的气质，成为一个有修养、涵养和教养的人。

2. 九大育心行为

（1）把控情绪

"昼则煦浴于阳光，晚则眺赏于霞彩，亲接清晨之甘露，闻吸五谷之芬芳。"把控情绪莫过平心静气。把控情绪就是把易事、苦事、难事、好事、窝囊事，不管什么事都能装在肚子里，然后一件件地处理，做到易事精心办、苦事开心办、难事用心办、好事好心办，不因其易而轻视、不因其苦而放弃、不因其难而退缩。如果说，迁就自己是一种过错，那么，迁就别人则是一种美德。不去责备他人的小过错，不去揭发他人的隐私，不去记恨他人的旧仇，这是容人的境界、心灵的宽度。宽容的最高境界，不是放下而是放过。容人者才能更得人心，容人者才能被人容。俗话说："将军肚里能跑马，宰相肚里好撑船"，容言、容事、容人乃把控情绪的最佳途径。

（2）调整心态

做人要做君子不做小人，并且要做真君子不做伪君子。良好心态是一种美丽，是一个人修养到一定境界后的外在表现。心态好能使自己进步，又能让他人敬重。诸如"谦受益，满招损""谦虚使人进步，骄傲使人落后""虚心竹有低头叶，傲骨梅无仰面花""虚心的人十有九成，自满的人十有九空"，等等，举不胜举。好心态是做人的一种态度，是一种人品，是一种精神，是内在美德、素养和涵养的高度表现。低头走人生的上坡路，抬头走人生的下坡路。心态好的人不自大、不虚夸，不因学问高深而骄傲自大，不因地位显赫而处优独尊，不因财富丰厚而口大气粗，"道生于静逸，德生于谦和。"心态好则能不烦不躁，退能明哲保身，进能感化他人。有真才者，必不矜才；有实学者，必不夸学。心态好的人，身段很低，却立足很高，无形中站在了做人的制高点上。

（3）建立自信

人生在世，应当也必须有骨气，骨气就是一种折不断、打不烂、压不垮、扭不弯的自信。有了骨气，人品有高度、人格有硬度，就有一种气势和气场，腐蚀近不了身、诱惑入不了心。有骨气的人，活得有尊严、有气质。做人的最佳状态不是一味低调，也不是一味张扬，而是不卑不亢，有自信心。自信的人不卑不亢，从道不从上、跟理不跟风，有一种不畏权势的精神，有一种不委于名利的品格，有一种不慑于淫威的气节。心中有大方向、大原则和大是非，肩上有使命、责任和担当，骨气乃人性中的大美，有骨气的人才有自信。

（4）激励自我

人生都在追求快乐、向往成功，但失意却是在所难免的。人的一生，不可能一直顺风顺水、平步青云，难免会碰到这样那样的挫折、不顺、打击。成功者往往得意之时淡定，失意之时坚定。志得意满时，需要的是淡然，给自己一条退路；失意落魄时，重要的是泰然，给自己觅一条出路。事实上，一个输不起的人，常常也是一个赢不了的人。人可以被击败，但不可以被击倒。当一个人碰到困难、失败和过不去的坎时，不妨换一种人生姿势，学会说没关系、不要紧、有机会、再来过，留得青山在不怕没柴烧，只要精神不滑坡，办法总比困难多。

把困难踩在脚下,你才会站得更高。激励自我就是激发战胜困难的非凡活力,冒万难而前进。

（5）培养兴趣

缺少一定的兴趣和爱好,时间不能得到很好的利用,往往导致心灵空虚。空虚感是一种不良心态,空虚感源于没有信仰、无从寄托、缺少兴趣。"没劲"是空虚的"口头禅",空虚常与无所事事相伴。空谈也罢、空虚也好,最终会让人生空洞无物、一事无成。空虚的人对什么事都没有兴趣。要充实自己,首先应培养良好兴趣。人这一生,可以没有奇迹,可以没有大事做,但得有回味的故事,得有成长成才的轨迹。不管怎样的人生,都应该有自己清晰的成长成才路径,心灵美好源于充实内心,只有产生价值感才能产生健康心态。找不到适合的职业,缺少兴趣爱好,人的一生可能浑浑噩噩、思想模糊不清。

（6）凝聚情感

情感世界依循心脏的每一次跳动,情感世界需要用心灵的视觉感应。一个人一旦失去情感支柱,就会思想空虚、精神空虚、心灵空虚。人生最大的危险在于心灵空虚。当一个人整日不知道自己为什么活着、怎样活着,该干什么、怎么干时,就会百无聊赖,无所适从。人是情感动物,不懂得或不珍惜情感内涵的人,心理很难达到健康标准。

（7）走出误区

生活工作中,人们难免遇到艰难波折,能够正确面对生活中的艰难波折,能总结经验吸取教训才能不蹈覆辙,走出误区。陷入某种误区就会盲目,盲目是一种无目的、无头脑、没有方向、看不清目标的状态。陷入盲目的人往往心中无数、眼中无路,有时都不知道自己在想什么、说什么、做什么。克服盲目心态首先要有所顾忌,没了顾忌也就乱了套、坏了规矩。不讲原则,无视规律,说话放肆,行为放纵,都是一种误区,身体可以放松,思想可以解放,但放任自己,无所忌惮的言行都是某种误区。要避免少走弯路,少犯错误,都要及时区分正确与错误,谬误与真理,只有思想解放但不放任才能走出各种误区。

（8）学会善良

人要有底线概念,知道什么事可干、什么事不可干,什么人可交、什么人不可交,什么话可说、什么话不可说,什么地方可去、什么地方不可去。做人做事做官,是非、对错好坏那些最基本的底线是清楚的、明确的和一贯的,那就是善良。所谓人人心中有杆秤,秤砣就是那人心,也就是人们常说的公道自在人心,人心就是一种善良。那些悖民意、违民心、逆民愿,招众人戳脊梁骨和唾弃的人和事就是社会的底线。任何时候都不要放弃善良的底线,只有心灵站直了,生命才不会倾斜。

（9）开阔视野

见识是一个人的经历,是一种经验的积累,一种胸襟和眼界。有见识的人,是一个生动有趣的人,世界上最尴尬的人,是那些见识太少却又想得太多的人。所谓的"行万里路"就是要在实践中经风雨、见世面、上大场面、挑大梁、干大事业,能够经历大事件的考验、经受大风浪的冲击、经得大场面的熏陶,"宠辱不惊,闲看庭前花开花落;去留无意,漫随天外云卷云舒。"这是一种境界和视野。看透大事者超脱,视野宽,看不透者固执,视野窄。看透小事者豁达,看不透者计较。一个人,看见不如看清,看清不如看懂,看懂不如看透,看透不如看开。看清需要智商,看懂需要情商,看透需要阅历,看开需要经历,而不看破则需要胸襟和胸怀。

3. 九大匡德行为

（1）闲时莫论人非

无论谈论什么是非,亦免不了让人颇涉遐想。只要谈论是非事,自有疑窦起心中。人的言行通常在几种情形下容易变形扭曲:大喜易失言、大怒易失礼、大惊易失色、大哀易失颜、大惧易失节、大话易失信、大醉易失态。失言、失态、失信屡屡见之,都是缺少优雅风度的体现。说了不该说的话乃失言,做了不该做的事乃失态,而本该说的话却没说、本该做的事却没做乃失信,其结果都会让人生止步、前程夭折。

（2）静坐常思己过

做人知不足,这既是一种自律,更是一种自觉。人生在世,说到底得凭做人而安身立命。做人知不足,就是要以"吾日三省吾身"的精神和自觉,常常以人为镜,照差距;以事为例,看不足;以己为训,查过错。金无足赤,人无完人,问题的关键在于是不是"看得清"、敢面对,是不是"改得了"、能战胜。人不怕有过错、有不足,就怕错过改不足的机会。做人知不足,才会不断自我完善、自我修正。做事不知足,这既是一种责任,更是一种精神。以一种强烈的事业心和责任感,奋发有为、积极进取的精神状态,带着责任、带着感情,放下身段去干事。能取得成功的人,未必是占据了最好的位置,但一定是用心把事情做到最后、做到最好的人。

（3）漠视偏激浅狭

当下社会,人们最容易犯的毛病是思想偏激。缺乏平和之心、平静之状、平淡之态。一个人总有不开心、不顺心、不舒心的时候,当不开心、不顺心和不舒心的时候,需要而且可以释放和排解出来,但释放得适度,而且得有合理的方式。如果一味地不顾场合、不分对象、不管分寸地发泄甚至发飙、发狂,势必会吃"后悔药",正所谓:"冲动是魔鬼。"黑夜的转弯是白天,愤怒的转弯是快乐,有的时候让心情转个弯就是晴天。多心、疑心很累也很苦,伤人又害己。多心、疑心的人总是对人与事过分敏感,特别在意他人怎么说、怎么看,总有一种不安全感。他们喜欢胡思乱想,习惯于把简单问题复杂化,结果是困在一团乱麻般的猜测中走不出去、跳不出来。

（4）崇尚勤劳节俭

"千里之行,始于足下。""天行健,君子以自强不息。""笃行信道,自强不息。""艰难困苦,玉汝于成。"温室里的花朵长不大,志存高远者得经风雨见世面,到大风大浪中去"冲浪",到急难险重里去"摔打",到逼得自己到没退路的环境中去"搏杀"。有时候,让我们后退的不是前方的对手,而是后面的退路,只有斩断自己的退路,才能更好地赢得出路。一个人想要优秀,必须接受挑战;一个人想要尽快优秀,就要去寻找挑战;一个人想要尽快更优秀,应该敢于迎接并战胜更大的挑战。

（5）摒弃虚伪丑恶

做人做事最怕虚、最忌虚。说虚话、出虚招、做虚功,既误事又坑人还害己。虚荣、虚伪、虚假的人或许可以一时走得快,但绝对走不远,它是一个人进步前行的"障碍物"。世俗是残留在人身上的一些不良习气,贪财、势利、见利忘义等,都是世俗的表现。人应知世故而不谙世俗,虽不可能超然脱俗,却不可沾染世俗、低俗。撒谎折射出一个人修养低下,那么撒泼和撒野则折射出一个人教养缺失。撒泼、撒野的人言语放肆、行为放荡,粗俗无礼、任性无边,既不尊重别人又不尊重自己。那些撒泼的"路怒"撒野的"雷语",最终都要为自己的任性放肆而买单,付出沉重代价。

（6）陶冶真美性情

重忠义、讲仁义的人,自然是个有情有义的人。无情未必真豪杰。"人非草木,孰能无情。""感人心者,莫先乎情。"有没有情义是做人有没有温度的"体温表",冷漠无情或虚情假意的人没有真正的朋友,也不会有事业上的真正成功。情,乃发轫于心、流淌于血、维系于脉的一种具有生命力、感染力的东西。人与人有了情义,那是无价之宝,弥足珍贵。人贵在真性,真性是不虚、不私、不妄之情。守住一份真情、保持一份纯情,既难得,又珍贵,是做人的本色。

多帮人难处,既是一种胸怀,更是一种情怀。生命是一种回声,把最好的给予他人既是一种修为,更是一种修养。知恩、感恩、报恩是做人的一种美德,对于那些在自己危难时、关键处、重要事和转折点帮助过自己的人,不可、不该、更不能忘却。修养好的人善于忘记给过别人什么,却永远记得别人给过自己什么。懂得感恩的人,会赢得更多、更大的帮助,多记人好处既心安理得,又为自己加分。欣赏别人是一种境界,善待别人是一种胸怀,理解别人是一种涵养。多看人长处、多帮人难处、多记人好处,则多一种祥和、多一份快乐、多一片天地。陶冶真美性情,把一切老朽、腐败、污秽事物做彻底的清洗扫荡。

（7）坚守道义正直

维系人与人之间的感情说到底是靠忠诚、仁爱和正直。古往今来,道义、正直一直为人们所看重。"忠诚敦厚,人之根基也。无论是为官从政,还是经商办企,道义和正直是两大基石。"仁义礼智信"被合称为"五常",这"五常"是做人的起码道德准则。仁义无价,更是金钱难买,以仁为富,以义为贵,是做人的价值所求。人生小胜靠术,中胜靠智,大胜靠道。正直的人站位高、看得远、想得深,视野开阔、胸襟开阔、思路开阔。成功做事、平安做官靠的是正直,反之则很容易摔跤跌倒。一般而言,伟人议论理,常人议论事,小人议论人,坚守道义正直的人能从大局着眼、大处着手、大事着力。以大见小,这是真正技高一筹的"撒手锏"。

（8）塑造优雅风度

缺少优雅风度,思想上就会松懈,当一个人思想松懈之后,就会作风松散、行为松垮、做事松劲。懒散疲沓、不紧张、不紧凑乃松垮。松松垮垮是一种敬慢、不重视的态度。人可以适当、适时松弛一下,那叫张弛有度,但松弛绝不可以松垮。真正能拖住人后腿的不是身体的疲倦,而是精神的懈怠;真正能让自己垮下来的不是身体的疼痛,而是思想和心灵上缺少风度。包容越多,得到越多。倘若能容言、容事、容人,便能行事大方、豁达大度,最终赢得人心。人的可贵之处在于有一种相容性和优雅风度。

（9）践行善举良言

"人可一生不仕,不可一日无德",思想道德的影响力是持久而深远的。人最应该做的,是不慕、不贪乃至不要权力，而去思考如何活得有影响力，从思想观点上、人格魅力上立身，方能成就人生价值。古往今来大多自私冷漠，为了一己私利可以置亲情、友情、爱情乃至人性于不顾的人，最终会把事情弄砸，落得众叛亲离、遭人唾弃的下场。现实生活中经常会看到或听到说话尖酸刻薄的人，他们爱奚落人、喜欢挑人的短处、毛病甚至揭人隐私，冷嘲热讽、挖苦取笑，有的含沙射影，有的指桑骂槐，话里话外、字里行间带着刺儿、阴阳怪气。这种人一般待人冷酷、过于严厉、凡事苛求，性格也比较孤僻、偏执。尖酸、刻薄、尖锐，锋芒毕露、咄咄逼人，既损人又不利己。放弃尖酸、刻薄、尖锐的言语，才会让自己更美。

第三节　"五旋风"心理疏导法

思想、文化、心理、精神、神经等意识构成人的心理能量，意识之间相互为用，表里相应，彼此协调，并通过精、气、血适应内外环境，进行正常的人体自控调节活动，实现整体精神处境的生命活力。在复杂意识因素的作用下，思想、文化、心理、精神、神经意识等的作用功能紊乱，相互关系不平衡，意识界限纠缠不清，导致内生火、外生怨或乐极生悲，都会因内在精神处境的变化而引起相应的全身变化。

一、"心理五旋风"概念

旋风是螺旋状运动的风，即"打转转"的空气涡旋。由地面挟带灰尘向空中飞舞的涡旋正是我们平常看到的旋风，它是空气在流动中造成的一种自然现象。"心理五旋风"是集合园心理理论学派用自然现象的旋风形容思想、文化、心理、精神、神经五大方面对人生产生的重大影响。当思想、文化、心理、精神、神经等元素之间产生不平衡和摩擦，人生就要急速地改变前进的方向，这些元素之间产生一同移动的心理涡旋，刮起"人生的旋风"。

心理旋风形成的最主要原因是当五方面之一发生变化：或文化元素发生剧烈改变，或思想膨胀、萎缩，或神经紧张，或精神出了毛病，或心理躁动不安，等等，这时，情感、情绪、心态像自然界的旋风，由原来的北风偏转成东北风，南风偏转成西南风，西风偏转成西北风，东风偏转成东南风，于是，心理旋转飞舞。如果"心理五旋风"的势力较强，就会把周围的人和事卷入其中。如果心理五旋风的势力较弱，一般对周围的人和事影响不大。但只要产生"心理五旋风"，一个人的心理就会发生改变。

对于思想、文化、心理、精神、神经等五方面之间的关系，本书用"心理五旋风"形容，揭示其五方面之间的关系及对一个人产生的影响，帮助人们分清心理问题和心理疾病的区别与联系等疑惑。如图9-1所示。

（1）思想：思想是主客观因素经过思维活动而产生的规律性观点及观念体系。

（2）文化：文化是相对于政治、经济而言的社会全部精神活动及其产品。

（3）心理：心理是大脑对客观现实反应和主观现实想象的活动历程。

（4）精神：精神是指人的情感、意志、心理等形态特征。

（5）神经：神经是由基本的功能结构单位神经元构成的系统概念，即神经系统。

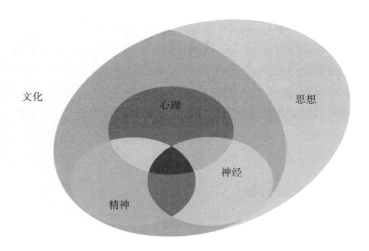

图 9-1　"心理五旋风"结构图

"心理五旋风"是集合园心理学对思想、文化、心理、精神、神经五大方面关系及状态对人生影响的形象概括。集合园心理学认为,这五方面都处于一定的独立位置上,但互相之间既有叠加又不完全重合。就其组成结构而言,这五方面之间没有必然的排序。"心理五旋风"的表示方法可以分为列举法、描述法、图像法、符号法、集合关系法等。以图像法为例可以发现,文化和思想占据人生最广大、最深刻的层面,文化和思想既有叠加又不完全重合。文化积累多不代表思想丰富,思想丰富不等于文化积累多。心理重在过程特征,强调心理历程。精神重在结果特征,强调心理结果。神经重在表现特征,强调心理表现。文化对心理历程起导向作用。思想对精神结果起引领作用。心理历程是精神的路径。文化对精神有本质影响。神经反映容易脱离文化控制。有好的思想未必有好的神经反映。神经不好不代表思想不好。神经改变,导致心理变化。等等。

《黄帝内经》指出人有五脏,分别为心、肝、脾、肺、肾,还有六腑,分别为胃、胆、三焦、膀胱、大肠、小肠。五脏六腑是中医脏腑理论的基础。北宋时期,我国有了详细的解剖图谱《存真图》,比西医的《人体构造论》早了约五百年。中医脏腑的名称,并不简单的是解剖学名称,比如心,不但包括解剖学的心脏,更多的是指心的功能。心主血脉,在体为脉。心不但包括心脏,还负责血脉的运行,因此血管也属于心的范畴。西医认为血液运行的动力来源于心脏的跳动和血管的收缩,但中医认为血液的运行动力主要是"气",气行则血行,气滞则血淤,因此,气的功能也属于心的范畴。老百姓说的"心气足"就是这个道理。心开窍于舌,舌是心的关键门户。心功能的好坏会反映到舌上,因此舌及其功能也属于心的范畴。中医理论认为心主神志。人的精神活动是由心主导的,脑为元神之府,但其功能是归属于心的。比如我们说"心想事成"就是这个意思。所以,中医讲的心,包括解剖学的心脏,而不仅仅是心脏这一器官。

精神问题常因心理冲突引发。一个人在巨大的心理冲突刺激之后易诱发出精神疾病。神经症不同于精神疾病,神经症有其生物性及自然属性,在遭受巨大刺激之后诱发的神经症产生强迫观念。神经症者在遭受症状的打击之后,更注重性格的均衡,由于对精神病的惧怕心理,使之进一步具备了较强的内省,更加情不自禁地主动预防精神病,这是社会属性。神经质症者不管如何怀疑自己像精神病,但神经质症状和精神病很难在同一个人身上兼而有之。有神经质性格的人,如果担心自己成为精神病,那只不过是精神病恐怖,是恐怖症的一种表现形式,是强迫神经症的特征。神经或精神出了问题一定影响思想文化。思想文化反作用于心理。精神疾病和神经疾病也一定程度的影响心理健康。精神出了问题,神经也出了问题,心理随之一定出现问题。神经疾病和精神疾病导致心理疾病。文化心理、思想心理出了问题,不一定有心理疾病。

二、"五旋风"心理疏导法

(一)心理咨询活动中的基本关系

心理咨询活动中,以"交互性主客体平等对话与互动"为基本特征,最基本的表现形式为主客体之间倾诉、了解、表达、认知、指导等。从心理咨询的内涵意义出发,对心理咨询活动主客体身份进行明确是对各自所处不同地位、责任、权力及其义务的认同。以往,一些人把需要接受咨询者称为来访者,把提供心理咨询服务者称为心理咨询师等。为了凸显平等、尊重、互信的原则,本书把以往接受咨询者称为自询者,把提供心理咨询服务者称为咨询者。

(二)"五旋风"心理疏导法的心理学基础

"五旋风"心理疏导是在实践中总结出来的心理咨询与治疗的具体方法,是依据集合园心理学,参考中医学理论,适应本土化思维经验,对思想、文化、心理、精神、神经五大方面进行综合分析的心理疏导方法。

一个人的任何心理活动,都是建立在一定的文化背景下的,任何人都有自己的思想,产生心理问题的本质或多或少离不开思想因素。一个价值观取向健康的人,无论遇到怎样的艰难困苦,都很难产生畸形心理。心理问题多数都是源于思想的不平衡。抛开思想根本因素,片面地强调精神作用是"只见树木,不见森林"的拙见。

心理活动的基础建立在一定的心理经验及心理惯性前提下。每个人的心理活动,都建立在客观物质世界和主观精神世界中。每个人所处的环境和所经历的文化熏陶各有不同,形成的心理经验也各不相同。心理经验的形成源于意识,多少年来,人们只是把潜意识作为影响心理机理形成的绝对因素,甚至在意识的概念并没有界定清楚的前提下,虚无缥缈地大谈特谈潜意识。人的意识问题不是简单的潜意识问题。集合园心理学认为,人的意识分为深意识、浅意识、实意识、虚意识,深意识和实意识形成刺意识,刺意识的内涵是带给人们某种刺痛感的意识,刻骨铭心的记忆和重复记忆都会引起刺意识。刺意识是深意识和实意识的提升,是意识的更高层次。而潜意识不过是浅意识和虚意识相结合的产物。之所以人们认为潜意识深不可测,原因在于它是虚的和浅层次的,对于摸不透、看不见的事物人们更具有好奇心。人们一旦对某种汉字产生误会,将会由此衍生出多种别出心裁的解释。对于解释不清楚的事件,一般都会被冠以某种神秘色彩。人们常说一个人的潜能是无限的,甚至把潜能和潜意识混为一谈。人们一定具有某种潜能,这个毋庸置疑,但一个人的潜能是极其有限的。说潜能无限,应该是人类的潜能,并非代表某个人的潜能。某种极端化的思维,往往带给人们极端化的思考,偏激思维不是创新思维。

(三)"五旋风"心理疏导法原理

《黄帝内经》的论述表明,心理问题不一定是精神疾病,心理问题更不一定是神经疾病,心理问题与一个人的思想、文化息息相关。神经或精神出了问题一定影响思想文化。思想文化反作用于心理。精神疾病和神经疾病也一定影响心理健康。所以,一个人只要没有引发"心理五旋风",人的心理健康就没有问题。由错误认知引发的心理反应,不是心理问题,是文化的理解问题。

"五旋风"心理疏导法原理的实质是"十五型"人格的形成机理和发展变化规律。核心是揭示一个人的思想、文化、心理、精神、神经之间的相互影响及发展平衡关系。"五旋风"心理疏导法思想形成受中国古代哲学心理学思想的影响,运用中紧密结合新时代中国实际,通过"博士帽"心理测评法,根据人们心理机理形成机制,准确把握思想、文化、心理、精神、神经五方面的相互作用和对人们的影响,进行思想问题剖析、文化问题思考、心理问题解析、精神问题分辨、神经问题辨别,准确找到人们心理面临的困惑与问题。

在"五旋风"心理疏导法的实践应用中,应重点把握好集合园"五旋风"心理学术语"界限纠缠"的内涵。界限纠缠的概念内涵是对于事实与其价值都不确定,依照固有思维绕来绕去,想法越来越多。对能否找到问题解决的替代方案认识模糊,在寻找可替代方案时对得与失的利害关系界定不清,心情日益沉重、凌乱,爱恨交织。围绕着压力和忧郁的负面情绪不断地打转和分析,被各种杂乱、毫无意义的信息所包围,以至陷入了不必要的自我限制。有强烈的凌乱和挫败感,觉得自己问题多多,失去方向和定位。因群疑而阻独见。感到不安和无奈,转折多变,进退失据。模糊、混乱、僵化,情绪陷入焦灼状态,负罪感、自卑感严重。

界限纠缠可用冲、破、立三个字的内涵化解。

(1)冲:抓住灵魂深处隐蔽而微妙的波动,提炼关键信息点,冲击内心的深层感受和需要,冲破固有思维,尝试新的思维方式。找到"损益虚实"之间的重要节点。增加反思性,把思维网罩撕开豁口,让理性从僵化的思维豁口缝隙中突围。增加有所为和有所不为的理性认知。放大可能性空间思维。对于可以改变的事要有改变它的勇气,对于不可改变的事,要有容忍它的雅量。对于什么是可变,什么是不可变的事,要有分辨它的智慧。事陷于其中,心超于事外。突破观念壁垒,想其弊端与害处。尝试对现有执着的人或事"不感兴趣"。以审慎的态度和思辨的高度直击事物的本质,营造一些愉快、乐观的经历和体验,迅速剥离无关紧要的部分。不断鼓励、推动当事人重拾美好的兴趣、梦想、心愿、嗜好、爱好,发展其特长、潜能,重燃人生的希望和期待。

冲的类型:点播式冲、探索式冲、发现式冲、比较式冲。

(2)破:打破固守的错误选择。打破某种强烈的习惯倾向和固有想法,营造突变和剥离。用积极信息改善固执己见。用新思想解决传统思维。从新的角度构思新的内涵。在机会比较中,打破阻碍思维,打破空间和距离上的限制。

破的类型:打乱式破、遗忘式破、消除式破、阻碍式破。

(3)立:对于复杂的问题,当事者如能完整地表达解决问题的构想,说明所预见的后果,以及认为可行性的原因,都是对自己认识问题的厘清。原本隐性的思维破绽一旦被推理具体表达出来,过程就被显性化,当事者的思绪就会重新确立起来。立就是在发生了新的变化以后选用正确的表达方式,追寻新的价值源泉。建立新的思维与领悟,消除纠结和混乱,解决冲突和挣扎,复原适应能力、抗逆能力,在乐观、愉快的经历中,重新塑造良好的情绪和感受,强化情绪平衡。

立的类型:感觉式立、适应式立、憧憬式立、满足式立。

(四)心理"五旋风"四个维度

维度是指判断、说明、评价和确定事物的多方位、多角度、多层次的一种观点和出发点的视角。心理健康的维度指心理活动过程处于一种良好或正常的状态。如保持性格完美、智力正常、认知正确、情感适当、意志合理、态度积极、行为恰当、适应良好等的状态。集合园"五旋风"心理疏导法是对以下四个维度问题层层分析,找出相互之间的关联和区别,解决泛滥无归宿的问题。对四个维度一旦豁然贯通,则表里粗精无不到。每个维度拈出简要的话作代表,横说竖说都通。把四个维度看作一体,熔为一炉,把许多言语碎片打成一片。四个维度不同的部分是相互关联和相互影响的完整体。不应只看到一部分而忽略其他部分和不同部分的影响关系。一般而言,判断个体心理健康与否,主要源于四个维度,具体如下。

1. 第一维度:情商、智商、逆商

面对同样的生活事件,当事人由于对自我情商、智商、逆商的认知不同,自我体验不同,自我评价也不尽相同。以社会中大多数人的常态为参照标准,观察当事人的情商、智商、逆商是否适应常态而对其心理是否健康进行判断。

(1)情商心理问题:不愿表现自己,把自我体验封闭在内心,不愿向他人表现,不善于交际,不愿意与人来往,因而缺乏自我开发的积极性。

(2)智商心理问题:由于智商问题,记忆力和理解力及创新力不足,导致歪曲或错误地反映外部现实世界,从而影响以至减弱人脑自身的辨认能力和反应能力,阻碍着人们对客观事物的正确认识,从而影响了在事业上的成功。

(3)逆商心理问题:逆商不高,胆小怕事,软弱懦弱,畏缩不前。持这种心理状态过于小心翼翼、常多虑、犹豫不决,稍有挫折就退缩,求稳怕乱,因而影响自我目标的完成。

2. 第二维度:体质、思维方式、意志力

当事人按照自己的主观感受来判断自己的健康,凭借对体质、思维方式、意志力的心理认知进行判定。重在关注体质、思维方式和意志力的主观心理认知状态强调其个别差异。由于个体先天的遗传及后天的环境不同,体质、思维方式、意志力的特征有很大差异。

(1)体质心理问题:因生理缺陷或身体疾病,缺乏自信,轻视自己,产生一种不能进行自我能力开发的悲观感受。

（2）思维方式心理问题：由于自身养成的习惯性思维方式和受传统思维方式的影响，形成了错误的思考重复或巩固，固执己见，一意孤行。

（3）意志力心理问题：在确定方向、执行决定、实现目标的过程中，面对阻碍作用因素，缺少坚持和专注，自制力差，缺乏耐心和韧性。在制订和执行目标时，受外界社会嘲讽和他人意向的直接或间接影响，而产生一种动摇不定的意志心理。表现为"三天打鱼两天晒网"。没有勇气征服实现目标道路上的困难，不是主动去征服困难，而是被动地改变或放弃自己长期进取的既定目标。

3. 第三维度：人性价值观、经济价值观、文化价值观

（1）人性价值心理问题：厌恶人情理道上的事，对亲情、友情不感兴趣和无能为力。常常抱怨世态炎凉和怀才不遇。对友善合作失去信心。受到各种打击时，埋怨缺少帮助，怨天尤人，自己不能正确地对待和加以克服。丧失对外界交往的热情和对理想及事业的追求。

（2）经济价值心理问题：把经济利益看得过重，经受不起任何经济损失，利益上面不能吃亏。把追求经济利益看得比什么都重要。

（3）文化价值心理问题：对将来干什么，成为何类人才的理想不明确，缺少定向进取的内驱力，不能进行自我潜能开发。虚荣心过强，经受不住任何批评和差评。对客观事物的价值进行不正确的或者错误的评估，形成了一种畸形的价值意识，如把工作分为"高贵与低贱"，贬低自己目前所从事的职业，因而不能发挥工作潜能。

依据对当事人人性价值观、经济价值观、文化价值观的心理特征的测量取得一个常模，把当事人的人性价值观、经济价值观、文化价值观与心理特征常模进行比较，将个体的心理特征表现与其人性价值观、经济价值观、文化价值观对照，来判断其是价值观的问题还是心理健康问题。

4. 第四维度：心理性格、语言性格、思想性格、行为性格、职业性格、自业性格

每个人在以往生活中形成的稳定的心理健康标准，即包括心理性格、语言性格、思想性格、行为性格、职业性格、自业性格六大方面。事实上，心理健康与否其界限是相对的，企图找到绝对标准是不现实的。以上六个方面的问题具有相对性、整体协调性和发展性。当事人心理健康、心理危机与心理困难也都是在六大性格的大背景下产生的。

有的心理困惑属于某一群体所特有的，其群体的职业性引发大量心理问题。比如大学生面临的职业抱负，学业期待引发的学业压力，以及就业压力、情感压力、疫情恐慌等。这些心理问题具有阶段性、群体性，当个体心理成熟后会自愈。

心理性格、语言性格、思想性格、行为性格、职业性格、自业性格等个性特征问题更容易使人出现孤僻、不善交际、优柔寡断、缺少魄力、办事武断、鲁莽等问题。有些人做事成功概率不高，并不一定在于智力不够，而在于没有克服自己心理上的弱点和心理问题，只有不断挑战自我、改善自我，认真克服心理障碍，才能取得更大的成功。

集合园"五旋风"心理疏导四个维度强调自询者主观意志和客观现实研究之间的关系，着重探究四个维度直接映照于心理问题的机理。在这四个维度上，社会生活及文化因素是

通过当事人内在认知框架来影响的。每一个维度强调的是当事人个人意志主张获得内心里感受和外心理认同的机制。

从社会生活及文化因素方面的情境上看,同时呈现于公众面前的心理问题应该是四个维度的问题。当事人通过参与社会互动完成心理问题四个维度的架构。在心理问题形成过程中,社会共识及其规范不仅在单一维度层面上影响个人的心态,而且还在各个维度层面上影响个人的心态。从各学派发展过程来看,对这四个维度的研究出现了单一片面的倾向。而对个体来讲,这四个维度自始至终是同时共存的,四个维度都要纳入心理问题疏导的视野中。

(五)"五旋风"心理疏导法流程

1. 咨询者详细了解自询者的境遇与生活、工作经历等文化背景,掌握引发问题的内在原因和外在原因。对情商、智商、逆商进行评估。自信心和自我形象的问题首先反应在情商、智商、逆商上面,重在消除对情商、智商、逆商模棱两可的界定,修正错误的认知。提高技能、能力,选择理性的活动。协助当事人寻找自身能力和挖掘自我潜能,增强自信心。

2. 咨询者与自询者进行基本的思想沟通与交流,了解自询者的思想格局。洞察问题系统内在结构与外在因素变化的机理和虚实,从体质、思维方式、意志力入手。思维方式上的原因应以更加理智的方式思考或行动,改善对问题的沟通模式,纠正过分激烈表达方式,修正错误的理念和行动。不能割裂地看待事物的某一方面。通过冷静的思考改变自己或者帮助他人做出改变。清醒地认识社会生活和理性伦理等"连锁反应"事件间的相互关系。体质上的原因要从病情控制、药物治疗、生理取向入手。注重提高有关意识,就自身状况、应有的权益自我争取。解决情绪起伏思维紊乱和脱离实际的困扰。增强体育锻炼,保持身体健康。

3. 咨询者帮助自询者找出心理问题的症结,找出问题解决的关键性因果环节和调节机制,提出解决问题的方案,应对不良性格带来的困惑。面对人的语言、思想、行为等性格和事物的心理情绪变化感到烦乱、压抑和抑郁、焦虑,反应在人际关系上的问题,要在语言、思想和行为等方面解除当事人的心理障碍,找到心理疏导的理性运用工具,帮助当事人学习独立思考。对个体特性、个人背景的差异,导致对职业上的本质感受缺陷,应对不良性格带来的困惑应以感受生命意义、提高社交技巧和情绪控制为主,既要包容又要多元。

4. 咨询者对自询者进行思想、文化、心理、精神、神经五方面测试和价值观引导。树立人性价值观、经济价值观、文化价值观的正确引导意识,改善对待世界和社会及家人的态度。解除思想、价值观、目标性障碍。修补生活理念、文化理念。唤醒国家、集体、家庭意识。关注当事人与人交往的动机、意义、兴趣。以客观地改变对问题的看法为主。设计匹配的解决问题的方案与对策,把握反馈机制和平衡技巧,注重提高思想境界。

(六)咨询者应注意事项

(1)语句要简单明了,令人便于记忆和理解。简单易行,切入点直截了当。

(2)把握自询者身心状态的变化。意义明确,不模棱两可。不含宗教或迷信色彩。

（3）疏导过程内涵丰富,在简单的语句里能容纳丰富的内容。

（4）疏导语言感染力要强,有激人向上奋进的力量,愈思考愈深入。

（5）咨询者要把握好语言和表情的节奏感和分寸感。表扬和认同的态度要有度。

（6）要有正义和公平心,不可有逆伦理同情心,不可乱用所谓的移情和共情。

第四节　"意象会意"心理治疗法

刘勰著作《文心雕龙》中"明诗"篇里说:"人禀七情,应物斯感,感物吟志"。外界种种物象其实都与我们的精神相通,所以古人有诗云"悲落叶于劲秋,喜柔条于芳春"。无论是自然界春去秋来、花开花落的种种物象,还是人世间悲欢离合的种种事象,都会让我们感到意象的奇妙之处。意象理论在中国起源很早,《周易·系辞》已有"观物取象""立象以尽意"之说。不过,《周易》之象是卦象,表现为阳爻和阴爻两种组合符号,这两种符号组合成六十四卦,原本是用来记录天地万物及其变化规律的,后来发展到历史、哲学范畴。

一、意象与意象会意概念

（1）意象。客观因素与主观想象有机结合的思维意识活动叫作意象。

（2）意象会意。通过意象刺激领悟想象结果的过程叫作意象会意

二、意象会意分类

（1）填补意象会意:填补意象会意是指对于以往出现的不完美的事物,进行想象弥补,设想出具体完美的意象。

（2）组合意象会意:组合意象会意是突破时间和空间节点,把零散的事物集中起来,组合为全面、具体、生动、易于掌握的意象,将抽象的主观情思寄托于具体的客观物象,使情思得到鲜明生动的表达。找到真实存在感觉。

（3）目标意象会意:目标意象会意是指事先有预定目的的想象。目标意象会意是寻找符合事物发展规律并可能实现的想象。具有内容的新颖性、独立性和创新性。

（4）既往意象会意:根据自己的记忆或别人的描述,在头脑中回忆以往经历的想象过程。通过既往意象会意改变对以往经历的理解方向和内涵。

（5）预想意象会意:预想意象会意是与个人生活愿望相联系并指向未来的想象活动。是超越个人狭隘的经验范围和时空限制,在大脑中独立地产生新形象的过程。能体现个人的憧憬或寄托,不与当前的行动直接联系而指向于未来。积极预想意象会意是创造力实现的必要条件,是科学预见的一部分,是激励人们创造的重要精神力量,是个人和社会存在与发展的精神支柱。

（6）梦想意象会意:梦想意象会意是不以客观现实为依据,借助独创性意象思维,使相同或相似的情思得到独特表现,意同象异,各见其趣,主题朦胧,意绪无穷。"言不尽意,立象尽之",难抒之情、难言之理,由意象婉转代抒代言,达成"言有尽而意无穷"的效果。

三、意象会意作用

（1）赋予意象的象征性：意象象征是梦想憧憬的必然途径。

（2）赋予意象的隐喻性：意象隐喻是提振精神的有效办法。

（3）带来情感丰富变化：喜悦情感是幸福人生的核心要素。

（4）带来情绪调整转化：情绪控制是心理健康的本质基础。

（5）提升认知感悟能力：认知感悟是客观科学的思维能力。

（6）提升目标价值作用：目标价值是健康成长的源泉动力。

（7）改善思维方式方法：思维方式是情绪控制的根本保障。

（8）改善心态不良状态：良好心态是人际交往的平衡工具。

四、"意象会意"心理治疗步骤

（一）治疗步骤

（1）心理空间、心智层次、心态维度分析。

（2）意识层次和"十五型"人格分析及性格界定。

（3）"博士帽"心理测评。

（4）"灵知述情"心理疏导。

（5）意象分类选择，音乐感染、健体锻炼等综合应用。

（6）意象会意催眠、意象会意绘画、意象会意沙盘操作等技术应用。

（7）"180"职业生涯规划指导、梦想"12 星"家庭教育指导、"五旋风"心理疏导综合运用。

（二）意象分类

1. 自然意象

（1）景观类：日、月、小溪、流水、斜阳、风、雨、烟、霜、晚霞、湖、长亭、灞陵（桥）等。

（2）植物类：树木花草、蔬菜果实。杨柳、落花、松柏、梅菊、梧桐、薰衣草等。

2. 动物意象：鸡鸭、猪狗、牛羊。杜鹃、猿、蝉、鸿、雁、青鸟、鱼、鸳鸯、鹧鸪等。

3. 物品意象

车船居室、饰物配饰。琴棋书画、文物宝藏。办公家具、生活物品。灯镜、化妆品。蜡烛、火炬等。

4. 情感意象

（1）送别类意象：依依不舍之情，别后思念。

（2）思乡类意象：对家乡的思念，对亲人的牵挂。

（3）愁苦类意象：忧愁、悲伤心情，凄冷、悲凉气氛。

（4）抒怀类意象：托物言志，显示高洁品质，抒发感慨。

（5）爱情类意象：爱恋、敬慕、相思之情。

（6）人祸类意象:对人祸的憎恶,对战争的厌恶,对和平的向往。

（7）天灾类意象:对自然灾害的恐惧。

（8）闲适类意象:清闲恬淡的心情,对隐居生活的向往等。

5.行为意象

跋山涉水、登楼望月、依栏吹笙、饮酒颂诗、咏柳垂钓等。

（三）意象寓意

（1）菊花:傲雪之遥。寓意坚贞、高洁品格、清高的气质。屈原《离骚》:"朝饮木兰之坠露兮,夕餐秋菊之落英。"诗人以饮露餐花象征自己品行的高尚和纯洁。菊花能寄寓人的精神品质,成为一种人格的写照。

（2）梅花:宋人陈亮《梅花》:"一朵忽先发,百花皆后香。"梅花绽放寓意不怕打击挫折、敢为天下先的品质。冰清玉洁的梅花寓意不愿同流合污的品质。

（3）松树:松树是傲霜斗雪的典范,是众人讴歌的对象。刘桢《赠从弟》:"岂不罹凝寒,松柏有本心。"寓意做一个正直的人。

（4）柳树:汉代以来,常以折柳相赠来寄托依依惜别之情,由此引发对远方亲人的思念之情以及行旅之人的思乡之情。

（5）梧桐:梧桐是凄凉悲伤的象征。王昌龄《长信秋词》:"金井梧桐秋叶黄,珠帘不卷夜来霜。熏笼玉枕无颜色,卧听南宫清漏长。"寓意被剥夺了青春、自由和幸福的少女,形单影只、卧听宫漏。

（6）杜鹃鸟:宋人王令《送春》"子规夜半犹啼血,不信东风唤不回",寓意倍加思念亲人,伤心哀怨、凄凉或思归的情思。

（7）鸿雁:鸿雁是大型候鸟,每年秋季南迁,常常引起游子思乡怀亲之情和羁旅伤感。如隋人薛道衡《人日思归》:"人归落雁后,思发在花前。"早在花开之前,就起了归家的念头;但等到雁已北归,人还没有归家。也有以鸿雁来指代书信,鸿雁传书的典故大家比较熟悉。

（8）冰雪:冰雪晶莹寓意心志的忠贞、品格的高尚。如"洛阳亲友如相问,一片冰心在玉壶。"

（9）月亮:对月思亲,引发思乡之愁、离愁别绪。如"举头望明月,低头思故乡。""小楼昨夜又东风,故国不堪回首月明中"。明月还蕴涵边人的悲愁、情感的无奈、时空的永恒。

（10）月老:传说唐朝韦固月夜里经过宋城,遇见一个老人坐着翻检书本。韦固前往窥视,一个字也不认得,向老人询问后,才知道老人是专管人间婚姻的神仙,翻检的书是婚姻簿子(见《续幽怪录·定婚店》)。后来因此称媒人为月下老人,或月老。

（11）逐鹿:《汉书·蒯通传》:"且秦失其鹿,天下共逐之。"颜师古注引张晏曰:"以鹿喻帝位。"后来用逐鹿比喻群雄并起,争夺天下。魏征《述怀》:"中原初逐鹿,投笔事戎轩。"

（12）作壁上观:壁:营垒、壁垒。观:观望。在壁垒上观望。比喻观别人成败,不卷入其中。语出《史记·项羽本纪》。

（13）击楫中流:也作"中流击楫",楫,船桨。出自《晋书·祖逖传》。借指决心报效祖国,收复失地。文天祥《贺赵侍郎月山启》:"慨然有神州陆沉之叹,发而为中流击楫之歌。"

（14）梨园：梨园原是皇帝禁苑中的果木园圃，唐玄宗开元年间，将其作为教习歌舞的地方，且在这里培养出了大批优秀的音乐舞蹈表演人才，在历史上产生了深远的影响。因此，后世的戏曲班社常以"梨园"为其代称，戏曲艺人称"梨园弟子"。

（15）白衣苍狗：比喻世事变幻无常。出自杜甫诗《可叹》："天上浮云如白衣，斯须改变如苍狗。古往今来共一时，人生万事无不有。"人事变化，犹如浮云，一会儿像白云，一会儿像灰狗。

（16）庄周梦蝶：《庄子·齐物论》："昔者庄周梦为胡（蝴）蝶，栩栩然胡（蝴）蝶也。自喻适志与，不知周也。俄然觉，则蘧蘧然周也。不知周之梦为胡（蝴）蝶与？胡（蝴）蝶之梦为周与？周与胡（蝴）蝶，则必有分矣。此之谓物化。"庄子以此说明物我为一，万物齐等的思想。后来文人用来借指迷惑的梦幻和变化无常的事物。

（17）折桂：比喻科举及第。温庭筠《春日将欲东归寄新及第苗绅先辈》："犹喜故人先折桂，自怜羁客尚飘蓬。"典出《晋书·郤诜传》："武帝于东堂会送，问诜曰：'卿自以为何如？'诜对曰：'臣举贤良对策，为天下第一，犹桂林之一枝，昆山之片玉。'"唐人权德舆《伏蒙十六叔寄示喜庆感怀三十韵因献之》："握兰中台并，折桂东堂春。"

（18）白云：寓意游子。张若虚的《春江花月夜》中："白云一片去悠悠，青枫浦上不胜愁。"寄托了自己的思乡之情。

第十章　心理健康与生涯规划

第一节　生涯认知

一、生涯内涵

生涯是一个人生存、成长、发展过程中所经历的全部物质文化要素和体质精神要素的人格存在状态。一般意义上说,生涯就是人生,指人生全部生活经历,统合了个人一生中各种职业和生活的角色表现出的个人独特自我发展形态。也是人生所有报酬或无报酬职位的综合历程,除了职位之外还包括其他各种角色。生涯发展是以人为中心,是个人终其一生所扮演角色的整个过程。

二、生涯特征

(1)生命性:生涯是人的生命存在状态。具有生存、成长、健康、疾病、运动、时间、空间等特点。生命消失生涯就会终止。

(2)关联性:一个人的生涯发展是连续演进的过程。同家庭、社会、环境等有不断的、广泛的联系。

(3)独特性:每个人都是独立的个体。性格、人格、爱好、兴趣、职业、能力等特征因人而异,各不相同。

(4)变化性:不同的年龄有不同的变化。伴随时间的推移,所有物质的和精神的因素都在发生着改变。

(5)遗传性:一个人生物因素、生长因素常常受到父母遗传因素的影响。

个人的智商、情商、逆商,以及心理素质、人文素养、职业素养、道德情怀等都是生涯本质内涵。生涯规划研究的根本任务是建构完整的人格,有效地适应社会,有效地进行自我管理、自我实现。心理健康对于自我实现具有深远的意义。心理健康作为一种相对稳定的心理状态,是个体进行适宜的职业生涯规划的基础和保证。心理健康影响生涯规划的整个过程,两者相互依存、相互促进。

世界上的职业多种多样,在一般职业中性格的各种特性可以起到相互弥补的作用。不同的职业对人的性格特点有特定的要求。如飞行员、运动员要求机智、敏捷、勇敢、抗干扰强等性格特点。每一种性格类型既有为人们所乐于接受的一面,也有为人们所不赞成或不易接受的一面。但是性格不同,对职业的适应性也不同。如果一个人具备了从事的职业所要求的性格特点,就可以为所从事的这项工作提供有利的条件。性格类型虽然不能决定一个人社会价值和成就的高低,但往往能够影响个人工作的收益和效率,影响一个人对职业的适应性程度。因此,在职业选择中,性格应作为重要参考因素之一。

三、自我认知

"人贵有自知之明"意思是说人能清醒认识自己,对待自己,是最明智最难能可贵的。谦虚谨慎,戒骄戒躁,不卑不亢是正确认识自己的基本原则。"知人者智也,自知者明也",一个非常明智的人对自我品质的评价既不能比别人估计高,也不应比别人的估计低。但要做到这一点是比较困难的。实际中要克服有意无意地拔高和美化自己的倾向,更不应随意贬低自己。能科学、客观、公正地评价自己,既看到自己的不足,也看到自己的长处,在学习和工作中才能扬长避短取得好成绩,树立好形象。一个人的自我评价不应是遐想的,而应在与其他人的对比中形成。

自我认知就是反观自己,对自己的人格特点、性格特点、能力水平、核心素养等方面进行全面归纳总结,在思想观念和心理因素上得出更细致更全面的客观评价。对于任何一个想要有所建树有所作为的人而言,了解自己的能力条件,了解自己的需要并能正视现实非常重要。要想真正了解自己就需要把自己置身于社会大环境范畴中,认真同某些人某些事物客观对比。在生活中具有积极心态的人能够发现积极的自我特征,持有消极心态的人往往发现消极的自我特征。积极的自我认知会信心十足,自我期待值也高,表现也会越来越优秀。消极的自我认知常常认为自己不够好,信心不足,导致自我期望值低,就会有较差的表现,适应力差。性格、人格、兴趣、爱好、价值观、愿望等都是自我认知的内容。自我认知的渠道有很多,可以学习有关知识,可以参加社会实践,可以多听听别人的看法,也可以进行各种量表的测评等。只有通过科学的自我认知,清楚自己的优势和特长、劣势和不足才能克服求职的盲目性,找到现实可行的路线,才能很好地把个人志向和集体利益、国家利益有机结合起来。

自我认知属于自我意识范畴,包括自我觉察、自我分析、自我判断、自我评价等,自我认知是对自己在社会关系、人际关系中的角色、地位、作用和权利、义务等的认识和体验。自我认知包含两大部分,一是自然的我,二是社会的我。自然的我是对自己生理状况如身高、体重、形态、容貌、性格等的认识。这一部分是有形的"自我",可以说是每个人对于"自我"最直接的感受和理解。社会的我是自我认知中最核心的部分,是对"我"的内部主观存在的认识,是自身心理特征如需要、动机、价值观、能力、性格等的认识。这包括自己的籍贯、家庭状况、学历、阅历、知识储备、能力、社会地位和社会资源等的感受和理解。正确认识自我是一个人迈向成功职业生涯的第一步。一个人要充分认识自己,就要和社会期待和要求结合,通过自我探索,了解自己的内在需求和社会要求。

第二节 自我认知的方法

一、通过与别人的比较来认识自己

一个人对自己的认识,是要通过与他人的能力和条件的比较而获得的。在与他人比较的过程中,应注意比较的参照系和立足点,要注意以下事宜。

第一,跟别人比较的应该是行动后的结果,而不应该是行动前的条件。

第二,跟别人比较要有标准,而且标准应该是相对标准而不应该是绝对标准,应该是可变的标准而不是不可变的标准。例如,一个人的容貌与出身是不可更改的,若以此为标准同别人比较是没有意义的。

第三,比较的对象应该是与自己条件相类似的人。在认识自我过程中,要努力拓宽生活视野,增加生活阅历,积极参加社会实践和社交活动,这些都有助于找到正确的参照系来了解自己。

二、通过自我比较来认识自己

与过去的自己相比,是进步了、成熟了,还是退步了,是否犯错误了? 与理想中的自我相比,还有哪些差距等,通过自我比较来认识自己,前者可以发现自己的成绩和进步,提高自尊和自信。后者可以明确努力的方向,进一步完善自我。

三、通过分析他人对自己的评价来认识自我

从他人的态度和情感中认识自己,是明确自我的另一种途径。一个人对自己的认识难免有偏差,因此有必要根据他人的评价,他人对自己表现出的言行态度来认识自己,他人的评价就像一面镜子,正如古语所云"以人为鉴,可以明得失"。需要注意的是,别人对自己的评价,由于受多种因素的影响,也不一定是完全正确的,不能把别人的评价和态度作为唯一的衡量标准,还要充分结合其他相关信息进行综合分析。

四、通过内省来认识自我

了解自己最重要的还是时时刻刻不忘自我反省,随时检视自己的言行举止与内在思维,这是一种个体直接认识自己的方法,个体既是心理活动的主体,又是心理活动的对象。通过内省,我们可以了解自己的智力、情绪、意志、能力、性格和身体条件等特点,内省也是自我意识形成的重要途径之一。在内省认识自己的过程中,一定要注意客观、全面辩证地看待自己,形成正确的自我意思,真正地了解自己。

五、通过自己的活动表现和成果来认识自我

自我的各个方面都是表现和反映在具体事件中,可以通过学习和文学、艺术、体育、社

会工作、人际交往等各方面的能力来加深自我认识,获得关于自己能力、意志、兴趣和投入角度等多方面的信息,但注意不要把成就或成绩作为评价自我价值的唯一尺度。

六、认识自己的人格

根据"十五"型人格伦,自我认知包含四层次十五型,即性格、修养、思想、文化、劳动、品德形成发展过程中形象面貌、性格内涵、体质等能表现和反映出一定世界观、价值观等"人性"全方面评价与分析。

第一元包含情感智慧三方面:情商、智商、逆商;

第二元包含体质思维三方面:体质、思维方式、意志力;

第三元包含世界观三方面:人性价值观、经济价值观、文化价值观;

第四元是指性格分类六方面:心理性格、语言性格、行为性格、思想性格、职业性格、自业性格。

七、通过传统的经验方法认识自己

在人类历史上有许多如何识人识己的方法,可以进行借鉴。现在也有不少科学测验(如心理测验)可以借鉴。在采用上述方法,综合各种情况后,自己进一步全面分析对比,采纳正确的认识,剔除错误的看法,客观地评价自己,既不高估自己,也不贬低自己。认识自己的优势、劣势、自己的与众不同和发展潜力。认识自己的生理特点,认识自己的理想、价值观、兴趣爱好、能力、性格等心理特点。需要注意的是,认识自我,要尽量客观、准确、全面,避免因为个人认识或个人动机出现较大误差。再者认识自我,包括认识自己的现状和未来,是为了更好地把握自己,发展自己,要避免因此限制自己,成为发展的桎梏。

八、通过现实和历史的状况认识自己

现实中,自己最近家庭、事业、工作生活等各方面的基本情况如何,要从多个角度进行分析,要尽可能准确、客观,通过对比分析历史和现实的情况,进行自我的重新认知,不断刷新认知、改进认知。

第三节　生涯规划与心理

一、生涯规划与心路角色

生涯规划是在个体生涯发展的框架中展开的,是个体一生中不间断追求健康人格和自我实现的过程,对于个体的终身发展与全面发展具有重要意义。不同时期生涯角色与个体身心特征的交互作用推动着个体的发展。个体在生涯规划过程中能否成功调整自我概念与生涯角色之间的关系,也就是能否有效地适应生活、适应社会,是生涯满意度和心理健康水平的重要标志。只有健康的心理才能避免个体目标因角色冲突影响自己所期望的品质，有利于实现自己的目标。个体的心理是一个完整而开放的系统，而生涯规划就是个体在发展过程中心理系统与环境系统之间的相互作用。在个体生涯发展过程中，个体的心理系统与外部环境系统不断进行物质、能量、信息的交流，并在这个交流过程中重组内部的心理结构，这个过程是平衡与波动、有序与无序的对立统一，是适应与障碍、成长与危机的交替。在这个过程中的关键要素是心理健康。

二、生涯规划与人格心理

心理健康是形成健康人格的基础，是个体自我调节机制的核心。生涯规划的根本任务即建构完整的人格。通过生涯规划，个体力求自身整体优化和环境成分之间的均衡与协调。在生涯规划中，表现为人们对人格的完整和均衡发展的重视。教育者在进行生涯规划指导时，教育目标是使个体充分而完整地发展自身的潜能，不仅要实现个体在智力和职业能力方面的发展，而且要实现个体在生理、社会、道德、精神、伦理、创造性各方面的发展。在原则方面，应充分尊重受教育者对健康人格的追求；在内容方面，个体的学习内容必须加以整合，兼顾认知与情意、人文与科技、专业与基础；在方法方面，教育者必须提供学生充分探究身心潜能的机会，心理健康强调完整的人格，符合对心理健康者人格特征的理解。个体的心理是统一的整体，整体并不等于部分的机械之和，某个部分有所欠缺并不意味着整体功能的失调，一些心智方面存在一定缺憾的个体，如果得到成熟平稳的情感意志过程的控制，也是可以保持心理健康状态的。

三、生涯规划与自我实现

自我实现是心理健康所追求的理想状态。尽管通常把平衡和适应作为心理健康者的特征，但心理健康本质上绝不推崇满足现状、没有追求、不思进取；不推崇无挫折、无冲突的"平衡"。生涯规划所追求的是充分利用和开发天资、能力、潜能等，让个体都能走到自己力所能及的高度，最大限度地发掘人性所蕴含的潜能，展现出人性的美好与丰富色彩。尽管个体由于天赋、兴趣、能力以及成长经历、家庭环境的不同，其接受能力、探索能力等也会有所不同，但只要教育者认识到每一位学习者的独特性，给予宽容、尊重和欣赏，并以正确的方法引导其充分发挥自我的潜能，即使学习者某方面所取得的成就不如他人，但对其自身而言，也是成功的经历。自我实现不可能是尽善尽美的，它强调个体竭尽所能，最大限度地实现自我价值，并全面展现自己的才能。因此，自我实现是不完善的个体努力追求完善的动态过程。

四、生涯规划与体验学习

心理健康教育把活动探索和体验学习，作为维护和促进学生心理健康的主要途径，强调通过形式多样的活动探索、各种可利用的方式开展体验学习。生涯规划中的体验学习是指个体身体力行地参与到真实或模拟的情境中去亲身体验，在体验中领悟，进而重新建构自己的知识经验,形成健康的人生态度。生涯体验是平衡与波动、有序与无序、稳定与变化、可预测与不可预测的对立统一过程。通过生涯体验,把握生涯发展中的各种矛盾,了解在生活、学习和工作中自身所受的限制,充分利用内外资源,发挥潜能。通过身体力行的亲身体验和不断地反思、领悟建构有价值、有意义的人生。

五、心理健康对生涯规划的调节机制

生涯是有序和无序、稳定与波动、成长与危机的辩证统一。个体在面临生涯中的种种不确定性时,引发消极应对和各种心理行为问题,产生自我经验与现实世界的强烈冲突。当前大部分的教育将升学规划代替生涯规划,直接导致长期以来注重智力和知识的培养,忽视价值观、情感意志品质以及人文素养的培养。父母甚至在孩子还未出生时就开始规划他们将来的生活。然而,这种"生涯规划"本质上是围绕升学活动而展开的"升学规划"。因此,家庭、学校以及学生自己自然在提高智力和增长知识方面投入过多的资源,致使其他方面未能获得正常的发展。长此以往,这种在潜能开发上存在的严重偏差会导致其人格逐渐失衡、分裂,变得残缺不全。被短期利益所束缚的"升学规划"是无益于个体的终身发展和全面发展的,只有着眼于完整人生的生涯规划,才能使个体在成长历程中逐渐发展为"健康人",并获得自我实现。注重心理健康的生涯规划所强调的活动和体验学习,是个体对未来生活的一种主动的准备过程,其根本目的是在活动、体验、思考和领悟中获得自我成长的调节机制。这种机制为个体获得终身学习和自我成长的能力奠定了基础,使个体能够有预见地应对未来的发展任务,以及来自环境的挑战和危机,并在现实的应对过程中合理地发挥主观能动性,在有限的条件下挖掘、利用自身的潜能以实现个人的目标,保持自身与环境的协调。

第四节　职业兴趣与职业价值

当人的兴趣对象指向职业活动时,就形成了人的职业兴趣,职业兴趣也叫职业志趣。职业兴趣主要是回答"我喜欢做什么工作?"的问题,对人的职业活动有着重要的影响。一份符合自己兴趣的工作常常能够给自己带来愉悦感、满足感。在选择职业时,人们总会将自己是否对此有兴趣作为考虑因素之一,从感到有趣开始,到逐渐形成更加稳定、持久的乐趣,进而再与自己的奋斗目标相结合,形成有着明确方向性和意志性的志趣,这是人的兴趣发展过程,从事自己感兴趣的职业活动时,人们可以被激发出强烈的探索和创造的热情,可以在良好的体能、智能、情绪状态之下从事有意义的职业活动,激发自己全身心地投入而又感觉心甘情愿。从事自己感兴趣的职业活动可以使人比较容易适应变化的职业环境,可以使人在追求职业目标时表现出坚定的意志力。可见,职业兴趣是个人在进行职业设计时必须考虑的重要因素之一。

一、兴趣对职业活动的影响

1. 兴趣是人们职业选择的重要依据

正如人们在日常生活中喜欢参加自己感兴趣的活动一样,具有一定兴趣类型的个人更倾向于寻找与此有关的职业,特别是在外界环境限制较小时,人们都会选择自己感兴趣的职业。因此,对个人的兴趣类型有了正确的评估后,就可帮助人们进行职业选择。

2. 兴趣可以增强人的职业适应性

兴趣可以通过工作动机促进个人能力的发挥,兴趣和能力的合理结合会大大提高工作效率。如果一个人从事自己感兴趣的职业,就会长时间保持高效率却不感到疲劳。而对所从事工作没有兴趣的人,只能发挥其一部分才能。

3. 兴趣可以增加人的职业稳定性

兴趣会影响一个人的工作满意度和稳定性。在某些情况下,如果不考虑经济因素,从事自己不感兴趣的职业很难让人感到满意,并由此会导致工作的不稳定。

二、兴趣在职业活动中的作用

通过培养自己多方面的兴趣、爱好,并且注意培养自己的中心兴趣,努力发展自己的专长,从而使自己的兴趣、爱好有明确的方向性。在进行职业选择时,把握每一个选择兴趣的机会,找到最佳结合点,同时只有将能力和兴趣结合起来考虑,才更有可能取得职业的适应和成功。对个人来说,如果从事有兴趣的工作,就会更加努力,有努力就容易出成就。但理想崇高者的职业追求不是由兴趣决定的,是由世界观、人生观决定的。

职业理想在职业生涯规划过程中起着一定抉择和调解作用。一个人的职业抉择过程通常都是以职业理想为出发点的。任何人的职业理想都会受到社会环境和社会发展需要的制约。社会需求是职业理想的客观依据,只有符合社会发展需要和人民利益需要的职业理想才是高尚的、正确的。个人利益要服从组织利益,职业理想应同国家利益和社会需要有机结合。

三、价值观对职业选择的影响

职业生涯规划的核心是价值观的选择,也就是说你把什么看得最重。价值观在事实上左右着人们的决定,进而决定职业选择。一个人要想成为职场的成功人物,就必须清楚地知道自己的价值观。一个人在职业上的价值观念和他能取得的成就是息息相关的。从价值观的角度来说,职业发展成功还是失败的判别标准,就是个人是否得到了自己想要的生活,自己的职业所带来的生活方式是否符合自己的价值观。如果符合,你就会感觉很快乐,哪怕收入会相对低些。如果不符合,你会感觉很痛苦。真正的职业目标追求的是相对满意和平衡。价值观的一个核心问题是如何看待和对待成功与幸福之间的关系。在做职业生涯规划之前,首先应弄清想要的是怎样的生活。

四、职场定位

职场定位有两方面的含义,一是确定自己是谁,适合做什么工作;二是告诉别人你是谁,你擅长做什么工作。定位准确,你的事业就会顺风顺水,不断地创造辉煌的业绩。很多人事业上发展不顺利不只是因为能力不够,而是选择了并不适合自己的工作,没有认真地思考一下"我适合做什么",也不清楚自己要什么,因而无法体会到成功的真正意义。

我们该如何为自己定位呢?

(1)了解自己。主要是对自己的核心价值观念、个性特点、天赋能力、缺陷等做一个深入的剖析,也可以请他人做评价,还可以借助心理测验来充分地了解自己。

(2)了解职业,包括职业的工作内容、知识要求、技能要求、经验要求、性格要求、工作环境、工作角色等。可以多征询一些业内专家的意见,还可以借鉴业内成功人士的经验。

(3)了解自己和职业要求的差距,需要仔细比较各个方面要求的差距。你可能会有多种职业目标,但是每个目标都各有利弊,需要根据自己的特点仔细权衡选择不同目标的利弊得失,还要根据自己的现实条件确定达到目标的方案。

(4)做到人职匹配。如何确定自己的职业,需要根据自身特点和就职单位要求,即根据自己的能力水平和职位要求进行匹配组合。

五、影响职业性格的形成因素

(1)组织机构领导作风的影响,集体文化的影响。

(2)政治、经济、文化、行业风气的影响。

(3)社会文化因素决定了职业性格的共同特征,它使同一社会职业的人在职业性格上具有一定程度的相似性。

第五节 职业个性特征分类

1.管理型

有分析问题、解决问题的能力。能影响他人的观念并鼓舞其激情。有领导力、说服力。追求政治经济成就。喜欢具有挑战性的工作。具有相关的管理知识。具有协调沟通能力和用人能力。具有领导和管理团队的能力,熟悉组织理念的建设和推广,能够制订实施计划。有胆识和独到见解。想象力和创造力强。紧急情况下的冷静沉着和坚毅顽强、有改进工作的愿望。善于开发员工的潜质。充当人力资源教练角色。为员工进行合理的目标定位。善于引导启发。具有调动和激发员工积极性的热情和能力。正确处理社会关系,善于团结和化解矛盾。勇于担当责任,对集体负责,对员工负责。善于独立决策和自我驱动。有领导者的价值标准和个人秉性。有开阔的思维方式以及敏锐的感知能力和观察能力。具有良好的道德修养与人格魅力。遇事能够机动灵活,适应行业的竞争与发展。优秀的沟通技巧和胜任一筹的领悟能力。面对错综复杂的局面能进行快速分析并加以解决。有分析问题、解决问题的能力。能影响他人的观念并鼓舞其激情。有领导力,愿意从事领导工作。追求政治经济成就。喜欢具有挑战性的工作。注重沟通、协调、交际。政府官员、项目经理、企业负责人等都是管理型人才。适合机构组织、政治集团、社会团体的工作。

2. 研究型

有独创性、洞察力、有兴趣获得新知识。喜欢观察和分析事物。钻研理论问题和思考抽象理论。关注科学性和哲理性话题。既喜欢与人探讨又善于独立思考。不墨守成规而善于创新。思维敏捷,有较强的专业知识和相关专业能力。具有强烈的探索精神。乐于学习新知识,涉猎广博。有好奇心,对新生事物有很强的猎奇心理、有很强的创造愿望。有恒心,做事不半途而废。有良好的心理素质,能承受失败和打击。从事以脑力为主的劳动。具有坚实的基础知识、系统的研究方法、高水平的研究能力和创新能力。面向科学技术发展前沿,满足人类不断认识和进入新的未知领域的要求。能预测科学技术发展趋势与后果,在基础性、战略性、前瞻性的科学技术问题的发现和创新上能取得突破。有良好的智力因素,具备敏锐的观察力、较好的记忆力、高度的注意力、丰富的想象力和严谨的思维能力,以及在这些能力之上形成的个人创造力,具备能够主动发现并解决问题的能力。有强烈的求知欲和创造欲,好奇和敢于怀疑的精神,勤奋好学,有恒心和坚强的毅力,不畏艰险,追求真理。具备深厚和宽泛的基础知识,掌握科学的研究方法和不断创新的能力,具备宽广的科学视野,具有高尚的情操和较高的科学精神、人文精神。勤于探索,勇于创新,推动社会进步与变革。喜欢智力的、抽象的、分析的、独立的工作,求知欲强,肯动脑,善思考。科学研究人员、工程师、系统分析员等属于研究型人才。

3. 技能型

技能型人才是指在生产和服务等领域岗位一线,掌握专门知识和技术,具备一定的操作技能,并在工作实践中能够运用自己的技术和能力进行实际操作的人员。技能型人才反应灵敏,技巧性强。操作工业机械和使用工具有技巧,能力强。善于维修设备。在某专业领域有很精准的把握能力。有一定的专业背景和相关技能。对工作十分专注。具有自律性。富有事业心和进取精神。在新环境中的适应能力高于一般水平,适合技术性职业、技能性工作。愿意从事操作性工作,动手能力强,手脚灵活,动作协调。对要求具备机械方面才能或从事与物件、机器、工具、运动器材、植物、动物相关的职业有兴趣,并具备相应能力。注重经验、技巧、方法。

4. 艺术型

有广泛的兴趣、好奇心和创造力。有文化品位和文化格调。乐于创造新颖、与众不同的成果,渴望表现自己的个性,实现自身的价值。富有想象力和激情,具备创意心态。有强烈的感性色彩,有追求美的强烈动机。喜欢浪漫与想象。青睐有激情的人。好奇心强,崇尚自我,崇尚自然。重视文化创意领域动态。对色彩、韵律有很深的理解和把握。艺术型人才具备艺术修养、创造力、表达能力和直觉,并将其用于语言、行为、声音、颜色和形式的审美、思索和感受。渴望表现自己,如艺术、音乐、文学方面的人才。善于写作,对文学作品充满兴趣。

5. 教育型

有丰富的语言知识和教育背景。具有传统文化积淀和新思维、新思想。在教育事业上充满活力和能量。注重道德修养和人格修炼。有高度事业心、责任感、使命感、认同感。诚实正直、尊重人、理解人。掌握先进的教育理论知识,有过硬的教育教学能力,有良好的师表风范。有丰富知识结构和科研能力,有一定理论底蕴。掌握熟悉教材体系,理解教学要求,明确教学目的和重点、难点,有独立的备课能力,有创造性的教学能力,有过硬的教学基本功,掌握各种教学技能,有组织班集体开展教育活动的能力。愿意学习,充满活力、有感染力,善于言辞。说话有启发性,具有培训开发、教学事务的能力。追求文化和知识。

6. 行政型

讲规则、懂程序、重秩序。有耐心、细致。沟通、理解、组织协调能力强。对他人观察细腻。应变和反应能力强。有一定的政治觉悟和思想觉悟。对行政型人员一般要求有适应变化能力、沟通能力、逻辑思维反应能力。具有计划和组织能力,能够提高工作效率和创造性地开展工作。有与组织休戚相关、荣辱与共的真感情,始终站在组织的立场克服利己主义,事事以组织利益为重。自觉维护组织的社会形象。运用常识和组织规则、组织计划安排各种活动,严格遵从组织行为规范和规章制度。具有组织意识和形象意识。喜欢要求注意细节、精确度、有系统有条理,具有记录、归档、据特定要求或程序组织数据和文字信息的职业,并具备相应能力。

7. 法务型

有法律法规意识,了解熟悉法律法规。适应法律规定执行任务。以公平、公正的态度处理事务。有很强的正义感,心存正气。要有超凡的胆识,临危不惧。法务业务工作,往往都与艰苦、紧张、困难、危险等紧密相连。需要具有抵御各种错误思想、思潮和诱惑的健康心理,能够经受得起各种考验;应当具有良好的观察、记忆、注意、思维能力;具有稳定的情感和顽强的意志,能够抵御各种干扰和各种诱惑,能够慎独与自我净化;具有宽广的胸怀、合作的意识和对事物发展变化的较强的心理承受能力。具有勇敢、坚定、大胆、果断、顽强、乐于奉献等心理素质特点。关心社会问题、寻求公正公平。热衷法律知识、关心公共安全。追求权威性和公众影响力。喜欢从事监督性工作。

8. 理财型

避免个人利益和组织利益发生冲突。保护和正当地使用组织资讯、资产和资源。维护非公开的资料机密,而不利用这些资料谋取私利。数理分析能力强,兼备财务基本知识。有"成本意识""经济思维"。对投资市场十分了解,了解各种投资渠道的特点,了解机会和投资风险。有一定的学术理论基础,懂得如何制订投资方案。懂得如何推广。愿意理财,善于让钱灵活地滚动起来。

9. 服务型

讲究规则和服从。服务于社会需要。尊重权威和等级制度,持保守的价值观。具有诚实和正直的品质,踏实肯干。积极主动性强。心甘情愿地努力和付出。尊重人、团结人,以实际行动感化人。重视顾客和个人服务,善于约束自己,凡事尽力而为。做事有条不紊和井然有序。遵循一定的准则和程序范围。具有顾客至上的信条。愿意做具体的事、琐碎的事和单调的事。与他人保持和谐融洽的关系,遵守道德标准。讲究规则和服从。服务于社会需要。看重社会义务和社会道德,尊重权威和等级制度,持保守的价值观。适合的职业如秘书、办公室职员、图书馆管理员、出纳、速录师、打字员等。

10. 商务型

有战略思考的能力,有创新的工作态度,有良好的决策判断能力。研究经营哲学,善于经营活动。灵活应变。积极适应不断变化的经营要求。适应快速变化的商业环境,善于攫取商业机会。有自主经营能力。尊重商业道德和商业规则。足智多谋,有商业智慧。

11. 体能型

体能是人体对环境适应过程所表现出来的综合能力。体能包括两个层次:健康体能和竞技运动体能。体能是通过力量、速度、耐力、协调、柔韧、灵敏等运动素质表现出来的人体基本的运动能力,是运动员竞技能力的重要构成因素。以增进健康和提高基本活动能力为目标,竞技运动体能以追求在竞技比赛中创造优异运动成绩所需体能为目标。积极适应生活、工作,抵抗疾病能力强。对日常生活和基本活动适应强,对生产劳动、竞技运动适应。身体健壮。吃苦耐劳。

12. 作战型

具有见义勇为的精神追求。忠诚信守、勇敢担当。组织纪律观念强。身体条件好。有一不怕苦,二不怕死的坚强信念。有招之即来、来之能战、战之必胜的优良作风。有服从命令听指挥的良好素质。

第六节 生涯心理定位和职业心理动机倾向类型

人的一生最重要的决定就是生涯定位。价值和尊严影响人一生。我的一生为了什么?我的一生怎样存在?我要成为怎样的一个人?对这些问题的思考就是生涯定位。生涯定位是指采取最好的应对现实的方法实现最好的愿望。现在社会是一个多元化的社会,每一个人都是社会的参与者。如何建立良好的社会影响力,实现自己的人生价值或在社会上脱颖而出?"时势造英雄",仅凭一腔热血恐怕远远不够。要想不被社会边缘化,做好生涯定位成为必然。生涯定位的宗旨是实现人生价值的最大化。成长是一个人一生的主题,如果成长没有定位,人生就没有目标,缺少目标,人生就有折损的风险。一个人对他自己以及他的世界所做的最重大的决策之一就是生涯定位。

一、生涯心理定位

(一)定位个人思想

形态塑造、思维锻炼、情感认知、知行合一、文化选择、发展战略等个体思想是依据自身主客观条件与人类社会发展规律相结合所形成的完整意识形态。如果一个人缺乏能赋予以真实生命力的思想基础,就不会从心理、态度、方法、行为、语言甚至到体质的完整发展。

没有一个健康的思想,失败和畸形发展就会在所难免。个体思想是个人发展的战略逻辑,是为人处世的基本原则,是分析问题解决问题的核心思路,是思维行动的指南,是实践活动的核心要素,是学习领悟的引擎。个人思想,是人生目标的动力,是人生目标的手段。一个有意义的人生一定有一个好的思想定位。有思想其行动才会有力量,因为行动就是"已经引发我们去做"的思想。我们甚至可能不了解自己内心最深处的思想是什么,但是我们可以从自己所采取的行动中,明白我们一直都在想什么。定位个体思想是确定自我发展的战略思维。个性的实质是思想个性,而不是性格特性。良好的思想个性是一种良好的精神力量。一个才华出众的人在他的自身思想上怡然自得。

(二)定位价值理念

人们的幸福感在很大程度上取决于人性价值观、经济价值观和文化价值观的价值理念。具有良好的人性价值观是建立亲密愉快家庭生活和高雅社交、健康娱乐的基础。人性价值观不正的人,会依赖表面的感官感受,追求庸俗的人际关系和粗俗的消遣意识甚至低劣的教育。人的命运好坏取决于是否拥有良好的人性价值观,内心富足的人对命运不会提出过多的要求。具有良好文化价值观的人,一般把握一种清晰的、活跃的、深刻的、敏锐的知性。缺少良好文化价值观,即使持续不断地娱乐、享受、狂欢也不会感到满足。具有良好的经济价值观,是正确看待地位与财富的尺码。一个具有良好经济价值观的人具备善良、温顺的品德,即使在贫寒困苦的环境中也会感受到生活中的美好。对于具有卓越精神个性的人来说,所追求的是良好的人生价值。

(三)定位伦理形象

伦理形象是道德规范及社会和谐等关键要素。没有真正的精神教养,缺少伦理道德观念,很难实现真正的自然的满足感。不能树立良好伦理形象,其打骂、训斥、取笑、诽谤心理就会强化。人与人的相互作用和影响是由伦理形象决定的。建立良好的伦理关系,不仅能对自己充满信心,而且还会对社会和他人充满信心。缺少良好的伦理形象,就会产生退却和畏惧感,遇到挫折和困难缺少信心。伦理形象好对家庭关系、婚姻关系、亲子关系、人际关系会有较好的适应与发展能力,会有应付自己所遇到问题的能力。

(四)定位人格优势

集合园人格"十五型"的划分,为人们找到了明确的人格努力方向。人格是在不断变化过程中的,健全的人格并不代表在每个人格类型上都有优势,做到全人格都完美是任何人也做不到的。为此,因人而异,每一个人都会有每一个人人格的某一方面或几方面的优势。定位"十五型"人格某一方面人格的追求,有利于发挥优良的个性形塑。在思想和价值观的形成过程中,做好人格的早期定位是最好的生存和成长策略。要拥有你的核心竞争力,需要设定清晰的竞争、勤奋、差异化人格优势。

(五)定位性格特征

集合园性格分类划分为心理性格、思想性格、语言性格、行为性格、职业性格、自业性格六大类。对每一类性格取向确定一定倾向性的追求,有利于提高个人修养,有利于明确形象目标。尊重人的本质的价值倾向是一种对尊严的追求。定位性格特征倾向有利于建立人际关系的相互欣赏和信任。在现实生活中,一个人不容易做到每个方面都能表现得很好,但如能坚持性格定位会注重自我形态塑造并及时发现和改善其不好的行为。定位性格个性是一种生活态度,能够让自己的个性得到极大绽放,性格个性是提供个人价值的能力,是一种对自己的期望。

(六)定位职业倾向

一般而言,职业倾向分为以下类型:管理型、研究型、技能型、艺术型、教育型、行政型、法务型、理财型、服务型、体能型、作战型。做好职业规划的前提是了解自己的职业适应能力和职业选择倾向。尽早做好职业定位,了解自己的职业倾向能力对一个人的职业前途影响深远。

(七)定位学习计划

在科技发达,信息爆炸的年代,要实现自己的价值,离不开终身学习。现在的市场竞争越来越激烈,不管在什么样的环境里,只有不断学习,积累知识才有能力解决科学技术的挑战,只有不断学习,才能有智慧和创造力。当一个人故步自封、安于现状、满足已有的知识时,很难摆脱各种落后思想的束缚。只有不断学习才是巩固和维持个人能力的护身符。

(八)定位支持体系

拜师学徒建立一个符合其专业使命、远景目标、心理疏导等支持体系,将会是一个崭新的保障系统。构建一定的交际圈,在教育、项目、信息、资源等方面将会少走许多弯路。支持体系的意见、建议、方法等能拓宽自己的视野、畅达信息渠道、节省大量时间。集体力量是个人走向成功的基本驱动因素之一。一个人在成长过程中,始终离不开教导、规则、赞许与鼓励。定位支持体系能够帮助自己更加明确自身的角色、信仰追求、理想工作,解决技能缺陷、绩效改进和想要的生活问题。

(九)定位心理成熟

在健康的身体之内要有健康的心灵就要不断进行内心里修正、外心理历练。快乐的人总是有快乐的原因,感觉的愉悦来自心理成熟的品质。英俊、富有是否就能快乐,取决于是否对好的事物心理有满足感。心理成熟能在各方面找到满足的理由,心理不成熟,很难接受客观的、现实的事物。妨碍幸福感的并不是发生的事物,而是对发生事物的心理成熟程度。心理成熟的过程是追求精神、性情、禀性成熟的过程。即使拥有健康的体魄,但也可能产生忧郁的禀性,阴郁的心情,其根本原因在于心理成熟的定位。病态的敏感与易怒情绪都是心理不成熟的表现。一个人感受到的不愉快印记越强,其快乐感越差。对痛苦和不幸的心理承受能力越强,维持健康的能力越好。

二、职业心理动机倾向类型

职业心理动机倾向和观念来自个人的思维习惯、动机和决策类型,并成为指导人们长期职业生涯选择的根据。职业动机倾向是由职业动机、职业定位、职业目标、职业能力、职业行为、职业性格、职业环境等一组职业元素组成的。职业倾向是人们选择和发展自己的职业时所围绕的中心,是在思想和行为组织中,价值观、目标、能力和性格等和环境相融合达到自我满足的一种稳定的职业定位。职业倾向强调个人能力、动机和价值观和环境等方面的相互作用与整合。职业心理动机倾向是个人同工作环境互动作用的产物,在实际工作中是不断调整的。

(一) 自业独立型

自业独立型的人希望随心所欲安排自己的工作方式、工作习惯和生活方式。希望在工作环境中自觉发挥能动性。追求能施展个人能力的工作环境,最大限度地摆脱组织的限制和制约。他们宁愿放弃提升或工作扩展机会,也不愿意放弃自由与独立。

(二) 创新挑战型

创新挑战型的人希望以自己能力去创建属于自己的产品或服务,而且愿意去冒风险,并克服面临的障碍,靠自己的努力取得成就。创新挑战型的人喜欢解决看上去无法解决的问题,愿意竞争、愿意克服困难障碍等。以发展和发挥自己的才能为主要动力。追求新奇、变化和战胜困难的目标。创新挑战型的人不甘心做非常容易做的事,厌烦大众化重复和普通的岗位。

(三) 能力管理型

能力管理型的人追求实现自身价值,展示自己的能力。注重社会声望和影响力,追求业务提升和自我完善。并致力于工作晋升,倾心于全面管理,独自负责一个部分,可以跨部门整合其他人的努力成果,他们想去承担整个部分的责任,并将通向更高、更全面管理层工作视为职业成功的必经之路。

(四) 技术技能型

技术技能型的人,追求在技术技能领域的成长和技能的不断提高,以及应用这种技术技能的机会。他们对自己的认可来自他们的专业水平,他们喜欢面对来自专业领域的挑战。他们一般不喜欢从事一般的管理工作,因为这将意味着他们放弃在技术技能领域的成就。

(五) 生活保障型

生活保障型的人追求工作中的安全与稳定感。寻求长期的、稳定的工作环境。把职业看作是谋生的手段,讲实惠、重收入。把完成一定的工作和有稳定的收入作为主要目标,并不关心具体的职位和具体的工作内容。生活保障型的人喜欢结合个人的需要、家庭的需要和职业的需要,选择生活方式,居住环境,工作环境。

(六)奉献荣誉型

服务荣誉型的人追求认可的服务价值,追求社会荣誉。以集体、国家利益为重。不图名、不图利、顾全大局、服从分配、忠于职守、勇于献身。工作积极勤奋,求上进、求进步。帮助他人,影响他人,服务集体,服务社会。

(七)兴趣平衡型

从工作中得到刺激,从兴趣出发选择职业。在青年人中常见。在工作、家庭关系和自我发展之间取得有意义的平衡,以使工作不至于变得太耗精力或太乏味。

总之,在一般的情况下,个体在职业选择时,需要了解自己的能力、动机和价值观,了解环境影响因素。因此,掌握职业发展心理动机有利于职业抉择。职业发展在某种程度上是由职业环境和个人价值观与组织机构核心理念所决定的,而不只是单独取决于某一方面。职业发展是在工作实践中,依据自身和已被证明的能力、动机、目标和价值观的经验,现实地选择和准确地进行职业定位。在工作实际中,个人经过锻炼,总结所确定的长期职业贡献目标和职业定位,通过职业发展要素使组织获得正确的反馈,清楚地反映出个人职业追求与抱负。组织可以有针对性地对个体职业发展设置可行的、有效的、顺畅的职业渠道。职业发展要素是个体职业工作的基础。也是个体自我认知的核心要素。一个人的所有工作经历、兴趣、目标、潜能等才会集合成一个富有意义的职业发展集合园,这个职业发展集合园会告诉个人,到底什么东西才是最重要的。

第十一章 "180"职业规划法

第一节 生涯优化心理激励

人们的生活会消耗真实的资源、时间、金钱、注意力等。一个人有明确的方向,才会知道朝哪个方向去努力,才能知道自己的效用所在,才会追求自己的目标。生涯优化心理激励为人们提供的是明确的生涯工具。选择不同的方向去努力,人生的机会就不一样。减少无谓的损失,生活才会更有效益。

一个逻辑清晰的理论,在现实生活中经常遭遇各种各样的挑战,有时明明知道那个原理是对的,但是面对与之矛盾的那些方案、说法、观点,很难一下子就指出其错误所在。生涯优化心理激励就像是一面镜子,可以映照出人性的真伪,当人觉得镜子模糊的时候,其实就是自己的心灵蒙上了灰尘。从深厚的现实中严肃思考,生涯优化心理激励符合中国文化思想内涵,是对人性的探索,对人生境遇的理性思索,对人生态度、生存方式的探寻工具,从简单易行的角度厘清困扰人们的心理问题。

一、集合园生涯优化心理激励特征

人的社会活动天生就比其他活动难以量化,生涯优化心理激励仅仅是对人们社会活动最难量化的语言激励形式。

(1)观测性:面对实际问题该提出怎样的解决方案往往缺少有效观测尺度,会让人们陷入困境。问题的处理有无限多样性,集合园生涯优化心理激励是描述人们一般规律性的做法,追踪确定性,去掉模糊性,提供有效观测尺度和处理程序。

(2)评价性:可以把生涯优化心理激励看作是一种评价反馈回路,其中的概念生成许多评价信息,然后可根据概念生成的评价信息进行调整,传达更精确的思路。

(3)体验性:承担更有意义的义务、责任。对存在问题和解决问题的主体产生更广泛的义务感和体验感。为达成一定目标绑定时间,融入身临其境的体验感,引发自我感觉。要弄清如何解决问题,或者怎样才能解决麻烦,通过心理激励寻找问题的解决办法。

(4)预见性:表达合理的假设和理解,提高人们对社会问题的认识和对问题现象的预见性、敏感度。通过对心理激励的理解,重新对经历进行感觉和延伸,带来理解力的增强。

(5)清晰性:注重语境准确性,有效梳理概念歧异,减少偏差。体现公众考虑问题的重要因素,揭示人们想要的更多答案,通过概念能清楚地知道自身状态,让人们能更好地定义或感觉到一些现象,让差异性更清楚,自行调整情绪。

(6)内涵性:追踪期待目标,激励人们安排高效,做得更好。心理激励概念具有高度内涵,表达潜在作用,反映深度问题。对心理激励的理解重要的是自己看到的东西,而不是别人外加的东西。自己可以用心理激励的方式诠释人生故事。

（7）寓意性:生涯优化心理激励中的概念暗示了一定的目标和标准。在这种形式标准中,暗示了一定的问题解决方案,概念的意义是不言而喻的。在一定程度上反映了实际问题与预期目标的差距。集合园生涯优化心理激励加深人们对世界的普遍认识,改变看待世界的角度。

二、生涯优化心理激励

（1）畛域弹性。界限纠缠包含承受变化能力、情绪变化幅度等多重因素。同样遇到某种挫折障碍,对于不同的人来说承受变化的能力和情绪变化的幅度是有很大差异的。畛域弹性指这种差异性。在挫折障碍面前,承受变化的能力越强,情绪变化越小,其畛域弹性越大。畛域弹性大的人很难得抑郁症。

（2）爱心的本质是指同情心、理解心、帮助心等。人们需要互相协助,但不应仅仅依赖他人的恩惠。小圈子靠爱心、讲同情,而大圈子讲市场、靠规则。不要在家庭、朋友圈里斤斤计较,过分讲究社会规则。也不要在市场上强求陌生人表现出不切实际的爱心,爱心没有办法扩展到小圈子以外的范围。人的同情心是随着距离的拉远而急速减弱的。慎终追远、崇功报德、持守正气是一种爱心。劳动感、成就感、喜悦、认可、价值感、爱人与被爱的情感体验都是爱心。

（3）爱力的本质核心是仁义、本事、行动和效率。爱的核心是一个"仁"字和一个"义"字,即关爱他人、尊重他人、包容他人。讲仁爱,重义气。爱的力量是思维、意志、体能的统一,是为人做事的本钱。人的生命是有限的,能力也是有限的。如果在一生中想做好人、成大事,没有本事都是空谈。具有爱的能力需要排除外界不良干扰,把有限的精力用在事业和善行方面。

（4）完美具有确定性、最优解、公认度等特征。在一定的概率区间内,世界是充满不确定性的,只要存在不确定性,人们就没有办法算出所谓的最优解,而只有一个最优解的概率区间。任何行为都不可能经过精确计算,也没有最优解的量表。每个人生活在世界上,不可能追求到最优,人类社会精彩纷呈,但不一定都有人用慧眼欣赏。完美主义者追求的是情绪化和感觉化的满足。所以没有完美的事物和人,只存在相对完美的概率区间。追求完美应该是不断进步的旅程,努力完善自己在充满美好的世界里应有优秀品格才是完美。

（5）境界表现在一个人的内心里世界和外心理世界。内心里世界受直接道理的影响;外心理世界受隐形道理的影响。内心里世界是充满"事与愿符"情境下的世界;外心理世界是"事与愿违"情境下的世界。在事与愿符的情境下很难看清一个人的境界;在事与愿违的情境下才能看清一个人的境界。境界体现在愿望与结果的思想融合上,是内心里与外心理的协调统一。协调和统一度的衡量值叫作境界值。境界高的人能很好适应不以人的意志为转移的客观规律。境界低的人沉溺在自己的遗憾或痛苦感觉中,从而寻求某种帮助,期待从别人的帮助中减少痛苦。境界低的人缺乏改变生活的力量和信心,会抑郁、会紧张、会难受、会发狂。境界高的人,很难陷入痛苦不堪的泥潭,善于提升自己、锻炼自己,遇到问题勇于修复和改善。战胜自我，甚至超越自我，是人生的至高境界。达到至高境界需要矢志不渝的信念支撑，拥有长期努力的意识和行动。达到一定境界应说好话、处好事、做好人，自省、自强、自爱，不断学习、不断实践、不断总结。

(6)格局高是具备视野，有容纳心理并具有一定价值。格局对认知范围内事物认知的程度，局是指认知范围内所做事情以及事情的结果，合起来称之为格局。格局就是一个人的眼光、胸襟、胆识等心理要素的内在布局。格局太小的人，看重眼前的利益，总是以自己的利益为出发点，从来不考虑他人的感受。一个人想要成就一番事业，想要有一个长远的发展，就离不开大的格局。"成远算者不恤近怨，任大事者不顾细谨"，价值观过于狭隘，眼界视野过于局限，无法付出满意的行动，无法收到满意的效果。不同的人，对事物的认知范围不一样，所以说不同的人，格局不一样。格局的深度体现的是为人处世的容纳，格局的广度体现在工作环境中的视野。大格局是一种智慧，一种品性，一种姿态。风物长宜放眼量，格局决定了结局。格局是一种特定的力量。格局大的人能直面自己的力量，充满为拥有爱与价值拼搏的气魄。大格局的人，看待事物有大视角，站得高、看得远、做得大。大格局决定着事情发展的方向，掌控了大格局，也就掌控了未来的路。"强弩之末，势不能穿鲁缟"。格局的形成需要坚持认识和处理好"情、形、势"，了解事情发生的宏观和微观环境，了解大势和细节，结合实际采取应对和处理问题的最佳策略。具体做法应掌握以下几点：拓宽眼界，抛弃陈旧思维；反省自己、发挥想象力；鉴别问题、站准立场；明确目标方向、找出解决办法；减少误差、排除假设和杂乱想法；审视旧事物、甄别新事物；消除负面信息、把握积极元素；站稳把握全局和长远利益的立场。

(7)抉择能强就是有胆有识，善于谋划和具备判断力。识是对客观事物的诠释，是一种价值取舍过程。对客观事实的认识力求真实，对主观价值的取舍重在追求善与美。谋是扩大对事物可能性发生的想象空间，纳入可预见的选择项研究辨析。断是收敛对事物可能性发生的想象空间，排除不确定的因素找到可预见的聚合点。当把可能性空间里各种事物通过集中起来后进行"识"，辨识事物的整体优势和局部优势，继而通过"谋"对所有选项进行筛查，通过"断"把不满意的方案剔除，利用一定的时间把可行性方案收敛为一个点从而做出满意的选择。善于抉择的人，运筹帷幄之中，决胜千里之外。

(8)信任关系的构成要素是诚实性、可了解、可预测与自我意识。其中自我意识越强，信任关系就越低。太主观、太自我，就容易忘乎所以，轻视以往事物，很难总结出好经验、好方法。正确的信任关系会有可信任、可依赖性与亲密的特点。只有通过一定的现象向事物的深层进行探索，在纤细敏感中显示出内省的实质，才能通过现象看本质。只有借助一定量的"表象"信息传达本质，才能做到了解。没有了解的信任都是盲目的。如果不能对某种选择的正确性有预见性的认识，就会盲从和盲目，那么就可能做出不当的选择，从而产生信任危机。信任分为自己对他人的信任和他人对自己的信任。自我意识越强可信度越差。诚实感强，信任增加，诚实感差，信任降低。

(9)经验依赖于对事物的理解，而非事物本身。能把握直接经历和间接经历的静态点、动态点、质态点、平衡点把握好就能有成熟的经验。有经验是能看清事物的真实面目，对此做出预见性反应。看不到人和事物动态变化的特征就会引起误解，看不清人和事物的本性就会糊涂,看不到人和事物普遍存在的状态,把握不好静态点,掌握不好人与人、事与事之间的平衡点,就会经验不足。一个自我意识强的人,经历的事虽多,也可能很少总结经验,不是经历得多经验就多。经验丰富的人会通过表象判断内涵,找到质态点。在差强人意和精彩绝伦之间找到平衡点。随着时间的改变,昨天好的经验,今天可能落后了。昨天不适用的东西,今天可能变得很有价值了。好的经验重在反复地比较分析、权衡利弊。缺少经验之人,闻义侠之风,则激其慷慨之气,闻忧愁之事,则动其凄婉之情,闻恶则深恶,闻善则深善。自我意识强的人不善于总结经验教训。积累经验的方法是善思、交流、务实、协调和配合。

(10)压力是指个体受到负面刺激时,对未来预期发生的威胁产生的消极心态。压力是由矛盾冲突刺激而引起的某种心态反应,是对威胁有所预见或预判引起身心短期或长期紧张的事件。压力自身所表现出来的特征,与压力的威胁程度密切相关。压力特征表现在压力的影响性、压力的持续性、压力的变化性、压力的紧迫性以及压力的感悟性等方面。压力的影响性,是指事件对个人有重要的意义及影响,例如离婚、失业,或身体疾病等事件,对个人的影响越严重,则压力越大。反之,则压力就不会太严重。压力的持续性,是指压力存在的时间愈久,其影响程度也愈严重,不但体能耗尽,且心理的负担也加重。压力的变化性,是指许多不同的事件都在发生着变化,事态发生改变压力发生改变。压力的急迫性,是指当压力逼近时,其影响程度将增加。压力的感悟性,是指个人对压力强烈程度的认定是主观性的,是依据过去的经验和自身的能力对事件感觉来判定压力的。

(11)内驱力是对美好事物的追求,充满好奇心和求知欲的表现。人们对于有兴趣的事物,投入再多时间也不厌烦。内在力量让人勇于面对挑战,善于行动。不愿行动,只有遐想的人,很难做到自律和自立。遐想越多内驱力越差,遐想越少行动越快,内驱力越强。良好的家庭教育应该是为了获取知识技能、锻炼培养能力。学习和劳动不应该是外在的压迫或急功近利的行为,而应是源于内在需求的冲动,即自我价值实现和社会责任感的内在驱动。

(12)具备的知识、资源和经验超出想象或预测的大众现实部分是潜能。预测与现实不符,潜能不够。经验不足、资源不够、知识缺乏、经历多次尝试达不到目标等,会对自己的潜能失去信心。善于和勇于总结经验,积累知识,拥有一定资源才能开发潜能。为自己思考问题设定的局限控制了潜能开发。对拥有的知识、经验、资源的判断高于现实能力叫作高估自己,反之叫作低估自己。所认知和所理解的东西及以往的经验限制了想象力和判断力的发挥叫作潜能浪费。挖掘潜能才能超越自己,发挥潜能需要提高期待值、洞察力、意志力,需要对自己的认知提出挑战,消除自满感。克服懒惰思想、振作精神、提高技能及能力。人们常说一个人的潜能是无限的,这种无限性只是知识和经验的积累,而资源是有限的。所以对不同的人而言其潜能有大有小,并不是无限的。

(13)做好人难在品德修养方面。爱心、修德、善为是做好人的核心,做好人要练内功,即修德。《大学》讲"君子先慎乎德",做人德为先,德为先就是要集中精力排除干扰,排除邪恶之人、不法之事、不正之风。以遵纪守法、道德高尚的人为范,经常反省自己的言行。做好人要知行合一,讲信誉,有爱心。多做善良之事、助人利人之事。"做好人并不难,难在一辈子做好事",即做好人需要善为和善行。

（14）人生的价值靠自立自强去创造。自立自强离不开艰苦的实践积累，离不开对社会对他人的价值。要做对别人有用的人，就需要一定的资源积累，包括知识、文化、经验、经济、人力等资源。人生面临许多困境和逆境，缺少处理事物的经验和水平往往事倍功半，能力大小体现在一定的水平、经验和技巧。自立自强需要付诸一定的行动，行动慢能力差，行动快能力强。仅仅心里想、口头讲，仅是纸上谈兵，看不到能力大小。经验中有教训，教训中积累经验，继承好的经验，吸取以往教训才能不断提升自己的能力。

（15）知道言行举止的重要性就是崇德。能严以律己、宽以待人就是修身。崇德、修身、善学兼备然后才能成为君子。君子不仅仅体现在表现文质彬彬，更体现在具有品德的良好积淀。人都有优缺点，缺点越少，君子风范越强，缺点越多，君子气度越差。缺少修身功夫就显得粗野，缺少学习进步就显得虚浮。君子注重修身与养心，德才兼备、德艺双馨。君子处世免于物累，归向道德，追求天道不为的境界，不为物所奴役，不为物所累。寻求最美好的事物，堂堂正正做人才是君子。

（16）小人往往表现得虚浮、浅狭、弃义和缺少善心，仅以个人名利得失衡量生命价值和意义，缺少内涵，思想狭隘。小人为了追求私利，宁肯危害身体，危害他人，抛弃道义，宣泄一己之哀，为名利所奴役，疯狂地追逐名利，你争我斗，争相追逐，无情地侵害争夺，为私利所驱使，失去自我，丢掉人之为人的本性。小人把心智用在毫无用处的小事上，而不懂得无为虚静安宁之道。小人也有优点，不能全盘否定。"人若不知足，既得陇，复望蜀"。

（17）人性的意义是追求真、善、美，摒弃假、恶、丑。真是真诚认真，实事求是，遵守规律，热爱自然。严于律己，谦虚务实，脚踏实地，认真负责和自省自知。善是深厚的道德基础，是具有同情心，宽以待人，谦虚好学。走正道、负责任。自控自律。美是德才兼备，修身养性，厚德载物，习惯良好，心理健康，知难而进，勤劳勇敢，敬业爱岗。美是积极主动，自立自强，提升自己，勤学好问。假是自以为是，即以自我为中心，不理解他人的重要性，是掩饰或回避过错、遮掩缺点和不足，不能直面问题，导致毫厘千里之谬。恶是怙终不悛，罪不可道。丑是善于伪装、自私自利、唯利是图。

（18）教育的本质是启智、育心、匡德。以生存意义和社会价值衡量教育本质。教育本质是以揭示事物发展变化的规律为过程，启发与引导人们控制自己，融入自然，创造价值，实现理想。"不明白自然之理，则德性不纯；不通晓道的，无法顺遂事物。不明于天者，不纯于德；不通于道者，无自而可；不明于道者，悲乎！"庄子感叹，天下的人都迷惑了，找不到认识的意义和人的归宿。庄子强调道德才是人们应该孜孜以求的。明白人生逻辑，它会使人更加宽容、更加文明、更具有生命意识。学校教育侧重于知识启智，社会教育。家庭教育侧重于生命教育和情感熏陶。家庭是一个天然的伦理共同体，家庭文化的熏陶对于青少年身心成长与文化传承作用日益凸显。家庭教育和学校教育发挥着重叠和互补效应，平和、进取、仁爱、和谐的家庭教育与整个的社会影响融为一体、相得益彰。"熏染"跟"熏陶"都指由于长期接触某种人或事物而对人产生某种影响。但是，"熏染"多用来指受到某种不好的或者说不良的影响。一定群体的熏染对教育效果产生重大影响和制约作用。熏陶和熏染效力相互关联，彼此教育的影响受到一定的削弱。

（19）幸福感是满足感强，不良欲望值不高。满足感是人们得到愉悦和快乐满足的程度。欲望值是人们想拥有资源和机会的一种度量。给定一个人的欲望,满足自己的欲望就能实现最大的幸福。给定一个人的满足感,欲望越小,则欲望满足的感觉越强,幸福感越高。要追求自己的幸福,就应努力创造价值,拓展满足欲望的基础。追求幸福,应该节制个人的欲望,通过节制而知足常乐。事实上,一些人往往忽视个人所面临受约束的条件,满足感低而欲望很高又缺少行动。只要思考现实问题的基点建立在理性情感基础上,面对现实,就会幸福。

(20)自我价值感强的人懂得感情投资和不断提高能力。充满人情味,善于行动,不拖延,懂得坚持。注重自身品质与涵养的修炼。诚实,坦荡。不断提升自身价值。以宽阔的心胸去结缘,反思自己,弥补不足。培养良好心态,借鉴学习他人的经验。遇到大事沉着应对,学会换位思考带来正能量的资源。

(21)气质良好的人一定是精神境界充实的人,善用上行语言,不缺少儒雅举动。物质欲望强烈,常用下行语言表达并伴有不良行为的人一定没有气质。

第二节　"180"职业规划法概述

人生旅途中,几乎每个人都有职业梦想。但遗憾的是,在我国职业生涯规划研究领域,多数人都在跟霍兰德类型理论的指挥棒走。霍兰德类型理论是由美国约翰斯霍普金森大学心理学教授霍兰德于1959年首次提出的。霍兰德类型理论的提出可以追溯到最初的兴趣爱好测验。1912年,桑代克对兴趣和能力的关系进行了探讨。1915年,詹穆士发展了一个关于兴趣的问卷,标志着兴趣测验的系统研究的开始。20世纪初美国工业革命时期因为机器取代人工,造成大量的工人失业,这种就业的压力催生了职业辅导。霍兰德退休后,在特质因素理论基础上发展出霍兰德类型论,在具体的分析当中,霍兰德认为人格可分为现实型、研究型、艺术型、社会型、企业型和常规型六种类型。中国人和美国人在人格特质和性格特征上存在巨大差异,政治土壤、经济发展、文化环境、个人信仰等也不同,霍兰德理论的产生和发展存在一定的时代背景局限性,对中国人而言,离开中国几千年的文化传统元素做职业规划显然存在巨大漏洞甚至缺憾。职业生涯规划事关每一个人的前途命运,事关国家发展稳定。本书认为,简单地凭个人的兴趣爱好进行职业生涯规划是严重脱离国情和个人实际的。霍兰德人格类型论早已不适应中国国情。为此,本书认为中国人的人格特质可分为15型("十五型"人格),职业理想倾向可分为12种(见下文列表)。15型人格和12种职业理想倾向组合为180类职业爱好和职业性格,"180"职业规划法由此而命名。

一、180职业生涯规划倾向

职业生涯规划应该以理性思维对个体人格作清醒、客观地度量评估。只有这样,才能让职业生涯规划具有权威性、专业型、现实型,只有运用理性的工具才有权威信服力。反之,如果只注重主观经历、主观看法、主观能力,就会影响客观理性的度量和职业表达。只有把握人力资源管理、市场经济发展、人才成长变化等的规律才能摸清个体能力潜质底数,有效解决职业上似明非明、似懂非懂的推断和预知,客观现实地面对职业选择的复杂问题和情况。以关注个人深层独特的经历、生命历练的过程和人生意义方向的深远影响为出发点,集合园心理学依照人才的背景、思维、感受、需要和处境,建构职业的意义和对生命的理解。"180"职业规划法站在价值观的角度,建构一些成功、成就、人生意义的职业目标。根据人格个性本质特征与社会文化情境的职业特征进行融合设计。以问题、困难、原因的客观世界和心理沟通、思维理解的主观世界的关系建构合理的职业追求目标。

1. 以"十五型"人格倾向为取向的职业生涯规划

以"十五型"人格倾向为取向的职业生涯规划,是指根据个人"十五型"人格特征选择职业生涯。接受一定程度和系统性训练。培养自立、自强、自我能力。在"十五型"人格分类中,总有一种倾向占比较优势,选择明显倾向性人格的一方面作职业规划。

2. 以职业专长倾向为取向的职业生涯规划

以所学专业、对专业知识的把握为成效验证。以培养和训练有关技能为主。注重理论与专业的研究。把握不同行业的专业类型、资格,接受专业技能培训。

3. 以职业性格倾向为取向的职业生涯规划

以职业性格倾向为取向是指注重职业影响力和职业优势的职业规划。注重职业形象的培养。学习社交技巧。学习操控自己和周边的环境。重视规则的重要性。倡导集体权益和利益。具有从事相关职业的基本资历。以职业性格倾向为取向的生涯规划,应根据人际关系协调能力和职业适应性定位,明确在社会角色中的地位、责任、义务。

4. 以兴趣爱好倾向为取向的职业生涯规划

以兴趣爱好倾向为取向是指检视自己的情绪、兴趣、爱好和权力、需求,培养特长、强处与独特性选择职业。挖掘和培育内在潜能和兴趣。培养良好嗜好和爱好。善于表达自己的感觉、感受和需求。克服自卑和盲目自信。克制不良看法和不良情绪。

5. 以能力和体能倾向为取向的职业生涯规划

以能力和体能倾向是指根据体能优势和某方面突出能力的优势优先考虑职业的规划。以能力和体能倾向的职业生涯规划注重能力的培养和发挥,要求充满耐性、毅力和决心。身体素质好,不怕吃苦,如选择体育运动竞技项目等。

二、以兴趣爱好倾向为取向的职业生涯规划优缺点

1. 优点

强调个人兴趣爱好的培养,有利于发挥主观能动性,有利于培养特长。有利于发挥成长优势和背景优势。

2. 缺点

(1)把注意力只放在个人兴趣爱好层面上,过于注重主观经历和感觉。不利于社会文化、经济、政策变化与调整的适应性,往往事与愿违,导致情绪失落。工作中遇到问题往往不能从自身的问题中反省,怨天尤人,会养成一些不良的思维方式和不良的行为习惯。

(2)不利于培养团队合作精神和面对动态性的人际关系挑战。忽视互相帮助、互相支

持的整体性。

（3）阻碍意义寻索,容易形成不良的职业价值观。

（4）会对曾经感兴趣的工作失去信心、动力和兴趣。

（5）容易忽视所拥有的潜能、长处和能力。失去意识觉醒和职业发展机遇。

（6）面对环境因素的改变,难以适应动态性的职业挑战。

三、人职匹配适应性职业选择

（一）集合园人职匹配类型编码表（表 11.1）

表 11.1　集合园人职匹配类型编码

"十五型"人格职业性格倾向	管理型 Z1	研究型 Z2	技能型 Z3	行政型 Z4	教育型 Z5	理财型 Z6	艺术型 Z7	商务型 Z8	法务型 Z9	服务型 Z10	体能型 Z11	作战型 Z12
智商型 R1	Z1R1	Z2R1	Z3R1	Z4R1	Z5R1	Z6R1	Z7R1	Z8R1	Z9R1	Z10R1	Z11R1	Z12R1
情商型 R2	Z1R2	Z2R2	Z3R2	Z4R2	Z5R2	Z6R2	Z7R2	Z8R2	Z9R2	Z10R2	Z11R2	Z12R2
逆商型 R3	Z1R3	Z2R3	Z3R3	Z4R3	Z5R3	Z6R3	Z7R3	Z8R3	Z9R3	Z10R3	Z11R3	Z12R3
体质型 R4	Z1R4	Z2R4	Z3R4	Z4R4	Z5R4	Z6R4	Z7R4	Z8R4	Z9R4	Z10R4	Z11R4	Z12R4
思维型 R5	Z1R5	Z2R5	Z3R5	Z4R5	Z5R5	Z6R5	Z7R5	Z8R5	Z9R5	Z10R5	Z11R5	Z12R5
意志力型 R6	Z1R6	Z2R6	Z3R6	Z4R6	Z5R6	Z6R6	Z7R6	Z8R6	Z9R6	Z10R6	Z11R6	Z12R6
人性价值 R7	Z1R7	Z2R7	Z3R7	Z4R7	Z5R7	Z6R7	Z7R7	Z8R7	Z9R7	Z10R7	Z11R7	Z12R7
经济价值 R8	Z1R8	Z2R8	Z3R8	Z4R8	Z5R8	Z6R8	Z7R8	Z8R8	Z9R8	Z10R8	Z11R8	Z12R8
文化价值 R9	Z1R9	Z2R9	Z3R9	Z4R9	Z5R9	Z6R9	Z7R9	Z8R9	Z9R9	Z10R9	Z11R9	Z12R9

表 11.1 （续）

十五型人格职业性格倾向	管理型 Z1	研究型 Z2	技能型 Z3	行政型 Z4	教育型 Z5	理财型 Z6	艺术型 Z7	商务型 Z8	法务型 Z9	服务型 Z10	体能型 Z11	作战型 Z12
心理型 R10	Z1R10	Z2R10	Z3R10	Z4R10	Z5R10	Z6R10	Z7R10	Z8R10	Z9R10	Z10R10	Z11R10	Z12R10
语言型 R11	Z1R11	Z2R11	Z3R11	Z4R11	Z5R11	Z6R11	Z7R11	Z8R11	Z9R11	Z10R11	Z11R11	Z12R11
行为型 R12	Z1R12	Z2R12	Z3R12	Z4R12	Z5R12	Z6R12	Z7R12	Z8R12	Z9R12	Z10R12	Z11R12	Z12R12
思想型 R13	Z1R13	Z2R13	Z3R13	Z4R13	Z5R13	Z6R13	Z7R13	Z8R13	Z9R13	Z10R13	Z11R13	Z12R13
职业型 R14	Z1R14	Z2R14	Z3R14	Z4R14	Z5R14	Z6R14	Z7R14	Z8R14	Z9R14	Z10R14	Z11R14	Z12R14
自业型 R15	Z1R15	Z2R15	Z3R15	Z4R15	Z5R15	Z6R15	Z7R15	Z8R15	Z9R15	Z10R15	Z11R15	Z12R15

（二）人职匹配适应性职业对照

根据人职匹配类型代码,判断适应性职业。首先根据"十五型"人格类型找到对应的职业性格倾向类型。分别由职业性格倾向代码 Z 序列和"十五型"人格代码 R 系列组合成适应性职业代码。如管理型职业性格倾向 Z1 与智商型人格 R1 组成管理智商型适应性职业。以此类推。以下所列为典型职业类型代表,非全部职业类型。

1. Z1R1 型适应性职业:国家机关负责人。高校校长。医院院长。企业负责人。科研团队负责人等。

2. Z1R2 型适应性职业:党群组织负责人。群众自治性组织负责人。宾馆经理。养老院院长。营销团队负责人。工会主席。妇联主任等。

3. Z1R3 型适应性职业:地质队队长。登山队队长。维和部队长官等。

4. Z1R4 型适应性职业:体育教练。地质勘查人员。

5. Z1R5 型适应性职业:党政机关负责人。民主党派负责人。意识形态领域负责人。

6. Z1R6 型适应性职业:工程技术人员。农业技术人员。飞机和船舶技术人员。材料测试工程师。地质工程师。电力工程师。

7. Z1R7 型适应性职业:妇女联合会负责人。

8. Z1R8 型适应性职业:经济计划人员。银行行长。金融证券投资顾问。海关稽查员。财政管理人员。会计师。经济师。房地产开发商。

9. Z1R9 型适应性职业:影剧院负责人。文化馆馆长。历史纪念馆馆长。

10. Z1R10 型适应性职业:心理咨询师培训师。成人教育培训师。职业生涯规划指导师。心理工作室负责人。残障人联合会主席。敬老院院长。监狱长。

11. Z1R11 型适应性职业:心理咨询师培训师。成人教育培训师。职业生涯规划指导师。

12. Z1R12 型适应性职业:管理(工业)工程技术人员。工程管理员。建筑管理员。建筑监理。

13. Z1R13 型适应性职业:科学管理研究院院长。社会科学联合会主席。党校校长。党政机关、企事业单位领袖人物。

14. Z1R14 型适应性职业:党政机关中层干部。企事业单位行政主管。

15. Z1R15 型适应性职业:网红推介机构负责人。自媒体组织者。自由职业顾问。直销人员。

16. Z2R1 型适应性职业:科学研究人员。数学研究人员。物理学研究人员。化学研究人员。电器工程师。计算机软件设计研发。机械工程师。海洋工程师。系统软件工程师。土木工程师。建筑工程师。飞机发动机工程技术人员。

17. Z2R2 型适应性职业:人际关系协调组织。即兴演讲与礼仪培训师。外交官与公关技巧研究者。

18. Z2R3 型适应性职业:哲学研究人员。化学实验工程技术人员。

19. Z2R4 型适应性职业:医学研究人员。西医医师。中医医师。中西医结合医师。

20. Z2R5 型适应性职业:航空航天工程师。科学技术期刊编辑。光电火控工程技术人员。

21. Z2R6 型适应性职业:天文学家。海洋测绘工程技术人员。

22. Z2R7 型适应性职业:社会学研究人员。情报学研究人员。

23. Z2R8 型适应性职业:经济学研究人员。经济学家。

24. Z2R9 型适应性职业:哲学研究人员。历史学家。艺术学研究人员。

25. Z2R10 型适应性职业:教育科学研究人员。文学艺术研究人员。社会科学研究人员。精神科医师。心理医师。

26. Z2R11 型适应性职业:曲艺团团长。演说节目创作者。相声及小品撰稿人。

27. Z2R12 型适应性职业:大地测量工程技术人员。地质勘探工程技术人员。测绘工程师。矿山工程师。作物遗传育种栽培技术人员。

28. Z2R13 型适应性职业:军事家。思想家。作家。文化创作者。文艺创作者。评论家。编剧。

29. Z2R14 型适应性职业:历史学研究人员。管理科学研究人员。生物学研究人员。农业科学研究人员。

30. Z2R15 型适应性职业:实用新型专利权拥有者。专利发明人。

31. Z3R1 型适应性职业:电子工程技术员。通信工程技术员。计算机与应用工程技员。电器工程技术员。电力工程技术员。机械技师。飞机维护人员。工程制图设计人员。计算工程技术人员。

32. Z3R2 型适应性职业:调酒师和茶艺师。

33. Z3R3 型适应性职业:野生动植物保护人员。放射肿瘤科医师。

34. Z3R4 型适应性职业:西医医师。中医医师。中西医结合医师。厨师。营养师。动物疫病防治人员。农业实验人员。园艺作物生产人员。热带作物生产人员。中药材生产人员。机械制造加工人员。工程防水人员。装饰装修人员。古建筑修建人员。筑路、养护、维修人员。工程设备安装人员。铁路机务和电务技术人员。

35. Z3R5 型适应性职业:日用机电产品维修人员。办公设备维修人员。司法鉴定人员。标准化、计量、质量工程技术人员。

36. Z3R6 型适应性职业:铁道工程技术人员。建筑工程技术人员。建材工程技术人员。林业工程技术人员。水利工程技术人员。海洋工程技术人员。水产工程技术人员。纺织工程技术人员。乒乓球、篮球、排球、游泳等体育教练。公共交通驾驶员。飞行驾驶员。海洋调查与监测技术人员。

37. Z3R7 型适应性职业:护士长。助残养老服务科技服务人员。动物疫病防治员。

38. Z3R8 型适应性职业:供用电工程技术人员。抄表核算收费员。拍卖师。

39. Z3R9 型适应性职业:广播电影电视工程技术人员。玻璃、陶瓷、搪瓷及其制品生产加工人员。文教用品制作人员。校对员,翻译。文化教育、体育用品制作人员。考古及文物保护专业人员。装潢美术设计人员。服装设计人员。室内设计人员。

40. Z3R10 型适应性职业:飞行人员和领航人员。船舶指挥和引航人员。公共卫生医师。心理咨询师。中等职业教育教师。心理咨询医生。生物科学技师。发型设计师。整形师。

41. Z3R11 型适应性职业:播音员及节目主持人。

42. Z3R12 型适应性职业:电力设备运行、安装、检修人员。印前处理人员。印刷操作人员。印后制作人员。机电产品装配人员。

43. Z3R13 型适应性职业:设施规划与设计工程技术人员。生产组织与管理工程技术人员。

44. Z3R14 型适应性职业:输电、配电、变电设备值班人员。卫生专业技术人员。环境保护工程技术人员。邮政工程技术人员。交通工程技术人员。食品工程技术人员。林业生产及野生动植物保护人员。医学摄影师。

45. Z3R15 型适应性自业:剪纸技术。茶艺师。摄影爱好者。自媒体设计员。

46. Z4R1 型适应性职业:科研院所的行政工作人员。

47. Z4R2 型适应性职业:企事业单位行政管理人员。

48. Z4R3 型适应性职业:办公室工作人员。应急抢险工作部门行政岗位人员。

49. Z4R4 型适应性职业:体育工作人员。质量管理与可靠性控制工程技术人员。

50. Z4R5 型适应性职业:党群工作部主任。侨务事务部负责人。宗教团体负责人。

51. Z4R6 型适应性职业:特殊教育教师。气象观测人员。汽车运输调度员。摄影记者。

52. Z4R7 型适应性职业:记者。编辑。

53. Z4R8 型适应性职业:公证员。书记员。

54. Z4R9 型适应性职业:图书资料与档案业务人员。新闻出版、文化专业人员。陈列展馆设计人员。文物鉴定和保管工作人员。

55. Z4R10 型适应性职业:老年人大学教师。儿童服务社工。残疾人联合会工作者。

56. Z4R11 型适应性职业:对外友好协会工作人员。外交工作者。高等教育讲师。

57. Z4R12 型适应性职业:党政机关国家公务员。行政业务人员。秘书。行政办公人员。

58. Z4R13 型适应性职业:马克思主义理论研究员。政治家。理论家。

59. Z4R14 型适应性职业:行政办公人员。行政业务人员。行政事务人员。银行出纳。

60. Z4R15 型适应性自业:青年志愿者。

61. Z5R1 型适应性职业:各类学校负责人。教学督导。教材编写人员。

62. Z5R2 型适应性职业:幼儿园教师。小学教师。托儿所工作人员。

63. Z5R3 型适应性职业:家庭教育培训师。心理医生。

64. Z5R4 型适应性职业:体育教师。体育教练。

65. Z5R5 型适应性职业:教育科学研究人员。高等教育教师。中学教师。

66. Z5R6 型适应性职业:特殊教育教师。福利院经理。语言治疗师。

67. Z5R7 型适应性职业:健康管理师。成人教育培训师。

68. Z5R8 型适应性职业:盈利型民办教育机构负责人。企业管理培训师。保险公司讲师。

69. Z5R9 型适应性职业:宗教职业者。院系负责人。

70. Z5R10 型适应性职业:小学教师。幼儿教师。插画师。漫画家。

71. Z5R11 型适应性职业:语文教师。演讲师。培训师。

72. Z5R12 型适应性职业:各类学校和教育培训机构教师。

73. Z5R13 型适应性职业:教育教学理论研究人员。

74. Z5R14 型适应性职业:图书馆官员。体育记者。教育部门行政工作人员。

75. Z5R15 型适应性自业:家庭教师。家教辅导员。

76. Z6R1 型适应性职业:证券交易中心主任。银行财富中心管理主任。财务总监。

77. Z6R2 型适应性职业:经济谈判代表。

78. Z6R3 型适应性职业:投资商。

79. Z6R4 型适应性职业:保险事故勘察人员。

80. Z6R5 型适应性职业:金融业务人员。

81. Z6R6 型适应性职业:审计事务所会计。

82. Z6R7 型适应性职业:慈善事业筹款人。

83. Z6R8 型适应性职业:会计人员。审计人员。银行理财人员。保险业务人员。证券业务人员。国际商务人员。税务专管员。

84. Z6R9 型适应性职业:出版商。印刷印务人员。图书经销。

85. Z6R10 型适应性职业:保险经纪人。理财经理。

86. Z6R11 型适应性职业:企业商务讲师。金融证券业讲师。

87. Z6R12 型适应性职业:保险业务员。

88. Z6R13 型适应性职业:财务顾问。经济学家。

89. Z6R14 型适应性职业:出纳员。

90. Z6R15 型适应性自业:小买卖业主。

91. Z7R1 型适应性职业:书法家。艺术家。

92. Z7R2 型适应性职业:散文作家。歌词创作者。

93. Z7R3 型适应性职业:杂技演员。魔术师。

94. Z7R4 型适应性职业:摄影服务人员。版画制作人员。镌刻师。铁艺制作。石艺制作。舞蹈教师。音乐教师。美术教师。

95. Z7R5 型适应性职业:美术工作人员。诗人。小品演员。杂文作家。

96. Z7R6 型适应性职业:工艺美术品制作人员。篆刻家。雕塑家。书法家。陶艺家。版画制作工。现代工艺设计人员。京剧舞剧演员。

97. Z7R7 型适应性职业:尸体整容工。

98. Z7R8 型适应性职业:艺术品拍卖师。工艺美术经营人员。演艺经纪人。珠宝制造商。电视电影制片人。

99. Z7R9 型适应性职业:文化艺术从业人员。文学创作和评论人员。广播影视制品制作、播放及文物保护作业人员。工艺、美术品制作人员。服装设计师。珠宝首饰设计师。产品设计师。纺织面料设计师。平面设计师。服装设计师。

100. Z7R10 型适应性职业:演员。乐器演奏员。电影电视制作及舞台专业人员。消费品设计师。摄像师。音响师。

101. Z7R11 型适应性职业:相声演员。歌唱演员。小品演员。

102. Z7R12 型适应性职业:音乐教师。美术教师。体育教师。编导和音乐指挥。电影电视演员。舞蹈演员。

103. Z7R13 型适应性职业:编导和音乐指挥人员。作曲家。歌词作家。文艺理论评论家。

104. Z7R14 型适应性职业:灯光音响师。染色师。美术品制作人员。化妆师。

105. Z7R15 型适应性自业:网络主播。

106. Z8R1 型适应性职业:商务谈判代表。

107. Z8R2 型适应性职业:百货售货员。采购人员。商店经理。区域经理。

108. Z8R3 型适应性职业:商品推销员。保险营销员。

109. Z8R4 型适应性职业:施工项目经理。工程项目经理。

110. Z8R5 型适应性职业:财务顾问。经济学家。企业发展战略顾问。企业管理顾问。

企业运营顾问。

111. Z8R6 型适应性职业:翻译公司经理。翻译工作人员。速录师。证券交易人。股票经纪人。商品经纪人。

112. Z8R7 型适应性职业:人力资源管理公司经理。劳务派遣公司经理。医师助理。企业办公室主管。

113. Z8R8 型适应性职业:营业人员。推销、展销人员。采购人员。拍卖、典当及租赁业务人员。废旧物资回收利用人员。废弃物处理人员。企业商务部门经理或主管。成本核算员。

114. Z8R9 型适应性职业:新闻出版、文化营销专业人员。专利代办人员。广告公司负责人。

115. Z8R10 型适应性职业:房地产经纪人。市场营销人员。广告客户经理。网络营销经理。投资分析师。广告部主任。

116. Z8R11 型适应性职业:婚庆公司主持人。社会商业活动策划人。婚礼策划师。

117. Z8R12 型适应性职业:市场管理员。商品监督员。保管员。

118. Z8R13 型适应性职业:展览公司总监。音乐会经纪人。文化创意产业负责人。

119. Z8R14 型适应性职业:网络安全分析师。安全培训师。材料学家。动物园管理员。农场管理员。

120. Z8R15 型适应性职业:夜场演艺人员。私人教练。慈善筹款人。自由撰稿人。

121. Z9R1 型适应性职业:法官。检察官。司法鉴定人员。法学专家。

122. Z9R2 型适应性职业:社区矫正工作者。

123. Z9R3 型适应性职业:公安民警。法医。

124. Z9R4 型适应性职业:武警官兵。

125. Z9R5 型适应性职业:法学专家。

126. Z9R6 型适应性职业:侦查员。

127. Z9R7 型适应性职业:社区民警。

128. Z9R8 型适应性职业:法官。审判长。审判员。仲裁委员会仲裁官。

129. Z9R9 型适应性职业:法学研究人员。

130. Z9R10 型适应性职业:监狱警察。预审官。

131. Z9R11 型适应性职业:辩护律师。

132. Z9R12 型适应性职业:公证员。行政执法人员。

133. Z9R13 型适应性职业:机关、立法事务人员。

134. Z9R14 型适应性职业:派出所户籍员。司法机关工作人员。交通警察。港口警察。

135. Z9R15 型适应性自业:公民代理诉讼人员。法律爱好者。

136. Z10R1 型适应性职业:航空公司飞行员。武装部队飞行员。运输机飞行员。

137. Z10R2 型适应性职业:社会中介服务人员。验光配镜人员。洗染织补人员。浴池服务人员。印章刻字人员。保育、家庭服务人员。保险业务人员。餐厅服务员。导游。

138. Z10R3 型适应性职业:海军水手。船长。潜艇员。

139. Z10R4 型适应性职业:公路道路运输服务人员。铁路客货运输服务员。航空运输服务人员。水上运输服务人员。

140. Z10R5 型适应性职业:木匠。铁匠。瓦匠。

141. Z10R6 型适应性职业:安全保卫和消防工作人员。旅客列车乘务员。康复科技师。剪辑师。动画制作师。保健按摩师。

142. Z10R7 型适应性职业:美容美发人员。饭店、旅游及健身娱乐场所服务人员。医疗卫生辅助服务人员。饭店服务人员。旅游及公共浏览场所服务人员。健身和娱乐场所服务人员。福利机构工作者。航空运输地面服务人员。

143. Z10R8 型适应性职业:护工。保姆。搬运工。

144. Z10R9 型适应性职业:图书管理员。

145. Z10R10 型适应性职业:空乘工作人员。

146. Z10R11 型适应性职业:展览讲解员。旅游及公共游览场所服务员。

147. Z10R12 型适应性职业:导游。领班。

148. Z10R13 型适应性职业:情报队员。信号专家。

149. Z10R14 型适应性职业:物业管理人员。环境卫生人员。供水、供热及生活燃料供应服务人员。

150. Z10R15 型适应性自业:家务工作。

151. Z11R1 型适应性职业:游戏开发员。软件工程师。动漫设计师。

152. Z11R2 型适应性职业:医药销售员。

153. Z11R3 型适应性职业:矿山救护工。水下设备操作工。井下作业工。危险品加工制造人员。拳击运动员。摔跤运动员。杂技演员。侦查人员。特务机关工作人员。航天员。人民警察。违禁品检查员。

154. Z11R4 型适应性职业:木材加工、木材制品工作人员。矿物开采人员。金属冶炼、轧制人员。大田作物生产人员。木材采运人员。农、林、牧、渔、水利业生产人员。简单体力人员。森林采伐和运输人员。治河及泥沙治理技术人员。

155. Z11R5 型适应性职业:乒乓球运动员。击剑运动员。足球运动员。

156. Z11R6 型适应性职业:体育工作人员。职业运动员。体育教练。体育教师。海洋工程勘察设计人员。海洋测绘工程技术局人员。地质勘查测绘工程技术人员。

157. Z11R7 型适应性职业:野生动植物保护及自然保护区人员。海上救助打捞工程技术人员。

158. Z11R8 型适应性职业:钻井钻探工人。煤矿工人。农作物养殖人员。建筑工人。

159. Z11R9 型适应性职业:墙画壁画创作。

160. Z11R10 型适应性职业:刑警、宇航员。

161. Z11R11 型适应性职业:话剧演员。

162. Z11R12 型适应性职业:家畜饲养人员。家禽饲养人员。蜜蜂饲养人员。实验动物饲养人员。

163. Z11R13 型适应性职业:社会工作者

164. Z11R14 型适应性职业:职业运动员。职业教练。

165. Z11R15 型适应性职业:健身教练。冬泳运动员。

166. Z12R1 型适应性职业:部队首长。教导员、指战员。

167. Z12R2 型适应性职业:部队文职人员。部队文工团演职人员。

168. Z12R3 型适应性职业:安全保卫和消防人员。

169. Z12R4 型适应性职业:军队教官。作战士兵。

170. Z12R5 型适应性职业:作战方案与决策讲究。

171. Z12R6 型适应性职业:边防哨所官兵。

172. Z12R7 型适应性职业:安全保卫和消防工作人员。邮政和电信业务人员。

173. Z12R8 型适应性职业:军工企业经济师。

174. Z12R9 型适应性职业:军事展览馆官员。

175. Z12R10 型适应性职业:军事心理学教学。军队心理医生。

176. Z12R11 型适应性职业:军队教官。军事院校教师。

177. Z12R12 型适应性职业:靶场试验人员。

178. Z12R13 型适应性职业:军事家。战略家。

179. Z12R14 型适应性职业:士兵。士官。

180. Z12R15 型适应性职业:民兵预备役。

第十二章　家庭教育中的心理学应用

第一节　中华文明与家庭教育

俗话说"一方水土养一方人"，在中国这片辽阔的土地上，每一方水土均有其独特的气场，每一方人均有其独特的个性。了解中国文化，就是要拨开历史迷雾，去摹画一方水土背后的文明轮廓和脉络过程。

从文明诞生之初，"中国"就开始不断衍化。无数英雄豪杰、王侯将相、文人骚客、贩夫走卒们丰富了中国文化，最后沉淀为天南海北的独特气质：陕西人的沉郁耿介、山东人的忠厚豪爽、浙江人的灵秀俊逸、湖北人的精明强干……每一个区域，都形成了独一无二的区域之"魂"，也孕育了一批生于斯、长于斯的独特群体。

如果把中国传统的文化版图按照南北来划分，北方文化包括中文化、秦晋文化、齐鲁文化、燕赵文化、泛东北文化、西域文化等，南方文化包括江淮文化、吴越文化、闽台文化、赣文化、荆楚文化、巴蜀文化、滇黔文化、岭南文化等。不同地域的自然环境特征差异巨大，所形成的文化也是气质不同、风格各异。几乎每一个中国人，都打上了独特的地域文化印记，中国的前途与命运，中国人的复杂国民性都隐藏在这一方水土的造化之中。

"文化或文明，就其广泛的民族学意义上来说，是包含全部的知识、信仰、艺术、道德、法律、风俗，以及作为社会成员的人所掌握和接受的任何其他的才能和习惯的复合体。"所谓"文化"，是相对于所谓"自然"而言的，在中国古代的观念里，自然属于"天"，文化属于"人"，只要是人类的活动及其成果，都可以归结为文化。孔子说："饮食男女，人之大欲存焉。"在这种自然欲望的驱动下，人类的活动与创造不外乎两类：生产与生殖。目标只有两个：生存与发展。但是人的生殖与生产不再是自然意义上的物种延续与食物摄取，人类生产出物质财富与精神财富，不再靠天吃饭，人不仅传递、交换着基因和大自然赋予的本能，还传承、交流文化知识、智慧、情感与信仰，于是人种的繁殖与延续也成了文化的延续。

所以，文化根源于人类的创造能力，文化使人类摆脱了自然，创造出一个属于自己的世界，让自己如鱼得水一样地生活于其中，每一个生长在人群中的人都是有文化的人，并且凭借我们的文化与自然界进行交换，利用自然、改变自然。由于文化存在于永不停息的人类活动之中，所以人类的文化是丰富多彩、不断变化的。不同的文化有不同的方向、不同的特质、不同的形式。因为有这些差异，有的文化衰落了，甚至消失了，有的文化自我更新了，人们甚至认为"文化"这个术语与其说是名词，不如说是动词。21世纪初联合国发布的《世界文化报告》中说，随着全球化的进程和信息技术的革命，"文化再也不是以前人们所认为的是个静止不变的、封闭的、固定的集装箱。文化实际上变成了通过媒体和国际因特网在全球进行交流的跨越国界的创造。我们现在必须把文化看作一个过程，而不是一个已经完成的产品"。

中国古代文化认为：火是燧人氏发现的，八卦是伏羲画的，舟车是黄帝造的，文字是仓颉造的……不过圣人创造文化不是凭空想出来的，而是受到天地万物和自我身体的启示，中国古老的《易经》里说古代圣人造物的方法是："仰则观象于天，俯则观法于地，观鸟兽之文与地之宜，近取诸身，远取诸物。"《易经》最早给出了中国的"文化"和"文明"的定义："刚柔交错，天文也。文明以止，人文也。观乎天文，以察时变，观乎人文，以化成天下。"文指文采、纹理，引申为文饰与秩序。因为有刚、柔两种力量的交会作用，宇宙摆脱了混沌无序，于是有了天文。天文焕发出的光明被人类效法取用，于是摆脱了野蛮，有了人文。圣人通过观察天文，预知自然的变化；通过观察人文，教化人类社会。《易经》还告诉我们："一阴一阳之谓道，继之者善也，成之者性也。仁者见之谓之仁，知者见之谓之知。"宇宙自然中存在、运行着"道"，其中包含着阴阳两种动力，它们就像男人和女人生育子女一样，不断化生着万事万物，赋予事物种种本性，受到"道"的启发，从中见仁见智，这种觉悟和意识相当于我们现代文化学理论中所谓的"文化自觉"。

无论文化是神灵赐予的还是圣人创造的，都是崇高神圣的，因此每个文化共同体的人们都会认同、赞美自己的文化，以自己的文化价值观看待自然、社会和自我，调节个人心灵与环境的关系，养成和谐的行为方式。

中国现在正处在一个喜欢谈论文化的时代。平民百姓关注茶文化、酒文化、美食文化、养生文化，说明我们希望为平凡的日常生活寻找一些价值与意义。社会、国家关注政治文化、道德文化、风俗文化、传统文化、文化传承与创新，提倡发扬优秀的传统文化，说明我们希望为国家和民族寻求精神力量与发展方向。神和圣人统治、教化天下的时代已经成为历史，我们这些平凡的百姓亦有了"文化自觉"，认识到我们每个人都是文化的继承者和创造者，整个社会和国家才能拥有"文化自信"。

不过，我们越是在摆脱"百姓日用而不知"的"文化蒙昧"时代，就越是要反思我们的"文化自觉"，因为"文化自觉"是很难达到的境界。喜欢谈论文化，懂点文化，或者有了"文化意识"就能有"文化自觉"吗？答案是否定的。比如我们常常表现出"文化自大"或者"文化自卑"两种文化意识，为什么会这样呢？因为我们不可能生活在单一不变的文化之中，从古到今，中国文化不断地与其他文化邂逅、对话、冲突、融合；我们生活在其中的中国文化不仅不再是古代的文化，而且不停受到多元文化的冲击。此时我们或者会受到自身文化局限，或者会受到其他文化的左右，产生错误的文化意识。子曰："逝者如斯夫。"对于中国文化的主流和脉络我们要用人类历史长河的时间坐标和全球多元文化的空间坐标定位，才能获得超越的眼光和客观真实的知识，增强与其他文化交流、借鉴、融合的能力，增强变革创新自己的文化的能力，这就是文化自主的能力。中国当代社会人类学家费孝通先生说："文化自觉"是当今时代的要求，它指的是生活在一定文化中的人对其文化有自知之明，并对其发展历程和未来有充分的认识。文化自觉就是在全球范围内提倡"和而不同"的文化观的一种具体体现。

要寻找中国文化的精神所在,首先要立足于与西方的比较。与西方基督教文化以神为中心不同,中国文化以人为中心。但这个"人",又与文艺复兴之后的人不同,不是超越了宇宙万物的孤独的、自主的个人,而是与天地同等的人。从中国的造人神话,到董仲舒的阴阳五行宇宙论,天地人是宇宙最重要的三个元素,三者之间不是相隔,而是互相统摄,人在天地之中,天地亦被人化。董仲舒的天人感应之说,在中国人的心里,始终成为主导的潜台词。即使中国人接受了外来的佛教、祆教及摩尼教,但仍以天人感应的理念融化于其中,组织成海纳百川的中国观念。

与西方不同的是,中国人的宇宙秩序,包括创世的传说与各种信仰,并没有特定的大神主宰一切,而是由众神构成一个大的神圣总体。中国民俗信仰这一特色,和犹太基督教将宇宙一切的变化归之于神的意志,两者之间,有极大的不同。中国人的观念,宇宙运行的"运"和"势",是宇宙系统各种元素自在作用的结果,在这个有机的宇宙系统之内,人如果能够掌握"运"和"势"的大方向,就能够顺势而为,因此获得宇宙能量赋予的最大福祉。

如中国人讲究的"五味"(甜、酸、苦、辣、咸)相当于"五行"(水、火、金、木、土),本身无所谓好坏,最重要的是相互的平衡和对冲。综合太极、八卦、堪舆、奇门,这些民俗的智慧是将数字与图形组织成一个有机的宇宙。在这个宇宙模式之中,各个部分存在着互生互克的有机联系,宇宙不借造物主的外力,自生自灭,生生不息,发展变化。

王阳明在《传习录》中将人的精、气、神视为同一回事:"流行为气、凝聚为精、妙用为神。"也就是说,"精"是生命的本体,"神"是生命中呈现的理性和感性,而"气"是将生命之能量发布于各处。中国文化崇尚"天人合一",中国人有"究天人之际,通古今之变"的理想。比如中国古代的《周礼》设计国家制度,按照时空秩序分为"天地春夏秋冬"六大官僚系统;吕不韦编写《吕氏春秋》,按照一年十二月为序,编为《十二纪》;唐代司空图写作《诗品》品评中国的诗歌风格,又称《二十四诗品》,因为一年有二十四个节气。

在人间伦理方面,首先是血缘关系。一个族群的延长,是祖祖辈辈相承的亲缘系统。从《诗经》时代开始,中国人对于亲子之间的亲密关系,就是从幼儿时代的感情成分开展。儒家坚信,"人之初,性本善"。心,乃孟子所说的恻隐之心,从恻隐之心延展为羞耻、辞让和是非之心,成为仁、义、礼、智的源头。从心理学上着眼,将心比心,则以生理的亲子之情作为基础,建构人间社会众人共存的基本原则。

这一血缘为本的文化,也塑造了中国人独特的生死观。生与死,是人生最本质的问题。中国人的生命观,并不是将生、死割裂两节,放在家族的血缘脉络之中,生和死是连续的,也只有将一代又一代的生命连成一串,才能慎终追远。一个个个体的生命,串联成一个群体的生命,成为整个家族乃至整个民族的生命延续。个人的死亡,只不过是下一代"生"的转换。在中国人的观念当中,整体的生命是两条线,一条是对延续的盼望,一条是对过去的忆念。两者是平行的长流。于是,死后的境界乃死前生活的延续,生前具有的一些人际关系,在死后照旧延续。这两条并行线就是生命和死亡,使现在与过去永远平行、纠缠不断。这一基于宗法血缘家族的独特生死观,与西方的个人独立面对上帝的生死观,以及佛教的生死轮回观,有很大的不同。中国人为子孙后代而活着、为千秋万代造福,同时行事做人要对得起祖宗,不辱没先人,个人的生命意义与死后的价值,都与血缘家族的传承联系在一起。

在各种人际关系之中,中国人除了宗法血缘,最注重的是乡缘。以乡土为中心,将各种不同的亲缘关系网络、混合类亲缘关系网络以及信缘关系编织为更庞大的地方组织,这是传统中国权力结构中很重要的一环。费孝通先生在《乡土中国》之中提出一个理解中国民间社会的重要概念,即差序格局,在差序格局之中,个人既有权利,也有义务;个人要自我约束,明白个人是社群的一部分。然而,个人也不是完全由社群支配。个人主义与社群主义得到某种重叠,这种个人到社群的延长线,是开展的,不是断裂的。个人对社群的尽力,与他从社群中得到的保障互为因果,互相依附。中国传统之中的这一差序格局的特色,与今日西方文明中个人主义的极度发展形成了鲜明的对比。中国社会如今也出现了西方式的"原子化的个人"的现象,个人的孤独和社群的涣散成为当代社会之痛。而适合回归中国文化中的社群主义精神,可以救济个人主义的孤独,形塑一个既有个人自主性又有社群向心力的健康社会。

一百年前,梁启超先生在《欧游心影录》中提出了"中国人对世界文明的大责任",看到了中国文化贡献于世界文明的可能性空间。中国文化的精神不是孤独的、抽象的理念,它存在于华夏历史的肌肤之中,浸润于亿万百姓的日常生活。只要民族不亡,生命永续,中国文化的精神也将继续薪火流传下去,成为全人类不可或缺的重要文明之一。作为拥有五千年文明史的古老国度,作为具有世界影响的负责任大国,中国有必要在自知和自信的基础上将"和而不同""天人合一""美美与共"等普遍价值,将精彩纷呈、独具魅力的中国文化样式,传播给全世界全人类。作为文化传承创新的高校,让大学生了解中国优秀的传统文化,接受中华文化基因的熏陶,热爱自己民族的传统文化,继而走向世界,"讲好中国故事",意义深远而重大。我们深深地感到,在青年学子的课本里,应该把中国古代经典留住,通过对传统文化的去粗取精、去伪存真,创造性转化和创新性发展,激活我们的文化基因,格物致知、知行合一,经世致用、古为今用,可增强我们民族内心的动力、强身壮体的抗体和慎终追远的定力。现在,越来越多的高校认识到大学教育的真正使命是回归本原,注重人的全面发展。与时俱进,对接社会需求、把握教育规律,是教育工作者不可懈怠的责任。

第二节　家庭教育心理视角

一个人,如果在自己的家里受到了良好教育和锻炼,无论他走到社会上担任什么角色都不会失德和失礼。人的内在精神和思想受家庭教育倾向的影响。突出的智力以高度敏感度为前提,使得意志具备更大的激情,离不开冲动的根基。自我意识和个性引导人们尽可能让客观与主观相适应,去创造出向往的一切。常常采用的处理问题的方式突出了智力和自我意识的个性倾向。教育的不同倾向性塑造了不同的个性倾向。整体来讲,家庭活动中,存在八大类教育倾向。每一类教育倾向,都会让儿童和青少年追求与之相应的努力,尽力选择与其匹配的生活方式与职业。人与人之间在精神、性情方面的同和异,与长期以来接受的教育倾向有很大的、本性的、必然的联系。

一、道德伦理型视角

中国的传统家庭教育把伦理道德教育放在第一位。崇尚伦理道德,践行善举良言。重视人际关系的伦理道德观念。把家庭伦理准则作为"立身之本"。延循中国传统道德伦理智慧,重教化、重伦理。道德伦理型倾向的家庭教育,引领孩子们追求道德价值和精神境界,追求道德发展和精神愉悦,并在这个过程中,教化孩子们的自律能力,提升人格境界。"静以修身,勤以养德。"在家庭中提倡节俭,可以形成良好的家风。节俭修身养德,更养家。穷奢极欲,无限制的物质欲望,对个体生命未尝不是一种桎梏,奢靡的家风很容易滋长子孙的贪婪之性,对后代的健康成长尤为不利。家庭教育以朴实、勤俭、和平、政治为型范。人只有对外在环境产生影响,对他人和社会承担应有的责任和义务,个人的生活才具备价值意义。对他人怀有尊重、仁慈、同情之心,在选择自身行为之前,先要衡量的是这个行为会不会对别人产生伤害,而不是只考虑这个行为是否对自己有利。这种人格培养是中国传统文化的精神所在,也是社会发展和文化建设的重要资源。

二、经济价值型视角

突出经济价值的作用,强调经济利益最大化。经济价值型倾向的家庭教育,花费在财富上的精力要比为了获得精神教养的精力多百倍千倍。从经济学理论和经济实践来说,注重经济价值是对人类进步经济思想的继承和发展,反映了中国特色社会主义经济的特性和当代人类进步经济思想的共性。民富国强是每个国家的追求,也是每个社会成员的期盼。不过,社会主义对富强的价值诉求不同于资本主义对财富的追逐。社会主义的本质是解放生产力,发展生产力,消灭剥削,消除两极分化,最终达到共同富裕。它要求每个有能力的社会成员都积极参加创造财富的劳动,通过诚实工作和联合劳动,从根本上摆脱贫困,过上富裕生活。换言之,社会主义国家的富强,一方面要求创造出比资本主义更高的劳动生产力、体现自身的经济优越性,另一方面是在全体人民共同富裕基础上实现国家强盛。公有制为主体、多种所有制经济共同发展的基本经济制度是社会主义富强观的前提。舍公有制主体而谈国强,弃共同富裕而论民富,不是社会主义的富强观。

三、人文关怀型视角

重视情感关系,人文关怀放在第一要素。人文关怀无疑就是林林总总的文化现象。这些现象,有如细胞,构成了一个人鲜活的生命。文化精神影响了一代又一代人。中国文化思想的内核是群体意识,西方的文化思想内核是个体意识。不同的思想内核造就了不同的人格。在我国的人文关怀型倾向的家庭教育中,主张个人意志应服从于群体共同意志,忠诚地遵循中国本土的艺术精神和美学精神。强调对中国文化的尊重,培养孩子的民族自尊心和自信心。树立中国文化建设的理念。人文关怀倾向的家庭生活在一个充满人情味的世界里。

四、政治思想型视角

培养政治素质过硬的人才。习近平新时代中国特色社会主义思想,涵盖经济、政治、法治、科技、文化、教育、民生、民族、宗教、社会、生态文明、国家安全、国防和军队、"一国两制"和祖国统一、统一战线、外交、党的建设等各方面,贯穿改革发展稳定、内政外交国防、治党治国治军各个领域,构成了一个逻辑严密、系统完整、相互贯通的思想理论体系。党的十九大报告指出:"习近平新时代中国特色社会主义思想,是对马克思列宁主义、毛泽东思想、邓小平理论、'三个代表'重要思想、科学发展观的继承和发展,是马克思主义中国化最新成果,是党和人民实践经验和集体智慧的结晶,是中国特色社会主义理论体系的重要组成部分,是全党全国人民为实现中华民族伟大复兴而奋斗的行动指南,必须长期坚持并不断发展。"同时强调:"全党要深刻领会习近平新时代中国特色社会主义思想的精神实质和丰富内涵,在各项工作中全面准确贯彻落实。"

五、宗教信仰型视角

修身养性,积德行善。在社会科学研究领域中,宗教是一门争论颇多的学科,各个社会集团以及他们所代表的学派、流派对宗教都有其各自的定义。历史唯物义者认为,宗教是一种社会意识形态,是人们思想中对于统治着他们的自然力量和社会力量的一种歪曲和颠倒的反映。相信现实世界之外,还有超自然力量的存在,这种超自然力量可以主宰或影响着人们的命运。宗教不单是一种属于意识形态的观念、感情等,而且也是一种社会组织或实体,它包括教团组织、仪式、律令等。宗教观念和宗教组织、制度等都是在一定物质生产和社会条件下产生的,并且随着经济基础的变化而变化。宗教观念一经产生,它对相应时期民族或国家的政治组织、法律制度、文化艺术、道德习俗等都会发生不同程度的影响。宗教是一种社会历史现象,有它产生、发展和消亡的过程。

六、社会关系型视角

锻炼人际交往能力,重视人际关系。中国人讲情面,见了面就有情。"将心比心,以心换心","在家靠父母,在外靠朋友"。就大多数人而言,都会有目的地去找朋友。为了事业,就会结交事业上的指导者,或是支持者、合作者。为了生活,就会结交生活上的照顾者,关键时候有个帮衬。人们对他人的认识都有一个认识了解的过程,在社会关系中,如发现对方与自己志趣不同,性情不合,道路迥异,亦不如说声"再见",从此各奔前程。以一己是非为是非,以一己善恶为善恶,要求朋友处处与自己相同,事事与自己相合终会无一知己。真正的社会关系,是没有功利思想的。只有重义轻利之人才会把友谊看得高于一切,重于一切。孔子要他的学生颜回和子路谈自己的志向和愿望,重友情的子路便慨然答道,只愿把我的车马衣服和朋友们一起使用,用坏了也不可惜。这其实也是一般看重友情的中国人的共同心态。自己的金钱物,只要朋友需要,尽管拿去用,朋友需要什么,只要自己有,也绝无吝啬保留。这就和西方人不一样。西方人把友谊和金钱分得很开,友谊归友谊,金钱归金钱,不要说朋友借,便是父子借钱,打好收条,认为这才是尊重。西方的人际关系是"契约关系",中国的人际关系是"情感关系"。

七、历史经验型视角

"以铜为镜,可以正衣冠;以古为镜,可以知兴替;以人为镜,可以明得失。"在中国人血与火的往事中,总结历史经验教训,找寻我们今天的生活智慧。中国历代各类人物的生存状况、人生态度、命运遭际、成败得失,突出了他们人生的一波三折、起落跌宕、苦心经营、艰难成功。反思历史人物人生轨迹,吸取生活经验,改变个人命运。它让家庭中的孩子们在借鉴古代中国人生存智慧的同时,更多的感悟当今每个人的活法。读史品人,以史为鉴,历史经验为现实生活提供帮助。中国人生活的甘苦、薪火相传的方略,传统文化的深邃,诠释着中国人的生活真谛、生存智慧、生活本质。

八、文体艺术型视角

强身健体,多才多艺。衡量一个时代的文艺成就最终要看作品。推动文艺繁荣发展,最根本的是要创作生产出无愧于我们这个伟大民族、伟大时代的优秀作品。没有优秀作品,其他事情搞得再热闹、再花哨,那也只是表面文章,是不能真正深入人民精神世界的,是不能触及人的灵魂、引起人民思想共鸣的。文艺深深融入人民生活,事业和生活、顺境和逆境、梦想和期望、爱和恨、存在和死亡,人类生活的一切方面,都可以在文艺作品中找到启迪。文艺对年轻人吸引力最大,影响也最大。优秀文艺作品反映着一个国家、一个民族的文化创造能力和水平。吸引、引导、启迪人们必须有好的作品,推动中华文化走出去也必须有好的作品。创作生产优秀作品作为文艺工作的中心环节,努力创作生产更多传播当代中国价值观念、体现中华文化精神、反映中国人审美追求,思想性、艺术性、观赏性有机统一的优秀作品。优秀作品并不拘于一格、不形于一态、不定于一尊,既要有阳春白雪,也要有下里巴人,既要顶天立地,也要铺天盖地。只要有正能量、有感染力,能够温润心灵、启迪心智,传得开、留得下,为人民群众所喜爱,这就是优秀作品。文艺是世界语言,谈文艺,其实就是谈社会、谈人生,最容易相互理解、沟通心灵。

第三节　家庭教育心理倾向

家庭教育心理倾向在每个家庭中或多或少都存在着。或存在着一个突出的倾向,或多种倾向共存。许多家庭教育的困惑来自心理倾向,通过厘清各种心理倾向性混淆信息,对于缓解家庭成员因此引起的焦虑、恐惧、拖延等问题将会有很大帮助。

1. 施压倾向

家族地位显赫,家长自然期望自己的孩子也能成就一番大事业。在成长过程中,把孩子的角色打扮成成功者的形象,教育的焦点集中在成功者形象上面,把孩子的行为和显赫的地位联系在一起。

2. 放任倾向

放任倾向的家庭,把自由发展和成长看成是心灵策略,把维护心理舒适作为主要的生活动力。家长让孩子散漫式成长,缺少对孩子的有效监督和正确引导,忽视家庭教育的作用,导致孩子把握不好不断学习和拓展自己的途径。放任倾向的家庭教育模式,其家长与孩子间的交流与互动性差,对孩子提出问题回应的质和量不够。

3. 独尊倾向

家长认为自己的孩子最聪明,贬低平凡的事物与人物,以轻蔑的眼光看待他人,自己表现平凡是难以接受的。独尊倾向的家庭教育会使孩子产生摇摆不定的自我感觉,遇事孩子会推脱自己的责任,把自身不能实现的目标归咎于外部环境。独尊倾向是对自我能力和自我价值的高估,对自我价值的认知有一定的局限性,难以忍受失败和接受现实坎坷,导致形成消极的人生价值观。独尊倾向的生活背景和基调,身份感遮挡了生活视线,缺少自尊的真实基础。

4. 怀疑倾向

自身成就感不大的家长,常拿别人的优点和自己的孩子做比较,常拿别的家庭状况和自己的家庭比较,对孩子成长进步持怀疑态度。因为家长对孩子进步的怀疑,使孩子对自己的成绩产生怀疑,失去自信心。只有当孩子所做的事情符合家长的兴趣时,家长才认可。孩子无法指望自己的兴趣得到肯定。在怀疑倾向的家庭教育中,在面临各种挑战的情境下,孩子往往缺少家长的鼓励,或惴惴不安,或退缩不前。也会导致孩子做事片面,过于追求完美。

5. 控制倾向

控制倾向的家庭教育,家长对孩子所做的一切指手画脚,越俎代庖。常让孩子无条件地执行家长的命令。家长认为有权控制孩子,只有运用家长的智慧才能防止孩子出错,监控孩子按家长制定的规则行事,才是对孩子的爱和保护。控制倾向严重的家庭,一旦孩子表现不符合家长意图,家长就有可能使用暴力。暴力和发怒,会导致孩子失去自信和尊严,摧毁孩子对他人的信任,经常会感到生活在危险和恐惧中。因为恐惧,孩子不敢直接违抗家长命令,会对自己的努力失去有效的目的性,找不到努力的方向,怀疑自己努力的动机,导致拖延和内心的抗拒。当一个人在他人控制倾向的情境中生活的时候,会在拖延和托词中寻找安慰。控制倾向破坏了孩子独立生存、自主选择、合理规划的个性。控制倾向中的家庭教育总是希望管教孩子,代替孩子决定专业、婚姻等诸多人生大事,但这种做法的效果未必就好。父母的决定未必就对,不应用一个可能不正确的选择去干预另一个人可能错误的选择。

6. 寄托倾向

父母因为对自己的生活和地位不满意,把出人头地的期望寄托在孩子身上。为了弥补家长的失败,孩子成了家庭的寄托目标。寄托倾向的家庭教育会让孩子自己会感觉有一种无形的压力。

7. 疏远倾向

有些家庭环境中,家庭成员之间缺少情感沟通,很少表达内心世界的感情。家庭成员间每一位都独自管理自己,互相缺少帮助,缺少共同的兴趣和爱好。疏远倾向的家庭环境中,每位都独自面对挫折和压力,独自工作和生活触发某种空虚感,影响工作和生活的效率及幸福感。情感上的疏远让孩子感到孤立无助。

8. 溺爱倾向

对孩子的溺爱可能说是很多父母的通病,他们无时无刻、无代价的爱造成孩子自私自利、不珍惜爱、不会给予他人爱的个性特征。有的父母受自身童年艰苦经历的影响,将自己的一切希望系于孩子身上,视孩子为掌上明珠,产生了"绝不能让孩子遭一点罪、受一点委屈"的心理,尽量满足孩子提出的一切要求。

9. 完美倾向

孩子各种表现一流,有完美的优点才能得到家长的赞赏。对于孩子身上存在的缺点和不足,家长难以忍受。孩子稍有表现不佳,其产生的错误和失败就会成为家长沉重的心理负担。父母对孩子要求脱离现实,尖酸刻薄。在完美家庭教育倾向中,孩子真实的能力不足以达到完美,促使孩子靠虚假的装点伪装成真正的优秀。

10. 依附倾向

依附倾向的家庭教育,父母不鼓励孩子创造自己的生活,父母的努力为孩子的一切,父母是孩子成长和生活的依附,不鼓励孩子有鲜明的个性,只要顺从家长的心愿就好。孩子独立观点和判断得不到家长鼓励。孩子始终处于被关照、被保护中,长此以往会逃避现实,逃避生活中面临的挑战。

11. 自卑倾向

自卑倾向的家庭始终处于不安全的心境中。孩子经常受到贬低和批评,孩子自我会感到没有存在价值,个性因素被抹杀。既得不到赞扬,也得不到鼓励,其个人兴趣爱好及优秀的品质被抹杀被低估。对孩子的快乐和收获感父母缺少积极态度的回应。自卑倾向的家庭,缺乏探索世界、追求爱好、挖掘机遇和积极学习的心理根基。面对家庭的特别遭遇和特别境遇,自卑倾向会让孩子产生恐惧不安和深远而持久的破坏力。自卑倾向的家庭教育,对保持各种亲近关系有很大的不安全感,只有与人保持社交距离会感到自在坦然。

12. 标杆倾向

家长以身作则,在孩子面前起一定的榜样作用。家长理解、尊重孩子的成长规律。带动孩子学习和劳动。家长与孩子能做到坦诚交流,遇事商量。家长重视榜样的力量。标杆倾向的家庭教育,对孩子产生一定的积极影响,正向激励作用较大,对生活富有浓厚的兴趣感和目标感。

第四节　科学的教育方式

1. 正向激励

能在学习和工作中,保持热情、清醒、快乐、感兴趣是人们所希望的。但如何摆脱拖延、倦怠、恍惚、消沉心态,却是人们常遇到的难题。以一种开朗的方式应对逆境,正向激励的思维是一种开放思维,面临生活和工作中的各种问题,得到正向激励会以积极心态应对遇到的麻烦。正向激励触发的良性循环会打通成功的道路。正向激励和积极情绪相互依赖,相辅相成。正向激励和积极情绪的互补作用会增加人与人之间的信任与尊重。正向激励会让积极情绪延伸得更为深入。

2. 发掘潜能

每一个人身上都有一定的潜能,但大目标有时难以达成。重要的是我们如何发掘、发现、珍惜它。生活情况繁杂而凌乱,挖掘潜能会带来一定的压力,通常是艰难、复杂、耗时。挖掘潜能不是一种猜测,而是一种艺术。当一个人的潜能得到充分发挥时,自然能够获得许多快乐。没有一个人知道自己的极限在哪里,志存高远能否成为现实,能否超越一定的水平,发掘潜能做出选择就不会用狭隘的目光看待这样的问题了。坚信自己,从不懈怠,大胆行动,不断尝试新事物才会释放出体内的最大潜能。

3. 拓宽视野

积极情绪流经心灵就会扩展视野,看到树木,想到森林。开阔视野能增加想象力和创造力。拓宽视野会扩大信息范围,增加融入世界的方式和渠道。拓宽视野是积极情绪的存储点。遇事想得开一定是具有很宽视野的人,视野宽才有追踪博大信息的能力。没有宽博的视野往往会固守一定狭隘的想法得不出成熟的结论。视野的驱动力促使人们保持理性,心态平和,不慌不忙,坚定而自信。一个人的思想和行动有更多的可能性,扩展眼界将更多的可能性带入视野,思想和行动有利于看到前景方向。视野宽阔的人,愿意建立合作关系和发扬友好精神,善于建立持久良好的关系、吸引友善而不是怨恨。每一个发明者和探索者都具备广阔的视野和宽广的格局。

4. 修正缺点

人无完人,金无足赤。很多人都会犯错误,犯一些小错误并不一定影响人生大方向,人生最重要的是善于发现错误修正缺点。修正缺点是改变做事的方法,尽力做到更好。人要往哪走,目标是什么,认清大局修正错误最关键。修正缺点是一种追求,是人生没有止境的路。有效的行动和好的结果集中在大的目标是否正确。修正缺点的关键意义在于知道下一步的人生旅程该怎样走。修正缺点就是希望在生活工作中实现突破,不因曾经犯过的错误和存在的缺点给自己套上思想枷锁。在关键问题的指引下,修正缺点用对技巧就会厘清各种关系实现正确的目标。

5. 寻求平衡

生活是由很多内容组成的,所有要素一个都不会少,都需要顾及,而对于各种要素的分配,取舍是常态,而平衡取舍关系显得尤为重要。当你面对各种条件限制,尽全力做事但结果却不尽如人意的时候,应寻找平衡模式和系统方法,使用新思维、新技巧。若要拥有幸福的生活,其实质是寻求某种平衡关系。平衡问题实际上涉及取舍优先顺序。我们在寻找平衡的过程是在选择事情的优先排序。凡事都应分出轻重缓急,心态不平衡很容易把事情搞砸。处理平衡关系是要有各自制衡的目标和方法。过于关注某单一方面的时候,就会打破平衡点。至于家庭教育方面,关注学习成绩的同时更应关注心灵和成长内涵。梦想有卓越成就的人,一定会面对生活舒适区的威胁。在学习成绩和学习能力,休息和娱乐,职业选择和个人能力等方面,不注意动态调整就会处于失衡状态。面对失衡状态,应随时做好短期调整和长期调整方案。

6. 管理时间

我们想得太多,计划得太多,对生活和工作分析得太细,结果造成时间的浪费。成功不在于我们做所有的事,而在于能够做好关键的事。做好关键的事在于管理好时间,有效利用好时间是生活和工作的黄金法则。思想、精力和时间都集中在所做的事情上面,就是走向成功第一步。管理不好时间,意味着注意力分散,善于管理时间是一种智慧。任何梦想成功的人最后都会发现,高效的行为会改变生活。管理好时间,才不会把自己变成一头牛,永远忙碌、永远熬夜。善于管理好时间的人,不仅在学习和事业上最有成就,而且还会有许多发展的机会。要达到某个目的,都要管理好时间,别无他法。

7. 思维批判

面对精神生活、健康状况、工作学习等问题善于应用批判思维,才会引导我们找到正确答案。找到问题的正确答案,才会把注意力集中到最重要的事情上。通过批判思维把焦点问题想清楚,不管面对多么复杂的情况,都会应付自如。找准了关键问题,才能拓展思路,找到解决问题的支点。不管任何问题的结果是意义重大还是微不足道,批判思维是一种生活方式,是打破限制的方法,善于反思批判的人,会在困境中坚持,吸取教训,砥砺前行。只有批判思维才能明确问题的本质,才知道什么时候应顾全大局,重要的事是什么,从中能够充分利用好时间和资源,获得最大收益。运用批判思维是帮助自己获得成功的诀窍。

8. 消除忧虑

从现在开始改变,不要总忧虑未来。许多家庭都有为孩子忧虑的习惯。"忧虑的情绪能够改变事情吗?"许多家长因忧虑而虚度光阴,更把忧虑和关心混为一谈。忧虑是社会中的流行病,几乎每人每天都用大量的时间用在忧虑上,似乎关心一个人而为其担心是种关爱,并在适合的场合以忧虑证实自己的感情。事实上,忧虑根本不能改变现状,更不是一种关爱。忧虑的心理往往让人不能正视现实。家长为孩子忧虑心理,其实是改变现状的一种惰性。宁愿花很多时间痛苦地思考未来,却不愿意拿出实际行动。忧虑的心态往往是无能为力或懒惰行为。实际上,往往之所以忧虑,恰恰是自己把握不好或无力控制情境,或许事情本身并不像想象中那么可怕。忧虑常常给自己或别人带来不必要的紧张和烦恼。消除忧虑心理,必须找到忧虑的背后原因。许多传统文化,鼓励的是忧虑而不是行动。在不具备能力的青少年身上,过早地培养孝道精神就是培养某种忧虑。在弱势群体中,过多地强调同情心也是培养某种忧虑。过多地强调恐怖情境也是某种恐怖行为。有些人宁可一事无成，也要得到别人的怜悯。集合园心理理论学派主张，逆伦理同情心不可乱用。

第五节　家庭教育与学校教育

笔者翻阅了许多关于家庭教育方面的书籍，印象是这些书籍多数是关于学校与家庭关系的历史嬗变和学校管理与家校合作治理。多数是用学校与家庭关系的问题圈解答学校与家庭关系的问题。肤浅的教育观关注点是关系问题和行政成本，不是学生成长问题，教育不应该变成互利互惠的交易。本书主要谈谈家庭教育与学校教育关系中的学生成长问题。分为如下几方面。

1. 心灵熏染与共性发展

家庭文化熏染的是精明，校园文化发展的是聪明。比如回到家庭时间，可能用小吃时间赞美角色和欣赏剧情。走入学校时间，可能用自习时间锻炼反应能力和提高智能。家长关注点是自家孩子自然成长的特性，家长给予孩子的是心灵熏染。教师关注点是在学校大家庭中，孩子对纪律约束的表现。学校环境中，教师给予孩子的是知识积累。学校是公共域，家庭是私人域。离开共性培养环境的孩子，孩子们容易产生特性。一个优秀的人，一定是融入共性空间生活过的人，所以，学校的共性教育功能是一个家庭所不具备的。同样，家庭成员的品格修养和对孩子的家庭教育能力，也是在学校环境中不能完全具备的。良好的家庭教育，应该是孩子心灵的健康成长。优秀的学校教育，应该是给予孩子知识的积累和群体共同性生活习惯的养成。人是靠合群互助生存的，因此，天生有仁和义等禀赋。学校共同性生活帮助人们形成信任与合作习惯。学校教育培养孩子的是"平等、同情、助人、利他"等素质。学校教育重精神而轻财富观念，重感情而轻个体感受。家庭教育离不开物质消费的理念，也离不开社会分工和社会竞争性。竞争与社会文明是人生不可逾越的过程，家庭教育更应站在个人发展的全面角度影响孩子。

2. 反馈循环与成长自然

学校向家长反馈的视角多是教育组织和教育管理问题，家长向学校反馈的视角多是学生自然成长的问题。家长常问老师自家孩子学习咋样，老师总是反馈大家孩子听话如何。家长站在学校管理的角度看待自家孩子的问题比较少，老师照顾大家孩子个性发展的角度精力不够用。这在幼儿园里的现象很突出。随着孩子年龄的增长，其两者之间的矛盾逐渐削弱。虽然在教师和家长的沟通活动中，或多或少谈到孩子的个性成长问题，但教师对孩子个性发展除学生成绩外，普遍来看关注得并不多，时间精力也不够用。这些现状，导致在学校环境中，学生个性受到压抑，而不是发扬。家长的责任应该是更细致、更耐心地包容孩子们的个性和兴趣。看到孩子的优点，培养孩子的自信心，化解孩子内心的烦恼。学校的责任和义务是有限的，放大学校和教师的责任对老师来讲是种巨大心理压力。师者，所以传道授业解惑也。子不教父之过或多或少也是符合现实的。家庭教育的责任重大，在家庭环境中，家长应承担不可推卸的责任。孩子在家庭中的表现，家长少些隐瞒，多些反馈，有利于老师因材施教。家庭教育和学校教育的关系,本质上是反馈循环,而不是学校治理。

3. 渗透习惯与儒雅风范

家长的行为作风渗透的是孩子生活习惯的养成,教师的儒雅风范起到了"无言的可信赖"信任影响,创造无须特别要求的航向秩序。家庭时间家长和孩子总会有不少的谈资,学校时间老师和孩子总会有做不完的作业。家长谈事多平铺直叙、直来直去,教师讲课多符合逻辑、讨论思辨。生活良好习惯的养成在家庭环境中无时无刻不在无偿地进行,学习知识和公共修养在学校环境中不断地进行互动。学校培养孩子公共道德意识和人际互助原则。家庭教育和学校教育整合体系,在渗透着公共和私人场域无言的愿景和铺垫。家庭和学校互相信任的结果,确定和发挥学生潜能,自我控制、学校管理激发着学生们的热情、能力和动力。家庭深层次需要和学校的影响相互重叠,和孩子们的心声相通交融。家庭渗透的良好生活习惯和教师儒雅风范为许多年轻的生命注入激情和活力。

4. 现实考量与前途无量

结合家庭面对现实的考量和学生前途的无量,家庭和学校承担着孩子共同的使命宣言。在相互尊重的条件下,建立高度互信和相互合作,建立学生培养相通的基本信念和价值观。两方面都触及学生的身体、头脑、灵魂和心灵。教育协作以挖掘孩子的需求和动机为心声。对学生身体来说,追求平安生存和健康发展。对心灵来说就是关爱和人际沟通,对头脑来说就是智慧和能力,对灵魂来说就是意义、完善和贡献。家庭的现实考量是生存和生活需要,重视差别和缩短差距。学校的培养是给学生规划蓝图和智慧、心灵。学校强调完善、贡献、意义。家庭满足生活、生存供给。重叠阐明使命、愿景和价值观。学生受使命和目的感的驱使应拼命学习和努力。青春的热血关键是既要赖以生存,更要活出价值。

5. 家长心态与教师姿态

爱是一种习惯。家长的习惯是一种心态,教师的习惯是一种姿态。家长通过良好心态表达愿望,教师展现良好姿态实现愿景。家长和教师,都要表现自己的与众不同,学生也要现实在家长和教师心目中的重要性。获得重要影响地位的是一种思维方式和选择。遇到问题家长不应走人,教师尽量忍受。走人是不好的习惯,不能忍受是不好的姿态。教育有自身的规律,学习有循序渐进的过程。孩子缺点毛病不会太少,家长情绪需要稳定。家长不是做不好,教师努力应做到。不论什么时候,如果你认为孩子的问题都在对方身上,那么自己的想法本身就是有问题。家庭教育和学校教育,关键在于情感上的沟通,是一种内在的感觉。也就是说,你能理解家长的感受,你能理解教师的感受,你能为了学生的感受,重视家长的作用,了解教师位置,知道孩子身怎样看待世界的,知道孩子们愿意和大家怎样交流,这就是教育。

第六节　儿童发展八大路径

一、问题意识发展路径

失败者和成功者之间的区别,关键在于问题意识。缺少问题意识的人往往不愿意主动思考,缺少问题意识的人思维懒惰。行动迟缓不恐怖,思维懒惰最可怕。缺少问题意识的人缺少上进心和主动奋斗的精神。阻碍自身发展的最大弱点是安于现状、逃避现实,问题意识不足。生活工作中每一个人都会面临各种问题和困难,怎样处理遇到的各种问题是人生的一种智慧。缺少问题意识,看到的问题视而不见,不去研究问题,只相信运气、机缘、天分之类的东西,阻碍着自身发展进步。家庭教育的实践中,培养孩子树立问题意识,激发解决问题发现问题的思维,应成为关注的焦点。

二、界限意识发展路径

有些人在智慧、能力方面并不一定有什么超长之处,但他们往往懂规矩、守原则,立于不败之地。凡事都有一个度,掌握好度也就是说话办事要掌握一定的界限,超出一定的界限和尺度,就会出现问题。界限意识对一个人的一生影响非常大。一个人要和许多人打交道,其打交道的概率是频繁的。一个人要给别人留下好印象并不容易,善于掌握好一定界限原则的人自然而然会给别人留下好感。界限意识是信誉的象征,素质的标志。界限意识显示一个人的修养、情操和品行。把握好一定的界限,才会在生活工作中得心应手,游刃有余。具有一定界限意识的人,在工作细节和生活小事中能充分体现出来。界限清晰、把握分寸和度更能显示一个人的魅力。

三、挑战意识发展路径

一种思路不知改变并不一定是好事,因为万事万物都是处在变化中。大多数人总是习惯地依照以往熟悉的方向和路径进行思考,缺少挑战性思维。要突破陈腐观念,就要另辟蹊径,推陈出新。家庭教育中,要培养孩子的创新思维,就应建立挑战意识发展路径。在人生路上赢得成功的人,多数都善于迎接各种挑战,敢于打破思维的条条框框。挑战意识和快速应变能力是事业成功的关键。

四、方法意识发展路径

集合园心理理论学派观点中,把智商定义为记忆力加理解力加创意除以时间。创意思维就是讲的方法意识,如不具备发现问题、解决问题的方法意识,遇到问题很难找到有效解决途径。一个人或一件事,在某些方面出现问题是常见的事,但在对待问题的处理方法上,推卸责任的内心里意识是,看不到自己的问题,看不清别人的问题。中国有句古训:"知天知地知彼易,"知己难",能够客观冷静面对各种问题的出现,首先应找到好的方法途径。为什么同班同学在学习上,付出的努力不比自己多,但成绩却很好呢,主要原因是学习方法是否科学有效。

五、思想意识发展路径

在我们每一天的生活或工作中,总会遇到各种各样的情况,遇到的情况错综复杂,要追寻长期的安全和避免过错,如何树立一个正确的思想非常关键。只有一定的思想才是解决各种疑难问题的金钥匙。行为由思想出发,语言是思想的直接现实。在儿童、青少年的成长过程中,能力发展和智慧形成的根本在于有良好的思想意识发展路径。很多有目标、有理想的人,他们工作,他们付出,他们行动,但往往因为缺少正确的思想指引前行的方向,常常事倍功半,成效甚微。

六、成长意识发展路径

很多时候,经历的是是非非并不重要,重要的是在经历中成长。建立良好的成长意识,就不会害怕挫折和失败。没有绝对的对与错,但成长意识是有对错的。放弃无谓的是非辩论,不因一时的输赢自惭形秽或洋洋得意。聪明的人会从某件事或某个人身上学到成长意识,多些包容、宽容、理解之心,多些慈善、友爱的情感,是成长、成熟的表现。事业常成于坚韧,毁于急躁。缺少成长意识,容易使人冲动。

七、效率意识发展路径

时间是世界上最稀缺的资源,每个人每天都经历二十四小时,这就要求我们应懂得珍惜时间,时间用到哪里,价值就在哪里。要得到梦想的东西,必须树立效率意识。勤奋的人是时间的主人,懒惰的人是时间的奴隶。缺少效率意识,生活工作就会一团糟。处理大量的事务,力求井井有条就应细致地做好行动计划,突出效率意识。对最高价值的事务,投入最高的时间,其工作效率就会提高,生活就会更有质量。

八、心态意识发展路径

幸福的首要标志在于精神状态。一个幸福感强的人,首先是拥有一个良好心态,能够乐观地面对人生。悲观主义者,往往只见树木,不见森林。思想不健康,遇事难以保持乐观的心态。行动迟缓,难以及时完成学习和工作。在社会上,郁郁寡欢、愁眉苦脸的人总是不受欢迎的。儿童成长过程中,如果常被恐惧、怀疑、失望的情绪笼罩,就会降低无畏、勇敢、执着的意志。儿童成长家庭环境中,如果家长常常表现出疲乏与厌烦情绪,常说丧气的话,儿童就会被感染得不快乐和不舒服。家庭环境常被猜忌、轻蔑、忽视、嫉妒、沮丧所充斥,儿童就会幻想整个世界都是灰暗的,内心缺少快乐的源泉。家庭在生活中遇到困难挫折时,家长首先应保持乐观向上的心态,莫让沮丧取代热忱。

第七节　家庭教育中的代际冲突

代际冲突,顾名思义,就是两代人之间关系的冲突。由生活环境的不同,社会背景的不同产生的各种矛盾和冲突。代际冲突是人类社会前进发展过程中的必然社会现象。这里说的代际冲突不是狭义概念下的家庭矛盾。代际冲突主要是指社会生活中成年人与儿童和青少年在思想观点、价值观念、生活方式、职业选择等方面产生的差异。主要表现在以下几方面。

一、思维保守与心理开放

思想的不同在很大程度上都会导致代沟的出现。家长的思维重谋略,孩子的思维讲逻辑。家长的智慧重关系,孩子的智慧在科学。家长爱讲大道理,学生爱看眼前事。家长重视传统,学生追求时尚。家长对现实之外的事情不感兴趣,学生充满探索未知领域的好奇心。

二、心灵鸡汤与思想执念

对待社会文化,家长仅满足于整体而模糊的概念,对待心灵鸡汤缺少辨别力。孩子提出问题的时候,家长遮遮掩掩马马虎虎。家长虽然望子成龙、望女成凤心切,但学生身处现实和自然条件下,可能心有余而力不足。家长一方面让孩子拿高分,另一方面却忽略教养不良的后果。孩子善良,家长担心孩子走向社会吃亏。孩子调皮捣蛋,家长担心长大惹是生非。传统文化说君子一言驷马难追,心灵鸡汤强调识时务者为俊杰。教材讲不为五斗米折腰,社会说大丈夫能屈能伸。心灵鸡汤与思想理念的冲突,常常让学生感到非常迷茫而不知所措。

三、家长控制与个性自由

少年犯罪一直都是很受关注的社会问题,严重的代际冲突会导致青少年社会问题的尖锐化。比如吸毒、盗抢、强奸、杀人等犯罪行为。在家庭教育中,父母的强势地位和孩子的劣势地位冲突严重,在冲突没办法缓解的情况下,一些青少年沉浸在网络世界中,或过早地接触社会的阴暗面,被社会上别有用心的人利用。很典型的就是青少年网络成瘾、青少年吸毒导致的很多犯罪行为。这对社会的治安造成了严重的危害。

青少年自杀问题一直都是社会的热点问题。青少年是社会发展的后备力量。由于家庭人际关系里面的代际冲突,不正确的家庭教育给孩子造成难以医治的人格障碍。有些青少年心理承受能力差,心理脆弱的他们就会出现行为异常现象。所以必须要重视青少年的心理健康。

四、行为约束与偏袒宠爱

孩子小的时候，家长生怕孩子受累，所有体力上的活动，家长大包大揽。长此以往，孩子养成了不爱劳动、不愿劳动的习惯。孩子在劳动中的成就感被剥夺，更难以从劳动活动中得到身心体验和锻炼。孩子长大了，家长又要控制住孩子的学习劲头，孩子对学习价值自然不懂珍惜。在生活中家长的保姆角色和在学习上的管理角色不对称，更不符合孩子心路历程。家长讲节俭，孩子乱花钱。孩子能吃苦，家长就心疼。"自古英雄多磨难，纨绔子弟少伟男"，这是不争的事实。

五、文化碰撞与西方渗透

循序渐进，百年树人是中国文化传承下来的教育基本规律，立德树人，培养青少年社会主义核心价值观是中国文化元素的教育理念。受西方思潮渗透影响，追逐利益最大化和个性自由的教育观，严重影响着我国儿童、青少年的思想进步。社会上错综复杂的不良影响，背离了中国文化背景。随着知识传播的加快，人们获取知识的途径增加，这样一个信息时代的来临，文化传承方式逐渐发生了变化，几千年来形成的"父为子纲"的亲子关系被"颠覆"了，子辈已经不再是单纯的被动的接收者，他们在越来越多的领域、在很大的程度上影响着父辈。父辈在孩子面前，变得肤浅无知、往往会让长辈有一种焦虑，担心自己在家庭中丧失了权威。许多家长由于固执，不意改变自己，让子女觉得父母顽固不化，难以沟通，从而在交流过程中产生冲突。

六、学习计划与休闲娱乐

有些家长勉强子女学习一些自己认为对孩子好，但是孩子却不喜欢的课程。在这个过程中双方对学习的态度，或者说对某些科目方面的价值理念出现了分歧。一方面，孩子对某些科目不感兴趣，但是在父母的压之下不得不学习。另一方面，孩子固执己见，认为自己长大了，学习计划应该随自己心愿。出现偏科情况也不愿改变。孩子愿意拿出时间休闲娱乐，但事实上学点业余爱好的时间都很不够用。

七、职业选择与经济独立

学生想要脱离父母的控制，但是经济上又要依赖家里，这种想要独立，却不具备条件的现状，首先形成家长和学生的心理冲突。在日趋严峻的就业形势的压力下，近几年来出现了年轻人不正经工作或不工作，闲散在家，经济上则完全依赖父母的现象，一直以来子女接受父母的安排，长此以往子女形成对父母的依赖习惯，而父母又不满子女的无所事事，在这样的过程中产生了冲突。

第八节　家庭教育心理常见问题

很多家长在家庭教育中都处于一种被动局面,对孩子付出一片爱心却收效甚微。为什么家长越满足孩子的要求,孩子反而更不理解家长? 要想解决孩子存在的问题,首先要找到问题的症结,然后再选择比较合适的办法。家庭教育一般存在以下常见的错误与矛盾。

一、家长的"孩子本位"思想过重

家长完全按孩子的意愿去爱孩子。孩子喜欢什么家长就给什么,孩子爱吃什么、爱穿什么、爱玩什么家长统统满足其欲望。导致出现以下几方面的问题。

(1)孩子感觉不到父母提供的条件来之不易,孩子认为父母为自己付出天经地义,应该应分,孩子没有机会形成自己的感恩思想。孩子遇到问题往往以家长的爱来威胁,达不到目的就自己伤害自己。

(2)孩子的劳动感缺失,体会不到父母劳作的艰辛,更体会不到劳动的辛苦,认为不用多少付出就应得到自己想要的。养成不珍惜物品,不劳而获心理习惯,缺少吃苦耐劳的精神。缺少劳动成就感的人,不知道珍惜父母的劳动和他人的劳动。

(3)孩子的责任感和义务感缺失,孩子认为自己的愿望应该由父母满足,自己没有义务,也不用承担责任,习惯高人一等,变得自私。更不知道在家庭中也应承担一定的责任和义务,缺少担当精神。

(4)容易导致孩子的人性价值观和经济价值观扭曲。孩子容易片面地认为,自己应该得到父母的关爱,自己无须关爱父母,无须关爱他人,孩子对自己存在的价值感削弱,独立做事的信心不足,浪费金钱,不体贴他人。

二、家长的"保姆作用"思想严重

现在的独生子女家庭,全家人把视线都集中在一个孩子身上。认为孩子是全家的未来,是唯一的期待,全家人把最好的一切全都给了孩子。导致出现以下几方面问题。

(1)家长把自己儿童时代没能实现和享受到的愿望一股脑儿地以一种强烈的补偿心理倾注到孩子身上。对孩子百依百顺,满足家长自己曾经缺失的成就感,家长认为自己儿童时代的愿望就是现在孩子的愿望,照顾好孩子是一种成功,和自己的过去比,和其他人家比。

(2)家长充当孩子的保姆角色,唯命是从,家长把孩子的生活地位放在至高无上的位置。父母节衣缩食并不能引起孩子的注意。孩子以自我为中心,一家独大,唯我独尊,容易导致"窝里横"。遇到问题由父母包办,孩子自己失去了克服困难的锻炼机会,逆商得不到提高,意志力也难以得到锻炼,面对各种压力和困难时可能束手无策,降低孩子的自信心。

(3)家长包办一切,遇到问题孩子不用动脑和思考,逐渐不愿意动脑筋,也不愿意承担决策责任。家长的付出在孩子那里得不到尊重和理解。在家长无限满足孩子的时候,孩子会受到"家长一定满足我"的心理暗示。

(4)生活中家长服从孩子意愿,家长弱化了自己的权威影响力,学习上想让孩子服从家长的意愿同样孩子会认为家长权威性不足。学习也是一种劳动,家长的溺爱导致孩子缺少劳动体验,体会不到劳动的快乐,也很难体会到学习的乐趣。缺少劳动成就感也会缺少学习收获感。

三、家长的"榜样作用"不够

(1)家庭环境是孩子人生的无限世界。每一位家庭成员的一举一动对孩子的成长都有一定潜移默化的影响。有些家长往往不顾忌孩子的心灵成长体验,认为孩子小不懂事,在孩子面前肆无忌惮地唠家常,暴露隐私,不讲规则,不讲方法。影响孩子树立正确的人性价值观、经济价值观和文化价值观。甚至带来不良心理阴影。家长起不到正确的榜样示范作用,就会使孩子找不到良好发展方向,不能很好地明辨是非。

(2)应让孩子站在和家长竞争的位置。模仿是孩子成长的主要经历,家长应不断提高自己,为孩子树立良好标杆,孩子进步与提高应与家长的进步与提高同步发展,家长和孩子形成竞争状态会不断激发孩子的上进心和责任感。善于竞争和勇于竞争才能输得起和赢得起。走惯平坦路,听惯顺耳话,一旦遭遇挫折就会输不起。

四、家长的"平等思想"缺失

(1)家长要走进孩子的内心世界,和孩子交朋友,树立人格平等观念,尊重孩子的个性发展。孩子要什么给什么并不能带来尊重的思想,而是引发不平等意识习惯。

(2)家长缺少和孩子的平等思想,孩子自然也缺少平等思想。不在平等的人格地位上,很难做到心灵相通。家长在生活上服从孩子,反过来让孩子在学习上服从家长,导致孩子的"控制感"错位,独立思考意识薄弱,自主能力下降,对待事物的平等感下降。

(3)家长对孩子不恰当的管教,引发孩子产生"以控制要挟控制"的不良情绪,家长强加于孩子身上的控制欲、权力欲,孩子会走出家门施加于弱者身上。

(4)家长和孩子维持平等观念,有助于孩子树立平等意识和人格尊严。孩子做错了事要检讨,家长说错话做错事也应向孩子做检讨。

(5)家长过早地给孩子添加心理压力,会让孩子超出自己的能力和心理接受条件,勉强让孩子做出不愿意做的事,不利于培养孩子心态健康。

(6)被不恰当的利用感填满情绪的孩子,缺乏被拒绝和拒绝的心理承受力。学会合理拒绝的孩子长大后才会抓住事物的重点,分出轻重缓急。家长说不对的话也很多,不是越听话就越好。越听话顺从和从众心理越强,从众心理强的孩子缺少思辨思维。孩子应学会听对的话,不讲道理的话也不要听。

五、父教缺失影响孩子健康成长

（1）在一些家庭中母亲陪伴孩子的时间更多，而父亲陪伴孩子的时间过少。一般而言，母亲在慈爱、体贴、宽容、热情等方面对孩子的影响更大，而父亲在勇敢、坚强、气魄和独立精神等方面对孩子的影响大。父亲如不能承担起教育子女的责任，其子女就会缺乏勇敢、坚强、气魄和独立精神等方面的塑造。

（2）父亲起到坚守规则和运动锻炼的带动作用，父教缺失，孩子往往规则意识差，缺少运动锻炼，劳动意识不强，运动兴趣不高。父教缺失孩子容易放纵自己，约束不够。

（3）好父亲的教育能给孩子安全感和成就感。好父亲是孩子的榜样，认真负责、勇于担当、意志顽强、不惧风险。好父亲更能带动孩子热爱劳动、喜欢运动、胸怀宽广、宽宏大度。

（4）父教缺失容易引起孩子惊恐、焦虑、抑郁等一些不健康心理。严格的父教能有效控制孩子的网瘾和暴力等倾向。

六、家长思想观念落后阻碍孩子进步

（1）不同的家庭观念下所培养出来的孩子具有很大的差别，家庭教育观念成为教育孩子应引起重视的内容。家长拥有一个正确、合理的教育观念是在教育孩子中应掌握的技能。

（2）新时代教育背景之下，教育观念不断更新和变化，但是部分家长因为个人原因，很少能接受新的教育观念，跟不上时代潮流，不少家长和孩子之间存在思想代沟。

（3）一些家长对孩子要求严，在孩子面前不注意自己的形象，放纵自己，要求孩子学习，自己不爱看书上进心不强，起不到好的榜样作用。一些家长不能很好地解答孩子遇到的各种疑惑。

（4）孩子成长离不开的就是家庭和学校，有些家长不善于和学校之间的沟通。孩子受家庭和社会不良影响出现问题往往归咎于学校，不知自我反思，对学校的认识有偏颇。

（5）家长在陪伴孩子成长的同时，不关注孩子在细节方面的变化，忽视不同年龄阶段的成长特征，不给孩子自我空间，缺少和谐融洽的亲子关系。

七、家庭教育科学理念不消化

（1）"摸着石头过河"的教育方法难免留有遗憾。俗话说"没有规矩不成方圆"，一些家长抱有"散养"的迂腐观念不放，会影响孩子缺少规则和法律意识。

（2）一些家长不能理解科学教育的内涵，往往存在极端化倾向。一是怂恿孩子把自己放在高人一等地位上，另一方面是处处看孩子不顺眼，看自己的孩子处处不如人。

（3）家长望子成龙、望女成凤的思想迫切。家长揠苗助长，急于求成，不按科学规律引导孩子的思维发展。

八、家长对"爱"与"管"的规律认识不足

（1）真正的"爱"不应该是"同情"。家长把对孩子弱小的同情当作"爱"，家长对孩子无限满足心理是一种同情心，爱孩子的家长到底应该如何去做的问题，是"爱"的教育元素问题，爱的教育是科学和艺术。"管"是要求孩子执行规则和程序，协助管理孩子生活，管遵守守则，管生活习惯。对于培养孩子的智商、情商和逆商应该是指导，而不是管制。

（2）教育是有一定规律可循的。不懂得教育的科学规律，盲目跟风和从众，不利于培养孩子的个性。孩子成长每天面对的是新的现实、新的挑战，其挑战性在于知识、观念和方法的巧妙融合，而不是顾此失彼。老套和教条的教育方式早已不适合充满挑战性的现在情景。

（3）个性培养的本质是孩子生活方向的自我控制。基于价值观做出生活定位，不断改变不足，挖掘得以开发应用的天赋，发现和创造自我价值。家长的"爱"和"管"对孩子成长有重大影响，但人生态度最终应该由孩子自己做主，孩子学会通过自我选择决定自己的命运。"爱"应该有度，"管"应该把握分寸。孩子生长在无条件的爱护和支持的家庭环境中，走向社会面对的是有条件的"爱"和"管"的环境。在家庭心理环境宽松，在社会心理环境就会收窄，成反比例关系。

（4）在家庭中孩子的缺点不能得到改善，走向社会，就会受到他人缺点的控制和干扰。家长利用自己选择的经验对孩子施加影响，缺少科学性的经验一旦被孩子继承和发扬，就会让孩子无法正确对待社会生活的实际问题，在情绪受到不良影响的情况下，孩子会显得无能为力。孩子的成长要紧跟时代的步伐走，要遵循社会原则和自然法则，如孩子的选择仅仅陷入家长的权宜之计，势必埋下深层次的矛盾种子。

（5）家长对孩子的爱，应该符合社会道德规范和良好的价值观。良好的价值观是以道德和原则为基础，而不应限于家长的一厢情愿。价值观的培养要尊重原则，受社会制约。家长对孩子的"管"更应建立在自然权威和道德权威的影响之下，而不应该是简单和粗暴。孩子的自我选择和自我设计是一种自然权威，理应得到家长的尊重。

（6）自我意识的培养和自我抉择应该建立在社会道德权威的影响之下，道德权威是社会各种协调关系中的重要因素，家长应该引导孩子自觉遵守道德权威，待人粗暴简单、不讲诚信、缺少信任，道德关系就会遭到破坏，就会遇到人际关系危机。

（7）家长只有通过符合原则的方式教育引导孩子，孩子才能学会谦逊和自信。

九、不良现象对孩子心理健康的危害

1. 家长唯心思想给孩子带来的危害

（1）对《易经》的滥用带给孩子迷惑。《易经》本来只是一个很简单的东西，但经过一些人的歪曲，把《易经》看成了包罗宇宙万物万象并能解决一切问题的法宝，成了玄而又玄的东西。加上后人一些牵强附会的解释，形成了没有起点也没有终点的思维怪圈。家庭教育把对《易经》的误读带给孩子是一个思维陷阱，用它来搞职业预测，把孩子的命运强套在八

卦头上,严重影响孩子辩证思维的发展,不利于文化价值观的良好形成。

(2)家长过多地灌输"命运"思维不利于培养孩子的劳动精神。父母血脉基因的遗传因素是"命",先天家庭环境是孩子的"命"。孩子的后天努力及其发展不是命,而是"运"。一个人"运"的好坏与自身能力素质和价值观等息息相关,根本不是人们通常所说的"命运","命运"是辩证科学,不应带上宿命唯心色彩。一个奋发图强自食其力的人会有好的运气,贪图安逸、不知努力的人不会有好运气。

2. 家长攀比心理给孩子带来危害

受西方资本主义腐朽思想的影响,追求"经济利益最大化"几乎成为一些人的口头禅,严重侵害了人们健康机体。在攀比心理严重的家庭环境中,孩子很难树立正确的竞争意识、劳动意识和良好价值观。没有付出就没有回报,没有努力就没有进步,缺少勤奋善良的思想和规则意识很难实现利益最大化。攀比心理是一种不良价值取向,树立正确的竞争意识才是良好发展的有效途径。

3. 家庭矛盾给孩子带来的伤害

(1)那些生活在家庭暴力或矛盾冲突常有的家庭中的孩子,家长给孩子举起的镜子常常是计较和不讲原则,看不到乐观豁达明理的积极愿景,担惊受怕引起焦虑,担心遭遇自己不愿面对的事,内心长期处于矛盾的斗争中,虽然试图坚持正确的方向,但缺乏自信心,长大不愿去做富有人情味的事业。

(2)热情来源于心灵,乐观和豁达能激发不屈不挠的动力,缺少热情的心灵就缺少选择的力量。一个人的天赋和使命感关乎一个人的生活态度,生活在充满各种矛盾家庭中的孩子,一般都不会集中注意力,缺少追求热情的心愿和力量。

(3)孩子受自我保护意识的驱使,不断检查审视各种信息,否认事实现状,自私和利己常常屈服于良好人生追求。亲历的负面境遇多时,很难产生对他人的真切关怀。

4. 不良文化给孩子带来的危害

(1)孩子的生活往往以时下流行的价值观为基础,价值观建立在不良文化影响下,孩子就不知道自己是什么人,不知道应该遵循什么,找不到自我意识。

(2)不良文化是错误的参考系,不良文化完全能够教唆孩子陷入道德泥潭,会误导孩子使孩子迷失正确方向。

(3)价值观控制着人的行为。不良文化中的利益自私、目光短视、道德缺陷、素质低下言行现象都会潜移默化地影响孩子正确价值观的培育,让孩子遭遇不可避免的消极后果。

(4)"追星族"的盲目崇拜和西方"兴趣"取向的职业利己思想等,严重侵害青少年的身心健康。

附录　集合园心理学术语

1. 界限纠缠

作为一个影响人生关键但又不被重视的概念"界限纠缠"是集合园心理理论独创概念。"界限纠缠"专指人们囿于某种范畴边界的内心纠结状态。形成心理问题的症结关键所在就是对"对错"的界限界定不清,选择不清。界限决定了人们的生活活动将前往哪个方向和目标。搞清了界限才能通过自省回答疑问,纠缠在一件事或一个人的情境上而界限不清是不能产生清晰的自省认识的。人们生活中常常有许多挫折、不满、迷茫等事让自己太纠结,常常迷惑于诸多选择而左右为难。自己真正需要的是什么,痛恨的是什么纠缠不休。面对诸多的选择与顾虑,在理性与感性、欲望与克制,道德与现实之间的界限中往往挣扎困惑。纠结在界限使用上充满模糊性,界限纠缠让人们在难以言说的心情中找到了一个恰如其分的概念表达。界限纠缠中人们很少注重那些对界限划分起决定因素的细枝末节,忽视事物时刻发生变化的道理,固化在回忆中纠缠不清,造成焦虑。"界限纠缠"是打开心灵的金钥匙,无论是好是坏都具有建设性。

2. 畛域对冲

畛域是指界限、范围。对冲,金融学上指特意减低另一项投资风险的投资。"畛域对冲"是集合园心理学创新概念,是指某人某事同时进行的立场相向,程度相当,手段相关,结果相反的心理冲突过程。畛域对冲是同一时间同一环境下两种对立选择的心理过程。畛域对冲过程为人们提供了缓冲,直到恢复到一定的心理承受水平。良好的自我欺骗能够提振自信心,让人从挫折中站起来。外部环境给人带来自我重新认识,正向对冲能充实能量,超越失败。负向对冲让人更加悲观。外部环境因素带来不同的信息。正能量信息促使自省,提高身价和自我认同,能改变立场,避免悲伤结局。

3. 执念痴醉

人们在一般的情况下不喜欢自己的选择被限制,愿意追求不被允许的关系。特别是执念选择,一旦被强制,痴迷程度更深。如别人越是努力地试图把我们从某人身边赶走,我们同某人的关系经常就会变得越来越近。一对情侣在相处的过程中,家长越是反对,其越是痴情。执念是指非常强烈的欲念,痴醉两个词语意思重叠,强调入迷的程度,意为极度沉迷。执念痴醉专指心理学意义的欲念极度沉迷。

4. 范畴闭锁

范畴是人的思维对客观事物本质概括的范围。闭锁是指某个系统与外界隔绝不相联系。"范畴闭锁"是集合园心理学创新概念。是指一个人把在一定范畴客观存在的事物主观地与另一个范畴隔绝的心理变化过程。万事万物都是在不断地运动和变化中的,静止是一种相对状态。人们往往为追求某种稳定主观故意地把变化中的事物限定在一定的范畴里,也有的是主观地认为某些事物长期或永远地固化了一定的范围,从而形成闭锁思维和闭锁式的判断。

5. 从众平衡

从众平衡是指出于更轻松更稳定的目的,观点行动符合大众期待的一种心理平衡现象。从众平衡就是观点行为跟随大众脚步,走最容易的路线。拥护群体达成的明确共识是一种根深蒂固的习惯。人们从众的目的是为保持和大多数观点意见一致的平衡心理。周围人的行动往往最能影响个体行为,影响个性想法。平衡的心理来源于意见统一。集体主义、公共文化取向导致从众平衡感最强。周围的人对自己产生非常微妙的各种影响,违背群体意愿的想法往往自我感觉心理不适。通常人们总是以大众认可的方式思考社会,领悟大众规范。保持大众平衡不需要创造力,观点行为一般会自动生成。

6. 执念类比

执念类比是指人们通过对比推理在完全无关的事物之间建立新的联系,在执念的推动下不断地寻求相似特点和相似规律。具有类比思维能力的人,往往用在一个范畴内的人、事物、现象同毫不相关的另外范畴的人、事物、现象对比,通过联想、比较和分析总结出具有相似性的特点和规律。比如说,某人同时分别痴迷于毫不相关领域的两个事物,常常在两个事物之间发现许多能够类比的现象。在这种情况下,分别对两个事物的执念都十分强烈,当对某件事热情高涨时,更容易做出或是发现类比。

7. 概念转换

面对同样的一件事,同样的一个人,往往不论有几种解释,让人头脑很难转过弯,其原因就是自己固化的概念局限在头脑一直起到抑制作用。概念转换就是把头脑中固化的概念转移到不重要位置的一种心理活动现象。概念转换可以让个体思维或集体力量完全颠倒过来。从概念抑制到概念转变的概念变化活动,常常让人耳目一新,激活大脑思维。概念固化使人限于思维处于静止状态,实现概念转换就会达到理解转变。概念影响意志,决定思维,新颖准确的概念能有效消除人们错误的判断。掌握准确的概念是人们最为巧妙的本领,概念最有传染性和感染性,调动一切思维的力量就是概念。

8. 执念迁移

迁移是思想过程中的特有现象,是人的思维发生空间的转移。人们对一些问题的解决经过迁移往往可以促使另一些问题的解决。执念迁移是指从一个执念向另一执念的无意识或有意识滑动。执念迁移揭示了人们潜意识中的重新分类。从注意一个人或事,跳到注意另一个人或事。产生错误的情景是在某些场合下把甲和乙搞混了,见到乙时把对甲的印象反映出来。另一种情景是明知乙不是甲,但在脑海中把乙当作是甲对待。这种对甲的执念转移到了乙的身上。如有时会把对某人的情感转移到另外一个人身上,也就是找到了替代品。这种执念迁移效应用在说服单相思或失恋的人身上,会有效缓解心理压力。如网瘾的形成就是把对谋人或事物的执念转移到了游戏上面。要想戒掉网瘾必须把游戏的执念迁移到其他的人和事物上面,才能有效。

9. 情境置换

情境置换是指把对某一事物的愿望或情绪从一个情境中不自觉地转换到另一个相似

情境中的另一事物上以达到心理期待的心理状态。看电视剧进入情境中,想象自己进入到电视的情境中。随着剧中人物的情绪变化而变化。把看到的情景置换到自己身上,如在现实中模仿电视剧的情境活动。

10. 情境占位

情境占位是指把自己对未来憧憬的情境植入到现实活动情境中占有一定位置,期待实现某种过程情境的心理状态。如明知某人不喜欢自己,也不会有被接受的结果,却不断制造着某种情境过程,占有恋人的位置,追求的是情境而不是结果。

11. 阴阳执念

阴阳执念是指一个方向的欲念达到一定强烈程度而产生强烈对立方向欲念的心理状态。正向执念是阳面执念,负向执念是阴面执念。阳面执念压力达到一定程度,因释放压力形成阴面执念。比如人们常说的"爱之深,恨之切"就是阴阳执念现象。阴阳执念表现在多个层面,一是追求层次,对一个人或一件事物的追求,一会儿喜欢一会儿讨厌,又爱又恨。第二是得到层次,容易得到的不知珍惜,失去的时候才知后悔。三是失去层次,拥有时很讨厌,失去时又感觉很可爱。四是明暗层次,表面排斥,暗自喜欢。

12. 概念抑制

概念抑制是指一旦接受了一个新观点,对以往认可的观点进行否定,顽固坚持新概念的心理抑制状态。思维局限的限制性作用产生概念抑制。听信了一种说法,其他哪怕正确的意见也不采纳,"顽固不化、思维停滞"就是对一个概念顽固坚持,产生抑制的效果。如一个思想活跃的人,一旦被冠以内向的标签,形成新的认知就再也难以"外向"起来。对一个人一方面产生好感,就会认为这个人各个方面都是优点。一个唯心者一旦被算命先生"算出符合心愿"的概念,就不会听进不同的意见。

13. 信息饥饿

为什么独自在寂静的环境中看书写作不感觉到寂寞,而独自一人在寂静环境中无事可做感觉寂寞。信息饥饿是指接收不到良好信息,杂乱信息充实头脑,导致精神紧张得不到有效松弛的心理状态。失眠就是杂乱信息过多,不能把控有效良好的信息,导致精神压力加大导致焦虑。

14. 逆伦理同情

人性能承受的压力有一条脆弱的底线。当一个被虐人遇上了一个施虐人,因某种关联而又不容易脱离联系的时候,虽然施虐人对这个被虐人有欺骗有伤害,但被虐人在和施虐人长时间的接触中,被虐人会迷失伦理道德评价标准,时间久了会对施虐人产生某种同情心,对欺骗行为和不道德行为产生同情心和感激心理,施虐人的欺骗伤害行为一旦超过了被虐人承受的脆弱底线,被虐人会屈服于施虐人,把施虐人对自己的一点点好处认为是种宽忍和慈悲。逐渐产生依赖心理,最初的恐惧和憎恶会转化为感激,这种被虐人对施虐人产生某种情感,甚至反过来帮助施虐人,或达到某种崇拜,这种情节会渐渐失去自我认知,产生情感错位,这种现象就是逆伦理同情。

15. 紧张度反比懈怠

紧张度反比懈怠是指紧张到一定程度反倒不紧张了,导致走向目标反面而懈怠的现象。往往因为逼迫、恐吓、打击等超过了一定的接收程度而走向反向目标。事半功倍,效果逆转。学生由尖子生一下转向厌学的状态就是紧张度反比懈怠。

16. 紧张度正比激励

紧张度正比激励是指通过竞争对比与时间催促等方法进行紧张感促进,达到正向激励作用。一个精神懈怠的群体,一旦遇到激励型人物,就能带动起群体竞争意识,使这个群体活跃起来,解决行为拖沓问题。一个不求上进缺少进取心的人,需要正确的目标引领和正向激励。

17. 幻想从众固化

幻想从众固化是指一个人明知自己的主张是种幻想,可是跟随自己幻想的人多了,这个人对自己的幻想主张随即迷失了方向,也和大家一样认同了自己的幻想。常见的现象是一些演说家明知自己的主张并不切实际,不顾事实,可是不切实际的演讲赢得多次掌声之后,演讲者也跟随大家的感觉认同了自己的错误主张。一个爱吹牛的人,通过夸大其词骗得一些人的认可后,时间久了自己也就不认为自己是吹牛了。这种现象就是典型的幻想从众固化。一个人听到赞美的话多,就会往别人赞美的方向发展。

18. 判断从众固化

判断从众固化是指人们对某事的判断不顾事实,不问缘由,完全凭借以往的经验和大多数人的观点看问题的现象。

19. 评价从众固化

评价从众固化是指人们对某人或某事的评价缺少独到的见解,人云亦云,大家怎么说自己怎么评价。

20. 预想挫折联想

预想挫折联想是指人们对某种可能发生挫折的一系列情节展开联想的现象。预想挫折联想是一种常见的心理现象。预想挫折联想发展严重的情况下能导致强迫症。

21. 预想情境联想

预想情境联想是指人们对某种可能发生情境的一系列过程展开联想的现象。购买鲜花准备送给恋人时,会想象到恋人的表情和反应等一系列情节,这种心理是预想情境联想。

22. 顺感受认同

顺感受认同是指不顾客观事实,不计后果,根据个人的感受对某些人或事物产生盲目认同的心理现象。

23. 逆感受认同

逆感受认同是指不顾客观事实,不计后果,为追求短暂的感觉和兴趣对某些人或事物产生盲目认同的心理现象。"生于忧患,死于安逸。"就是逆感受认同。"与善人交如入芝兰之室,久而不闻其香。与恶人交如入鲍鱼之肆,久而不闻其臭。"网瘾患者就是逆感受认同超出了正常的精神范围。

24. 边际认知闭锁

边际认知闭锁是指对自己的言行边际化认知和坚守状态锁定化的心理现象。平时人们所说的固执和偏执就是边际认知闭锁的心理现象。

25. 顺伦理叠加效应

好人更愿意多做好事。帮助做好事的人做更多好事。人们愿意和比自己优秀的人物结交朋友,这种现象就是顺伦理叠加效应。锦上添花是一种顺伦理效应。

26. 逆伦理叠加效应

坏人更想多做坏事。帮助做坏事的人做更多坏事。愿意帮助别人做坏事的现象就是逆伦理叠加效应。

27. 逆伦理亢奋

逆伦理亢奋是指对自己最疼爱的人产生恨意的一种亢奋心理现象。"爱之深恨之切""恨铁不成钢"等描述的就是逆伦理亢奋。

28. 同频感应契合效应

同频感应契合是指思想、感情、情感相符、吻合、融洽的一种活动状态心理。人与人相处双方相互作用产生共鸣的时候能够互相激发出巨大的力量,产生很大的影响。

29. 正情结比对

正情结比对是以一种良好的情绪状态和其他良好情绪状态对比寻求某种健康情绪状态的心理。具有正情结比对思想的人会注重快乐情绪的培养,幸福感强。面对各种压力和挫折能够从容面对。对一个外表英俊漂亮的人,人们很容易误认为他或她的其他方面也很不错。

30. 负情结比对心理

负情结比对是以一种不良的情绪状态和其他不健康情绪状态对比的不健康心理状态。负情结比对心理强化的人很容易被某些表面现象所蒙蔽。缺少战胜挫折困苦的勇气。如果你所用的人都比你差,那么他们就只能做出比你更差的事情。

31. 反焦点拉动心理

反焦点拉动是面对已有普遍性焦点认识的某种矛盾事物,反向为之的一种心理。反焦点拉动心理强势,脑子里会同时容纳两种相对立的思想,好的反焦点拉动心理无碍于其处世行事。坏的反焦点拉动心理,会使事物越来越糟。明知不好好学习可能考不上大学,却为了对抗父母的意愿而逃避学习,是一种典型的反焦点拉动心理。如一个人对于良言相劝未必接受,对于辱骂自己的言语反而能够接受。一个孩子因为某事感到委屈,可能越劝越哭,由此挨了骂反而不感到委屈了。

32. 自我挫败情结

自我挫败情结是指面对一项非常重要的事感觉没有把握完成时,故意不努力完成,提前为自己准备好失败借口的一种心理特征。具有自我挫败情结的人,往往回避难题、寻找借口、推脱责任、牢骚满腹、爱发脾气。

33. 自我痴迷情结

自我痴迷情结是指对自己的言行形象过度迷恋的一种心理现象。有自我痴迷情结的人很难接受自己认知外的事物。当无法自我实现预期的效果时,常常会拒绝其他帮助。有自我痴迷情结的人很难接受别人的表扬和批评,受到表扬更觉得自己很差劲,受到批评绝不服气。有自我痴迷情结的人高度关注自己,极力提高别人对自己的认可度,过分追求完美。

34. 理性伦理情绪

理性伦理情绪是指通过理性思维对伦理关系产生的正确信念。理性伦理情绪能够通过清晰认识自我反抗和否定不正常的伦理关系行为和伦理关系情绪。理性伦理情绪面对伦理关系具有理性认识或坚持一定原则时自我感觉会更好。

35. 感性伦理情绪

感性伦理情绪是指通过感性思维对伦理关系产生的感觉信念。感性伦理情绪是通过模糊认识自我接纳和肯定不正常的伦理关系行为和伦理关系情绪。感性伦理情绪面对伦理关系时符合自己的感觉甚至不顾及一定原则时会认为更好。

36. 理性情绪想象

理性情绪想象是指用理性认识反驳非理性信念,主动自我情绪调整的独立思考过程。通过理性情绪想象可以进行自我心理修复和心理治疗。

37. 瞬时性情绪

瞬时性情绪是指持续时间极短的情绪。瞬时性情绪往往因突发事件或意料之外的事件出现时未经思考过程产生的情绪,伴随思考过程而迅速改变。瞬时性情绪受外界影响较大,容易引起冲动,产生爆发性言行。

38. 持久性情绪

持久性情绪是指持续时间较长的情绪。持久性情绪往往与一个人的性格和身体状况密切相关,受思考过程影响相对较少,改变难度较大。

39. 悖逻辑型意识

悖逻辑型意识是指违背生活自身逻辑的思维意识。悖逻辑型意识强的人常常违背惯常的思维,心理上存在偏差,不会变通和正确感受他人的情绪,易导致行为异常。

40. 直接感觉意识

直接感觉意识是指通过物理感官系统直接接触人或事物发生的感觉而产生的信息意识。有经验的人直接感觉意识强。没有经验的人直接感觉意识差。经历过挫折的人直接感觉意识强,忧患意识深刻。缺少亲身经历的人忧患意识差。

41. 间接感觉意识

间接感觉意识是指未通过物理感官系统接触而通过以往经验或其他途径而产生的信息意识。潜意识是间接感觉意识的一种形态。潜意识是建立在间接感觉基础之上的,是间接刺激在心里产生感觉后触发的信息判断。一般来讲间接感觉意识都是薄弱的,易改变而不明确。

42. 理性消极情绪

理性消极情绪是指尊重客观事实产生的正确情绪反应。如持续忙碌时感到疲惫和紧张,参加高考和竞赛前感到劳累。对一些错误的事物感到反感。来自外部环境变化对其影响不大。理性消极情绪的人善于批评和自我批评,不爱虚荣。

43. 感性消极情绪

感性消极情绪是指不顾客观事实产生的不正确情绪反应。如持续休息时感到厌倦和倦怠,对一些正确的事物感到反感,对持续单独地进行有意义的活动感到无聊和冷漠。感性消极情绪的人很少会在任何时间长度上对某事物保持某种热情。懒惰和拖延等都是感性消极情绪反应。

44. 理性积极情绪

理性积极情绪是指对有价值持续的事物感到放松和愉悦的情绪心理状态。如虽然从事辛苦的工作,但对能带来好的收益或荣誉感到快乐,虽苦犹荣,虽苦犹甜。如长时间看书或体育锻炼虽然疲倦但感到愉悦。理性积极情绪的人常常对有意义的事物保持最为活跃或快乐状态,不卑不亢。

45. 感性积极情绪

感性积极情绪是指对有兴趣持续的事物感到放松和愉悦的情绪心理状态。如对持续打麻将或玩游戏等娱乐内容表现出特别的兴趣和热情。感性积极情绪的人往往对富有挑战性刺激性的活动感兴趣。来自外部环境变化对其影响较大。感性积极情绪的人对缺少内涵的演讲等会随着大众的掌声而鼓掌。容易随波逐流,跟潮流爱虚荣。

46. 惯性纠缠

惯性纠缠是指越是不想考虑的事物或回避不应从事的活动,越是习惯性思考这些事物或从事这些活动的心理。

47. 刺激纠缠

刺激纠缠是指经过一次激烈刺激之后,形成对相似刺激条件背景出现或经常想象出现而产生焦虑反应的心理。如"一朝被蛇咬十年怕井绳"。

48. 概念植入纠缠

概念植入纠缠是指把一定的概念植入到整体思维或行为中进行自我评价和自我约束的心理。如把"我是内向的""我喜欢的就是最好的""我这个人就是倔强"等概念植入到头脑意识或一切行为中,长期对自己的自我认知产生对错纠缠情绪而又不思改变。

49. 内心里需求

内心里需求是指来自生理因素、体质因素、意识因素、情感因素等方面的需求。外心理需求常常通过体质和生理因素的变化发生改变。内心里需求具有一定的稳定性。

50. 外心理需求

外心理需求是指来自思想因素、文化因素、信念因素、思维因素等方面的需求。外心理需求常常通过思维方式的变化发生改变。外心理需求具有一定的变化性。

51. 自然性焦虑

自然性焦虑是指由于人的自然属性因素导致的焦虑,强调人的社会性。通过外心理意识疏导和社会性文化影响解决自然性焦虑。如参与艺术、学习等文化活动,参与社会活动,改善生活社会环境,增强人的社会属性意义感。

52. 社会性焦虑

社会性焦虑是指由于人的社会属性因素导致的焦虑,强调人的自然性。通过内心里意识疏导和自然性文化影响解决社会性焦虑。如接触大自然,了解植物动物等生长和生存规律,参与竞技、体育活动,改善生活自然环境,增强人的自然属性感。

53. 内心里抑郁

内心里抑郁是指因内心里因素产生的抑郁。如为了应对身体疾病或伤痛,应对体重、睡眠问题、应对青春期、更年期或衰老带来产生的抑郁。

54. 外心理抑郁

外心理抑郁是指因外心理因素产生的抑郁。如因成就感、荣誉感、尊严感等得不到满足,受到压制产生的抑郁。

55. 边际自我意识

边际自我意识是指用边际化标准看待问题处理事物。拥有健康自我意识的人能够用平衡的方式看待自己的优缺点,边际自我意识强的人用极端想法看待自己,用非常手段处理事物,用边际化标准衡量判断是非,缺少平衡感和客观性。边际自我意识强的人不是过于傲慢自大就是自暴自弃。有时相信自己总是对的,有时可能会讨厌自己。

56. 积极型自我认知

积极型自我认知是指肯定性地评估自己的认知状态。积极型自我认知会在成功状态下忽视劳累辛苦,从中获得的愉悦感更强烈。

57. 消极型自我认知

消极型自我认知是指否定性地评估自己的认知状态。消极型自我认知会在成功状态下感觉劳累辛苦,从中获得的愉悦感大打折扣。

58. 心理力量

心理力量是指拥有特定积极强烈自我意识的习惯倾向。心理力量分为强大和软弱。对于心理力量强大的人而言,生活中更自信、更坚强、更有创造力、更有韧性和持之以恒。对于心理力量薄弱的人而言,生活中更自卑、更软弱、缺少创造力、缺少韧性和坚持精神。

59. 自我预言期待

自我预言期待是指自我对未来目标想象设计实现的心理期待。不管是在工作还是在生活中,人们总是对未来要实现怎样的目标有一定的心理期待,并且往实现一定目标心理期待的方向发展。人们对实现自我预言期待的心理承受能力大小有所不同。

60. 自我预言应验

自我预言应验是指塑造同未来某种评价预言相适应性的心理活动。不管是在工作还是在生活中,人们常常会产生与某种评价预言相适应性的心理期待,并且往实现某种预言评价的心理方向发展。人们对自我预言应验的心理承受能力大小有所不同。

61. 动机认知挫败

动机目标过于强烈而忽视过程的内涵，导致人们陷入一种兴趣失落的心理状态。实现动机目标需要全面的综合的过程，不管过程只要结果就会失去努力过程的快乐。

62. 感觉差别厌腻

感觉差别厌腻是指个体处于自我心理对抗时，对于重复性感觉刺激产生某种厌恶的心理。个体产生超越自我的想法时，对于熟悉的动机、欲望、行为和刺激感觉上产生了与以往不同的认知差别，从而产生厌恶情绪。

63. 选择性注意

选择性注意是指面对同一时间产生的信息刺激，注意力只集中在某些特定信息上而忽视其他信息的心理现象。所谓的"精神溜号"和"心不在焉"就是因对别人认为重要的信息自己不感兴趣而选择在了注意其他信息上面。

64. 伪质点想象

伪质点想象是指假想能改变已发生事实关键点的心理状态。表现在从心理需要出发寻求借口，掩盖其内心不愿接受的理由。生活里面我们常常遇到这样的情景，经历某件事情后，会摇头叹气地说："要是我当时这样就好了，世上怎没有后悔药呢?"面对无法改变的事实结果，脑子里却假想一些前提，想象出现比真实结果更好的结果。为质点想象是对事情发生前可选择行为的一种反思。

65. 静点经验排它

静点经验排它是指排斥新的因素，以以往不变的经验解决相似性新问题的心理。当一个新问题出现时，人们习惯于排斥新的因素，寻找以往的经验解决类似的眼前问题。当新的问题出现时，静点经验排它心理会束缚住人们的思维，方法眼界受到局限。

66. 压抑量点冲动

压抑量点冲动是指在追求质的目标时压抑立即得到量的满足冲动的心理想象。为获得更有价值的目标，放弃即时满足的量的抉择选项。"放长线钓大鱼"就是一种压抑量点冲动心理。

67. 逆压力冲动固化

逆压力冲动固化是指受到阻挠和干扰的压力时，对目标冲动追求动力更强的一种心理状态。"受到阻挠和干扰时，越得不到的就越想要"。

68. 自我效能冲动

自我效能冲动是指对自我能力表现充满信心，主动选择某种行动超越某种目标的冲动心理。对自己完成特定目标所拥有的能力、信心的感觉是自我效能。自我效能影响或决定人们对行动的选择，以及坚持精神及克服困难的勇气。自我效能冲动表现在愿意参加某种竞技性活动和接受具有挑战性的工作。

69. 情绪冲动唤醒

对同一事件产生的一样心理感受和情绪反应会因为环境的改变，唤醒不一样的冲动。

个体的情绪经验不只受到事件本身的影响,还会受到环境的影响。两人打架,越有人劝,情绪越冲动。危险或刺激的情境会唤醒一对恋人之间的感情冲动。

70. 近类型偏爱

近类型偏爱是指对拥有相似追求和相似特征类型的人具有一定的倾向性亲近感和认同感的心理现象。人们常常将周围的人或事物按照一定属性类型化,贴上亲近感的标签。类型被划分后,人们就会有一种站队感,偏爱自己所属的类型。偏见就是因近类型偏爱心理产生的。近类型偏爱心理容易产生歧视行为。

71. 情境延伸压抑

情境延伸压抑是指对渴望延伸出现的情景处于某种压抑状态的心理。情境延伸压抑源于未被满足的渴望处于压抑状态时,追求想象、联想结果,因而产生一定的心理压力。面对旧爱,人们越是想忘记,回忆越深,从而陷入一个难以舍弃的泥潭。通常所说的“得不到的才是最好的”就是情境延伸压抑的产物。

72. 情感界限纠缠

情感界限纠缠是指因对情感联结的关系界定不清导致紧张不安的心理。在人际交往中,随着感情的加深产生情感依恋联结,相互依赖,相互支持。因个体差异的不同,对依恋程度界定不清出现接触和分离的心理冲突。情感依恋需求在婴幼儿身上比较突出,朋友之间、亲情之间、伴侣之间也都存在情感依恋。经历越多情感界限纠缠越严重。婚恋情感的界限纠缠对婚恋关系影响最大。

73. 非质点困扰

非质点困扰是指因诱发事件本身造成的困扰并不大,而因对诱发事件的看法模糊不清造成困扰更大的心理现象。对同一事件的看法视角不同,评价不同,其引起的情绪和行为反应也不同。“庸人自扰之”就是非质点困扰造成的。

74. 执念延迟突发

执念延迟突发是指面对某些言辞或事件产生强烈的执念刺激,执念情绪反应延迟滞后突然爆发的心理状态。执念延迟突发一般经历反反复复的矛盾心理冲突,在某种冲动压抑到不能自控的情况下爆发。比如复仇或自杀行为,都是蓄谋已久的事件。当某一情景出现时不仅仅是一个冲动和毫无缘由的凭空念头,而是酝酿之中的事。在这过程中会表现一种莫名的忧伤。

75. 意向幻觉依恋

意向幻觉依恋是指对待或处理事物的意向超越现实,根据幻想或幻觉产生情感或情绪依恋的精神状态。意向幻觉依恋心理对名人的欣赏或崇拜带有明显的个体人格倾向性。随着崇拜程度的加深,狂热而愚蠢,极度沉醉其中,其因此产生的行为越来越与现实分离。以人物形象为特征的意向幻觉依恋就是偶像崇拜,以人物精神内涵为特征的意向幻觉依恋就是榜样学习。意向幻觉依恋能够提高自身的价值感和方向感。

76. 意向幻觉障碍

意向幻觉障碍是指对意向目标的幻想追求处于某种障碍的消极感知和消极情绪中。

意向幻觉障碍表现在过度追求完美,低自尊和消极情绪严重。例如,具有身体意向幻觉障碍的女性怀有以瘦为美的强烈追求,总以为自己胖,用节食来减肥,后果可能导致神经性厌食症,造成营养不良。

77. 量点快感递减

量点快感递减是指良好情绪积累达到一定量的程度后,快乐感觉不增反降的心理状态。在心理上,人对某种事物的需要程度是随着数量的增多而发生改变的。起初的越多越好愿望实现后,可能会导致愉快感和兴奋感大大减少或消失。从没钱到有钱可能感到很幸福,从有钱到暴富这个阶段能够带来的愉快和兴奋感会大大降低。人的基本需求得到满足,其幸福感会发生转移。

78. 自我情境求证

自我情境求证是指在非肯定情境信息提示下,自我具体化一系列模糊信息的关联情境,证实自己对模糊信息情境存在真实体验的心理状态。一个人如果得到某种很模糊的信息提示,受到某种肯定的心理暗示,就会从某方面进行确定性推测,寻找真实情境体验,产生赞同态度,在相信的前提下,思路跟着模糊信息越走越远。

79. 恩泽歉疚

因为来往的不平衡,接受馈赠方长时间对馈赠方的回报期待产生的歉疚心理,而产生的某种愧疚感。

80. 恩泽压抑

明知自己受到恩宠,而因年龄体质等因素回报能力不足,又被反复提醒时产生的压抑感。

81. 施受失衡

接受的馈赠与回报不成比例产生的纠结拉扯抑郁情绪。

82. 负向沉沦效应

人们往往不愿承认自己以往积极付出带来的负面结果,继续一意孤行,导致弥补损失的动机进入沉沦状态。比如付钱后发觉电影不好看,但忍受着看完。

83. 正向反转倾向心理

为消除自身责任或降低个人损失,退出某种正向活动,做出反转选择的心理倾向。

84. 刺意识强投射效应

经历相似或相近的情境时,触景生情,把过去的刺意识强加于现在的事件上,心理明知道意识区别,可心里总是抹杀不掉。从而不能建立关于现在的准确性知觉。对过去经历和现实知觉缺少更好的分辨能力。刺意识强投射效应是强迫障碍的表象之一。刺意识强投射效应激发意象窨的复杂成分。

85. 强动机觉察衰颓效应

人们的情绪太热烈,动机太强烈时,容易丧失对事物的甄别能力,觉察力减弱,导致头脑发昏,丧失理智。产生不同于日常逻辑思维的认知和情感活动。所谓当事者迷旁观者清。

86. 相似归纳同一效应

在众多的复杂刺激信息中,具有相似性特征的事物归纳一起,必有同一的表现特征和本质特点。这种通过群体相似性特征推断其中的个体表现特征及其本质特征的方法叫相似归纳同一效应。

87. 邻近接触感染传递效应

具有临近时间性和邻近接触性特征的不同事物,通过某种信息传递就会建立起一种恒久的影响。这种通过接触就会带来恒久影响的现象叫邻近接触感染传递效应。

88. 刺意识感受粘连效应

具有相近、相似或相同刺意识经验的不同的人或事物之间,引起内心感受共鸣或刺激传染,由此诱导出回忆与联结心理。这种效果称为刺意识感受粘连效应。

89. 跃心理凝缩效应

人们处于跃心理状态时,把内心所想的多个对象加工改造凝缩成单一形象表现出来的现象叫跃心理凝缩效应。

90. 情感经验

人们对情感感觉的认知和对情感对象情感表达内涵的理解能力叫情感经验。

91. 情感经验挫败

对情感感觉和情感经验缺少正确的理解和高质量的回应能力,产生错误感觉和错误理解。

92. 情感经验限制感

对情感感觉和情感经验缺少正确的理解和高质量的回应能力,产生被限制的感觉和理解。

93. 因果分离揣摩

因果分离揣摩是指抛开因果关系进行目的揣摩的心理反应。人们对某个事物肯定或否定的,往往都是通过一定的判断和推理过程而形成。判断分为直接判断和间接判断,直接判断属感知形成,无须深刻的思维活动,通过直觉或动作就可以表达出来。间接判断是针对一些复杂事物,由于因果、时间、空间条件等方面的影响,必须通过科学的推理才能实现的判断。因果分离揣摩是对判断事物的过程首先通过把外在的影响分离出来,通过一系列的分析、综合和归纳,找出隐蔽的内在目的因素,从而对客观事物做出准确的判断和推理。

94. 心理意象预设

心理意象预设是根据以往的情境经验,对各种即将发生或想象发生的事物,进行结果性心理想象,虚幻意象窘酝酿某种情绪的过程。

95. 秒反应逆虑

秒反应逆虑是指在一定的心理环境下,短时间内忽视对事物本质特征的思考,而倾向于对表面现象取舍的一种行为心理表现。

96. 意识逆虑效应

意识逆虑效应是指忽视内因因素,过于追求外因因素的逻辑关系,掩盖其事物本质内涵,做出去真存伪的选择。

97. 相似性心理朦胧

相似性心理朦胧是指对似曾熟悉而又感到难以琢磨的事物,进行表面化相似性分析,既半信半疑又态度肯定的心理现象。

98. 浅意识虚逻辑效应

浅意识虚逻辑效应是指人们用浅意识思维,通过意象窨的虚逻辑关系,推断事物的本质问题,导致因果不符现象发生。

99. 刺意识契合旋涡效应

刺意识契合旋涡效应是指人们的刺意识抽象寓意和意象模糊想象契合,形成更深不良情绪的一种现象。

100. 神经映射跃心理愉悦效应

神经映射跃心理愉悦效应是指神经受到一定刺激,产生跃心理的一种满足状态。

后　记

本书创作理念是"遵循自然法则,崇尚逻辑思维,践行善举良言,促进健康和谐"。大自然赋予人们获得幸福生活的权利,毋庸置疑,生活得更好是每一个人的美好理想。但人们的理想是美好的,而生活是严峻的,理想的花朵只有植根于现实生活的肥土沃壤中才会永开不谢,如果建立在虚无缥缈的浪漫想象之中就会变得枯萎。人们之所以产生一些心理问题,其实质是对追求幸福生活的认识不同。心理健康问题,关键在于人们的思想,是价值观的问题。如思想性格正向积极型的人,无论遇到什么样的困难,总能以积极心态面对,很少产生严重心理问题,反之则不然。

人们的心态不仅仅受环境的影响,文化概念对人们心理健康的影响亦不可小觑,如许许多多的人受内向或外向性格界定的迷惑,徒增许多烦恼。《集合园心理学》注重揭示人们心理问题产生的自然规律和逻辑思维习惯,以严谨的态度推出中国文化元素的心理学概念,理论研究过程中克服种种思维怪圈的影响,独辟蹊径,以中国化创新的方法,创新的概念对人们的心理机制做出逻辑关系上的重新界定。

以往,受一些不良心理学思潮的影响,在我国出现了许多偏激心理疏导法,如有些人对性格、人格等概念不清,把个性变成特性培养,把心理问题和精神疾病、神经疾病混为一谈,有的把孩子们的心理问题统统责怪到家长头上,用非科学化的手段做心理工作,还有的错误认为,年龄大一点人的心理问题源自原始家庭的创伤,更有甚者,对有心理问题的青少年乱用药,其后果不可谓不严重。本书对人们的人格显著特征划分为"十五型",旨在通过"十五型"人格的划分,激励人们刻苦专研或学得一技之长。对智商、情商、逆商的分层次划分,说明寸有所长、尺有所短的道理。把创新思维写在智商要素中,旨在鼓励人们培养创新思维,遇事想办法,说话讲方法。

单纯的靠几道题测评人的心理问题是不科学的,也是非常不负责任的。缺少逻辑科学的测试无论如何都不可能得出正确答案。即使心理学被理解为太复杂,然而人的科学心理规律是客观存在着的,虽然不同的人有不同的个性心理,但普遍存在着一定的思维心理规律。本书"1440"性格分析法总结归纳了人们的性格类型。"灵知述情"情绪调整法,将成为人们自我疗愈心灵创伤的手段。"心理五旋风"心理疏导法,用"冲、破、立"的概念应用巧妙化解生活中的心理难题。"意象会意"心理治疗法,突出心流体验的重要性,驱除"意象窘"带给人们的烦恼。"博士帽"心理测评法,综合运用多种因素客观评价每一个人的心理问题。本书对于从事心里咨询相关工作的人及对心理学研究感兴趣的人来说,可借鉴、可参考、可学习,著者愿成为每一位读者的好朋友。

左九龙